JULIA SAHM

Die Wunderwoche

JULIA SAHM

DIE WUNDERWOCHE

MANIFESTIEREN STATT VERZICHTEN

So **programmierst** du dein **Unterbewusstsein** auf ein **entspanntes Essverhalten** und nachhaltigen **Abnehmerfolg**

COPRESS

INHALT

Vorweg eine Anmerkung zum Thema Sprache und Ausdruck.
Als jemand, der Wert auf Gleichberechtigung legt, ist es für mich selbstverständlich, alle Menschen anzusprechen – und als Frau ist mir dieser Aspekt besonders wichtig.
In der heutigen Zeit sollte ich dies auch durch die passende Schreibweise deutlich machen, was ich in meinen drei letzten Büchern auch getan habe. Doch ich bin nicht nur Frau, sondern auch Autorin und leidenschaftliche Leseratte. Und als solche empfinde ich es sowohl beim Schreiben als auch beim Lesen als störend, ständig Doppelpunkte und mehrfache Endungen zu verwenden. Deshalb traue ich mich, in meinem vierten Buch darauf zu verzichten, auch wenn es politisch korrekter wäre.
Ich hoffe auf deine Toleranz und dein Vertrauen, dass ich auch ohne Sternchen und Doppelpunkt mit vollem Engagement für die Gleichberechtigung aller Menschen eintrete – unabhängig von Geschlecht, Herkunft, Status oder Überzeugungen.

GLAUBST DU AN WUNDER?

Erinnerst du dich daran, wie du als Kind das Leben mit grenzenloser Neugier und Freude betrachtet hast? Alles schien magisch: Selbst die kleinsten Dinge faszinierten dich – ein Schmetterling, der fröhlich durch die Luft tanzte, oder ein Eichhörnchen, das flink den Baumstamm hinaufhuschte und dabei immer wieder innehielt, um dich neugierig zu mustern. Du warst voller Aufregung, wenn ein Zahn ausfiel, weil du sicher warst, dass die Zahnfee in der Nacht vorbeikommen würde. Mit leuchtenden Augen hast du die Tage bis Weihnachten gezählt, fest davon überzeugt, dass der Weihnachtsmann dich reich beschenken würde – selbst wenn du dir nicht erklären konntest, wie er es schaffte, an einem einzigen Abend alle Kinder der Welt zu besuchen. Deine Puppen waren wie echte Menschen, Kieselsteine funkelten wie Diamanten, Kartons verwandelten sich in Raumschiffe oder Burgen, und ein Stock im Wald wurde zu deinem magischen Schwert. Deiner Fantasie waren keine Grenzen gesetzt. Das Leben war voller Wunder und Überraschungen, dein Herz weit geöffnet, erfüllt von Freude und unbändiger Begeisterung. Doch mit den Jahren bist du älter geworden, und mit dir wuchsen auch Ängste, Zweifel, Sorgen und Probleme. Allmählich verblassten deine Illusionen – und mit ihnen der Zauber der alltäglichen Dinge.

Wie schön, dass du dieses Buch jetzt in den Händen hältst, denn es wird dir zeigen, dass der Zauber nie wirklich verschwunden ist. Das Leben steckt immer noch voller Magie, neuer Möglichkeiten und Wunder. Deine Ängste, Zweifel und Sorgen haben deinen Blick nur ein wenig getrübt, sodass die Wunder des Lebens zeitweise in den Schatten geraten sind. Lass dieses Buch dein Lichtschalter sein, der das Magische in deinem Leben wieder zum Leuchten bringt. Sobald du lernst, die Wunder in deinem Leben neu zu entdecken, wirst du vielleicht keine Kieselsteine in Diamanten verwandeln, aber du wirst die Fähigkeit zurückgewinnen, ganz entspannt und auf natürliche Weise mit dem Essen umzugehen. Gleichzeitig befreist du dich vom ständigen Gedankenkreisen um Essen und deine Figur, wodurch du neue Energie gewinnst, um mit Leichtigkeit und Freude nicht nur dein Wunschgewicht zu erreichen, sondern ein rundum erfülltes Leben zu führen. Vor allem wirst du erfahren, wie es sich anfühlt, dich selbst bedingungslos zu lieben.

Bist du bereit, mit kindlicher Neugier, Begeisterung und Staunen die Wunder deines Lebens neu zu entdecken? – Wunderbar! Dann lass uns loslegen.

DIE MACHT DER GEDANKEN UND DAS KONZEPT WUNDERWOCHE

Der Begriff »Manifestieren« stammt vom lateinischen Wort »manifestare«, das »zeigen« oder »handgreiflich machen« bedeutet. Ursprünglich beschreibt es, wie etwas Unsichtbares oder Nicht-Greifbares plötzlich eine reale Form annimmt. Genau darum geht es in der Wunderwoche: Dein bisher unerfüllter Wunsch nach einer nachhaltigen Abnahme wird durch die gezielte Umprogrammierung deines Unterbewusstseins auf ein schlankes, gesundes Selbst mithilfe des siebentägigen Manifestationsprogramms Schritt für Schritt zur Realität. Durch tägliche Reflexionsübungen, Manifestationspraktiken und kraftvolle Rituale legst du die mentale und emotionale Grundlage für eine nachhaltige Veränderung. Das Ziel ist, dass du deine Abnehmreise nach der Wunderwoche nicht mehr als mühsamen Kampf empfindest, sondern als spannende Reise zu dir selbst, auf der das Abnehmen ganz nebenbei geschieht.

Während ich dich in diesem Buch als Coach begleite, teile ich Wissen über die menschliche Psyche, dein Gehirn und dein Unterbewusstsein mit dir. Außerdem führe ich dich durch praktische Übungen, mit denen du das Gelernte direkt anwenden kannst. Doch nicht nur ich werde dich in diesem Buch begleiten, sondern auch meine Klientin Sophie. Sophie hat sich vor einigen Jahren auf die gleiche Reise begeben, vor der du gerade stehst. Ihre Geschichte dient als anschauliches Beispiel dafür, wie tiefgreifende Erlebnisse in der Kindheit sowohl das Selbstbild als auch das Essverhalten prägen können. Im Verlauf dieses Buches wirst du erfahren, wie die Arbeit an ihren Gedanken und inneren Überzeugungen Sophie auf magische Weise zu einem neuen, erfüllten Leben führte – und wie auch du durch diese Methoden das Leben und den Körper deiner Träume manifestieren kannst.

Als Coach für emotionales Essen, Entwicklerin der Lifestyle-Schlank-Methode und Gründerin eines Ausbildungsinstituts für Coaches für emotionales Essen habe ich erlebt, wie Menschen aller Altersgruppen und mit den unterschiedlichsten Erfahrungen, Prägungen und Traumata ihr destruktives Essverhalten verändern und nachhaltig ihr Wunschgewicht erreichen und halten konnten. Warum sind einige Menschen in der Lage, ihr Essverhalten trotz traumatischer Kindheitserfahrungen, jahrzehntelangen massiven Übergewichts oder fortgeschrittenen Alters zu verändern, während andere immer wieder daran scheitern? Was unterscheidet diese Menschen und damit ihren Erfolg? Die Antwort darauf ist absolut simpel und eindeutig: ihre Gedanken!

In meiner Arbeit habe ich es mir zur Mission gemacht, Menschen auf ihrem Weg zurück zu einem gesunden Essverhalten zu begleiten, und zwar auf eine Weise, die nicht nur das Symptom Übergewicht behandelt, sondern sich mit den Ursachen befasst. Denn wir können ein Problem, das im Inneren entstanden ist und sich im Außen zeigt, nicht einfach von außen bekämpfen und hoffen, dass es dauerhaft verschwindet. Äußere Maßnahmen wie Diäten und Sport können zwar kurzfristige Erfolge bringen, aber solange sich im Kern nichts ändert, wird das Problem immer wieder auftauchen. Die Ursache fast aller Schwierigkeiten und Erfolge in unserem Leben sind unsere Gedanken, denn sie beeinflussen maßgeblich unsere Gefühle und unser Verhalten. Jeder Gedanke, den wir denken, ist immer der Beginn einer Handlung. Alles, was du in deinem Leben getan oder nicht getan hast, geschah nur, weil du zuvor darüber nachgedacht hast. Allerdings beziehen sich 70 bis 80 Prozent der etwa 60.000 Gedanken, die ein Mensch täglich denkt, auf Selbstkritik, Selbstzweifel, Sorgen und die Vergangenheit.[1] Diese überwiegend negativen Gedanken prägen unser emotionales Erleben und unser Verhalten auf eine Weise, die oft hinderlich für unser Wohlbefinden, unsere Gesundheit und die Erfüllung unserer Träume ist.

Ein weiteres Hindernis ist, dass die meisten unserer negativen Gedanken unbewusst ablaufen. Um echte Veränderungen zu bewirken, müssen wir uns zunächst der Gedanken bewusst werden, die uns daran hindern, glücklich zu sein und unsere Ziele zu erreichen. Besonders herausfordernd ist es, uns blockierender Gedanken bewusst zu werden, wenn sie in unserer Kindheit entstanden sind. Denn diese nehmen wir überhaupt nicht als Gedanken wahr, sondern sind vollständig mit ihnen identifiziert. Mit seinen Gedanken identifiziert zu sein bedeutet, sie nicht als Gedanken, sondern als integralen Bestandteil seiner Identität wahrzunehmen. Man denkt, dass die Gedanken und die daraus resultierenden Gefühle genau das sind, was man ist. Es fehlt dabei die Distanz oder die Perspektive, dass Gedanken und Gefühle nur temporäre Zustände sind, die kommen und gehen. Wenn man vollständig mit seinen Gedanken und Gefühlen identifiziert ist, nimmt man sie als die absolute Wahrheit über sich selbst und die Welt wahr, ohne zu erkennen, dass sie häufig von äußeren Umständen, vergangenen Erfahrungen oder aktuellen Stimmungen beeinflusst werden. Die Identifikation mit unseren eigenen Gedanken und Gefühlen hält uns gefangen, weil wir sie als unveränderlich betrachten. Es fehlt das Verständnis und die Fähigkeit, Gedanken und Gefühle zu beobachten, ohne sie mit unserem Selbstbild zu verwechseln.

Wenn du beispielsweise in deiner Kindheit gelernt hast, zu glauben, dass du nicht gut genug bist, denkst du heute jedes Mal, wenn du einen Fehler machst, dass du ein Versager bist. Du fühlst dich dadurch wertlos und unfähig. Hättest du hingegen andere Erfahrungen gemacht und gelernt, dass du gut so bist, wie du bist, dann würdest du heute, wenn du einen Fehler machst, denken: »Mist, ich habe einen Fehler gemacht«, ihn jedoch als einzelne Handlung betrachten, ohne daraus Rückschlüsse auf deinen Wert als Mensch zu ziehen.

Das Ziel dieses Buches ist es, dir zu helfen, dich weniger mit deinen Gedanken und Gefühlen zu identifizieren und stattdessen eine Beobachterposition einzunehmen. Aus dieser Perspektive erkennst du, dass deine Gedanken und Gefühle vorübergehende Ereignisse in deinem Geist sind, die nicht deine wahre Natur definieren. Du wirst außerdem lernen, deine Gedanken bewusst zu steuern und sie gezielt einzusetzen, um deine Ziele zu erreichen. Das bewusste Lenken deiner Gedanken ist eine der wichtigsten Fähigkeiten, um erfolgreich das zu manifestieren, was du dir wünschst. Mit diesem Buch möchte ich dir zeigen, wie deine Gedanken nicht nur dein Essverhalten und Gewicht beeinflussen, sondern dein gesamtes Leben – und dir Wege aufzeigen, wie du mit bewusst gewählten Gedanken alles erreichen kannst, was du dir wünschst, auch deinen Traumkörper.

Zu dem umfassenden Hintergrundwissen findest du in diesem Buch auch viele konkrete Übungen, Anleitungen und Aufgaben. Diese unterstützen dich dabei, dein neu erworbenes oder vertieftes Wissen anzuwenden, dein Unterbewusstsein umzuprogrammieren und bewusstes Manifestieren zu erlernen. So wirst du am eigenen Leib erfahren, dass dieses Wissen kein Hokuspokus ist, sondern, wenn es richtig angewendet wird, tatsächlich funktioniert. Für mich ist das persönliche Erleben immer wichtiger als jede wissenschaftliche Studie, die heute als wahr gilt und in einigen Jahren möglicherweise widerlegt wird. Das, was du selbst am eigenen

Körper erfährst, ist der unbestreitbare Beweis dafür, ob etwas funktioniert oder nicht.

Ich habe schon viele Menschen begleitet, die durch Studien oder ärztliche Meinungen überzeugt waren, dass sie aufgrund ihrer Genetik, ihres Alters oder ihres Stoffwechsels niemals abnehmen könnten. Doch allein durch die Veränderung ihrer Gedanken erlebten sie, wie die Kilos plötzlich ganz leicht purzelten. Nach einer solchen Erfahrung kann keine wissenschaftliche Erkenntnis der Welt dich mehr davon überzeugen, dass dein Stoffwechsel kaputt, du zu alt oder genetisch dazu verurteilt bist, übergewichtig zu bleiben. Denn dann hast du dir selbst bewiesen, dass diese vermeintlichen Fakten nicht der Wahrheit entsprechen. Aus diesem Grund möchte ich dich dazu ermutigen, alle theoretischen Konzepte, die du hier lernst, mithilfe der praktischen Übungen und Ansätze gleich in deinem Alltag anzuwenden und auszuprobieren. Beobachte aufmerksam die Veränderungen, um zu erkennen, welchen Einfluss dein Geist tatsächlich auf dein Leben hat. Sobald du die intellektuell erlernten Informationen anwendest und regelmäßig praktizierst, wirst du vom wissenden Philosophen zum lebenden Beweis.

Da wissenschaftliche Erkenntnisse am Anfang oft helfen, sich für etwas Neues zu öffnen, stütze ich die Methoden auf aktuelle, fundierte Forschung. Du wirst die neuesten Einsichten aus Neurowissenschaft, Epigenetik und Quantenphysik über das Gehirn, das Unterbewusstsein, unsere Gefühle und Verhaltensweisen kennenlernen, um dein Vertrauen in diese Methoden zu stärken. Ich bitte dich, von Anfang an offen zu bleiben, damit wir die Erkenntnisse und Methoden aus diesem Buch Schritt für Schritt in dein Leben integrieren können. Bleibe auch dann offen, wenn du bereits viel über Manifestieren oder emotionales Essen weißt. Die grundlegenden Theorien können nicht neu erfunden werden, wie auch die Prinzipien der Physik oder Mathematik. Doch was sich täglich verändert, ist dein Geist – deine Aufnahmefähigkeit, dein Bewusstseinsgrad, deine Bereitschaft zur Veränderung und deine emotionale Verfassung.

Oft sind uns viele Dinge auf Verstandesebene bereits bewusst, doch erst durch die wiederholte Auseinandersetzung beginnen wir, sie wirklich zu begreifen. Mit »begreifen« meine ich, dass wir die Inhalte nicht nur intellektuell verstehen, sondern dass die gewonnenen Erkenntnisse auch einen entscheidenden Einfluss auf unser Gefühlsleben haben. Wie du im Laufe dieses Buches erfahren wirst, können Erkenntnisse nur dann umgesetzt und in unser Leben integriert werden, wenn sie unser Herz berühren. Wenn Erkenntnisse allein ausreichen würden, um unser Leben zu verändern, stünden wir alle kurz vor der Erleuchtung und bräuchten überhaupt keine Bücher mehr zu lesen oder Seminare zu besuchen, denn an Wissen mangelt es den wenigsten von uns. Gib dir die Chance, die Inhalte dieses Buches zu nutzen, um die Verbindung zwischen deinem Verstand und deinem Herzen herzustellen. Um die Wunder in deinem Leben wiederzuentdecken, verbinde dich mit der Neugier, Wissbegierde und Offenheit, die für dich als Kind ganz selbstverständlich waren, und lass dich auf das bevorstehende Abenteuer ganz unbeschwert ein.

TEIL 1: EINFÜHRUNG: DIE GRUNDLAGEN DES MANIFESTIERENS: VERSTEHEN, WIE VERÄNDERUNG MÖGLICH WIRD

Bevor du mit der Wunderwoche beginnst, widmen wir uns einem theoretischen Teil, der dir hilft zu verstehen, wie Manifestieren funktioniert. Du wirst erfahren, wie dein Unterbewusstsein und dein Bewusstsein zusammenarbeiten, welchen Einfluss deine Gedanken auf dein Leben haben und wie dein aktuelles Selbstbild entstanden ist. Außerdem wird dir dieser Teil helfen zu verstehen, warum es dir in der Vergangenheit so schwergefallen ist, dein Essverhalten zu verändern – und wie dir das in Zukunft leicht und mühelos gelingen wird. Nimm dir gerne ein bis zwei Tage Zeit, um die Einführung sorgfältig zu lesen und in Ruhe zu verinnerlichen.

TEIL 2: DIE WUNDERWOCHE – TAG FÜR TAG ZU DEINEM NEUEN SELBST

Anschließend geht es los mit deiner ganz persönlichen Wunderwoche, ganz nach dem Motto: »Wissen ist ein Schatz, doch der Schlüssel dazu ist die Praxis.« (Ibn Khaldoun Al Muqaddima (1332–1406))

Jetzt hast du die Gelegenheit, das Wissen über die Kraft deiner Gedanken und das Manifestieren aktiv in dein Leben zu integrieren. Die Aufgaben und Übungen dieser Woche dienen dazu, dein Unterbewusstsein neu zu programmieren, sodass es zu seinen natürlichen »Werkseinstellungen«

von Gesundheit, Liebe, Frieden und körperlichem Wohlbefinden zurückfindet. So legst du den Grundstein, um das zu manifestieren, was du dir für die Zukunft wünschst.

ABLAUF DER WUNDERWOCHE

DAUER UND ZEITRAHMEN

Plane idealerweise sieben aufeinanderfolgende Tage ein, um dich intensiv mit den Inhalten und Aufgaben des jeweiligen Tages zu beschäftigen.

TAGESAUFBAU

Jeder Tag der Wunderwoche besteht aus drei Teilen:

1. Einführung: Eine kurze theoretische Einführung in das Thema des Tages.
2. Wunder-Workbook-Teil: Übungen zur Selbstreflexion, die du einmalig an diesem Tag bearbeitest.
3. Wunder-Rituale: Praktiken, die du langfristig in deinen Alltag integrieren kannst.

Selbstverständlich kannst du dir auch mehr als eine Woche Zeit nehmen, um die Inhalte und Aufgaben zu bearbeiten. Wichtig ist nicht das Tempo, sondern das Umsetzen. Denke immer daran: »Der Langsamste, der sein Ziel nicht aus den Augen verliert, geht immer noch geschwinder als der, der ziellos umherirrt.« (Gotthold Ephraim Lessing)

Zusätzlich zu den Ausführungen in diesem Buch werde ich dir auch immer wieder thematisch passende Podcast-Folgen empfehlen. Wenn du magst, hast du so die Möglichkeit, die Inhalte über einen weiteren Sinneskanal aufzunehmen und somit noch tiefer zu verankern. Ein Podcast ist ein Audiobeitrag, der über das Internet kostenfrei zur Verfügung steht. Meinen Podcast findest du unter dem Namen *Lifestyle Schlank* auf meiner Webseite shinecoaching.de oder auf allen Podcast-Apps wie Spotify oder iTunes.

Bist du bereit, deine Wunschgedanken in Realität zu verwandeln? Wundervoll! Dann wünsche ich dir nun eine wunderschöne, aufregende und spannende Wunderwoche, die dir den Weg zu einer Zukunft voller neuer Möglichkeiten ebnen wird.

EINFÜHRUNG: DIE GRUNDLAGEN DES MANIFESTIERENS – VERSTEHEN, WIE VERÄNDERUNG MÖGLICH WIRD

WUNDER DEINES VERBORGENEN SELBST: DAS UNTERBEWUSSTSEIN

Um besser zu verstehen, wie maßgeblich deine Gedanken dein Leben und auch dein Essverhalten beeinflussen, ist es wichtig, zunächst einmal zu verstehen, wie sich dein Geist zusammensetzt. Zwar stellt dein Geist eine Einheit dar, aber er erfüllt zwei grundlegend verschiedene Funktionen. Er umfasst zwei völlig unterschiedliche Bereiche, die jeweils eigene Funktionen und Fähigkeiten besitzen und sich gegenseitig bedingen. Diese beiden getrennten Bereiche werden durch unterschiedliche wissenschaftliche Disziplinen untersucht und je nach wissenschaftlichem Bereich unterschiedlich benannt. In meiner Arbeit und in diesem Buch nutze ich die Begriffe *Bewusstsein* und *Unterbewusstsein*, um die beiden unterschiedlichen Bereiche unseres Geistes klar voneinander zu unterscheiden. Das Bewusstsein umfasst alle Gedanken, Gefühle und Wahrnehmungen, die wir in einem gegebenen Moment bewusst erleben und auf die wir direkt zugreifen können. Es ermöglicht uns, unsere Umwelt wahrzunehmen und unsere Aufmerksamkeit gezielt auf bestimmte Reize zu lenken. Darüber hinaus ist das Bewusstsein für logisches Denken, Problemlösung und bewusste Entscheidungsfindung zuständig. Es ermöglicht uns, unsere Handlungen willentlich zu steuern und Entscheidungen bewusst zu treffen. Gleichzeitig erlaubt es uns, unser eigenes Verhalten zu reflektieren und ein Selbstbewusstsein zu entwickeln. Mithilfe des Bewusstseins bewerten wir Ereignisse, treffen Urteile und unterscheiden zwischen gut und böse sowie richtig und falsch.

Im Gegensatz dazu umfasst das Unterbewusstsein alle mentalen Prozesse, die außerhalb unseres bewussten Erlebens stattfinden. Es übernimmt zahlreiche automatische und grundlegende Funktionen, wie die Steuerung unbewusster körperlicher Prozesse – etwa Atmung, Herzschlag oder Verdauung –, ohne dass wir darüber nachdenken müssen. Darüber hinaus dient das Unterbewusstsein als Speicher für all unsere Erfahrungen. Alles, was wir jemals erlebt, empfunden, gerochen oder gesehen haben, ist dort abgespeichert. Dabei werden nicht nur die Erlebnisse, sondern auch die damit verbundenen Emotionen gespeichert. Diese gespeicherten Gefühle können unsere heutigen Reaktionen auf ähnliche Situationen oder Objekte stark beeinflussen, selbst wenn unser bewusster Verstand sich etwas anderes wünscht. Wissenschaftliche Studien schätzen, dass unser Bewusstsein lediglich 5 bis 10 Prozent der gesamten geistigen Aktivität ausmacht. Der weitaus größere Teil, etwa 90 bis 95 Prozent, läuft automatisch und unbewusst im Unterbewusstsein ab.[2]

DER EGOGETRIEBENE CHEF UND SEINE WUNDERVOLLEN TREUEN MITARBEITER

»Unser Bewusstsein denkt, es sei der Chef. Unser Unterbewusstsein denkt gar nicht, ist aber der Chef.«

(Jen Sincero)

Um dein Unterbewusstsein so umzuprogrammieren, dass es dich bei der Veränderung deines Essverhaltens unterstützt, ist es wichtig, die unterschiedlichen Funktionen von Bewusstsein und Unterbewusstsein im Detail zu verstehen. Mir persönlich fällt es immer leichter, komplexe Prozesse durch bildhafte Beispiele zu verstehen. Daher möchte ich dir die verschiedenen Funktionen und Fähigkeiten deines Bewusstseins und Unterbewusstseins nun anhand einer Metapher erklären. Stell dir dein Sein wie eine Firma vor, in der dein Bewusstsein der Chef ist und dein Unterbewusstsein die Mitarbeiter, die für unterschiedliche Abteilungen arbeiten. Dein Bewusstsein ist der Chef, weil es die Macht hat, deinem Unterbewusstsein Befehle zu erteilen, die das Unterbewusstsein ohne Wenn und Aber ausführen wird. Die Belegschaft der Firma deines Seins besteht aus sehr gehorsamen und verlässlichen Mitarbeitern, die selbst keinen Willen besitzen, sondern einfach nur brav den Anweisungen von oben gehorchen. Ähnlich wie Roboter hinterfragen sie die Anweisungen ihres Chefs nicht, sondern führen immer nur genau das aus, was ihnen gesagt wird. Doch sie sind nicht nur gehorsam, sondern auch besonders fleißig, denn sie arbeiten unermüdlich, 24 Stunden am Tag, ohne jemals Pause zu machen, während der Chef, das Bewusstsein, sich jeden Tag während des Schlafs für einige Stunden ausruht. Lass uns die verschiedenen Abteilungen des Unterbewusstseins genauer betrachten.

DIE KÖRPERBEAUFTRAGTEN

Diese Abteilung kümmert sich nicht nur um grundlegende körperliche Funktionen, wie Atmung, Herzschlag und Verdauung, sondern wandelt auch jeden Gedanken, den unser Bewusstsein produziert, in ein Gefühl um. Stell es dir so vor, dass jeder Gedanke, den der Chef denkt, quasi ein Befehl an diese Abteilung ist, ein bestimmtes Gefühl zu produzieren. Denn jeder Gedanke führt zu einer körperlichen Reaktion, indem er die Ausschüttung bestimmter Hormone und Neurotransmitter auslöst. Ähnlich wie das Unterbewusstsein ohne unser Zutun dafür sorgt, dass wir atmen und unser Herz schlägt, aktiviert es auch diese chemischen Botenstoffe automatisch und unwillkürlich, sobald ein Gedanke entsteht. Wenn ein Mensch beispielsweise besorgte Gedanken hat, führt das zur Ausschüttung von Cortisol oder Adrenalin, den bekannten Stresshormonen. Diese Hormone lassen den Menschen sich ängstlich, nervös oder unsicher fühlen. Diese Gefühle beeinflussen wiederum sein Verhalten. Denn ein Mensch, der sich ängstlich oder nervös fühlt, verhält sich natürlich anders und trifft auch andere Entscheidungen als jemand, der sich sicher und ausgeglichen fühlt. Unsere Gefühle haben also einen enormen Einfluss auf unser Verhalten. Starke Emotionen machen es dem Menschen schwer, logisch zu denken, rational zu handeln und strategische Entscheidungen zu treffen, was oft zu impulsiven, ungewollten Verhaltensweisen führt. In der Psychologie spricht man in diesem Zusammenhang von dem Ausagieren von Gefühlen. Das bedeutet, dass zwischen dem inneren Reiz und der äußeren Reaktion kein Raum für Reflexion besteht. Die Person reagiert sofort und impulsiv auf ihre Emotionen, was zu Entscheidungen und Verhaltensweisen führen kann, die nicht im Einklang mit den eigenen Zielen oder Werten stehen. Wut ist zum Beispiel ein Gefühl, das oft dazu führt, dass Menschen agieren, anstatt angemessen zu reagieren. Häufig äußern wir im Zorn Dinge, die wir später bereuen und die ungesagt geblieben wären, hätten wir uns einen Moment Zeit genommen, um uns zu beruhigen.

Auch das Essverhalten vieler Menschen entsteht oft aus einem emotionalen Impuls heraus, ohne dass vorher eine bewusste Entscheidung getroffen wurde. In diesem Fall spreche ich in meiner Arbeit von »Emotionalem Essen«. Aus diesem Grund heißt eines meiner Bücher auch »Deine

Gefühle wiegen mehr, als du denkst«, denn nichts hat einen so großen Einfluss auf unser Verhalten wie unsere Gefühle. Da unsere Gefühle im Unterbewusstsein entstehen, können wir diese nicht bewusst steuern. Was wir jedoch lernen können, ist, unsere Gedanken bewusst zu lenken, um so Einfluss auf unsere Gefühle zu nehmen.

DIE ARCHIVARE

Eine weitere Abteilung des Unterbewusstseins sind die Archivare. Sie speichern sorgfältig alle Erfahrungen, Gefühle und Eindrücke ab und bewahren sie sicher auf, damit nichts verloren geht. Es wird nicht nur der Ablauf einer Erfahrung gespeichert, sondern auch das, was wir während der Erfahrung gefühlt haben. Selbst wenn wir uns an einige Dinge nicht mehr bewusst erinnern können, bleiben diese damit verbundenen Gefühle im Unterbewusstsein erhalten. Diese emotionalen Assoziationen können langfristige Auswirkungen auf unser Verhalten haben. Beispielsweise kann eine schlimme Fischvergiftung einen lebenslangen Ekel gegenüber Fischgerichten auslösen, selbst wenn rational bekannt ist, dass nicht jeder Fisch eine Vergiftung verursacht.

Ähnliche Mechanismen zeigen sich auch, wenn ein Mensch in seiner Kindheit nicht genug Liebe und Aufmerksamkeit erhält und mit dem Gefühl heranwächst, nicht gut genug zu sein. Dieses negative Grundgefühl speichert sich tief in seinem Unterbewusstsein ab und kann sein Verhalten, einschließlich des Essverhaltens, sowie die zwischenmenschlichen Beziehungen im Erwachsenenalter stark beeinflussen. Zusätzlich speichert das Unterbewusstsein auch Informationen, die wir mit unserem Verstand nicht bewusst wahrgenommen haben.

Ein bekanntes Beispiel hierfür ist ein Experiment mit Unfallzeugen: Im Wachzustand konnten sie sich nicht an bestimmte Details des Unfalls erinnern, da alles zu schnell ging oder es zu dunkel war, um Einzelheiten zu erkennen. Unter Hypnose jedoch waren sie plötzlich in der Lage, präzise Informationen abzurufen, wie das Kennzeichen des am Unfall beteiligten Fahrzeugs. Dieses Experiment zeigt, dass unser Unterbewusstsein auch Informationen speichert, die wir bewusst nicht wahrgenommen haben.[3] All die im Unterbewusstsein gespeicherten Informationen wirken unbemerkt auf unsere Entscheidungen und Verhaltensweisen im Hier und Jetzt ein. Sie beeinflussen unsere Reaktionen und Impulse, bestimmen, wovor wir uns fürchten, was wir bevorzugen oder welche Abneigungen wir hegen. Unser Verhalten wird von diesen unbewussten Impulsen gesteuert, ohne dass wir uns bewusst sind, dass sie auf vergangenen Erlebnissen beruhen, die tief in unserem Unterbewusstsein verankert sind.

DER AUSSENDIENST

Während die Zentrale deines Seins einen festen Standort hat (nämlich deinen Körper) und der Chef oben im Büro (deinem Kopf) sich ausschließlich auf spezifische Aufgaben wie Denken, Schreiben, Lesen, Telefonieren oder Anweisungen-Erteilen konzentrieren kann, sind die Mitarbeiter im Außendienst des Unterbewusstseins an verschiedenen Orten unterwegs. Das Bewusstsein des Menschen ist darauf beschränkt, die Umgebung durch die fünf Sinne – Sehen, Hören, Riechen, Schmecken und Tasten – wahrzunehmen. Im Gegensatz dazu ist das Unterbewusstsein in der Lage, seine Umgebung über diese fünf Sinne hinaus intuitiv und umfassend zu erleben. Es kann subtile und nicht sichtbare Informationen aufnehmen und verarbeiten. Das Unterbewusstsein interagiert kontinuierlich und umfassend mit der Welt, während das Bewusstsein nur einen begrenzten Teil der Gesamterfahrung wahrnimmt.

Wenn du schon mal vom Einkaufen nach Hause gekommen bist und dich plötzlich dabei erwischt hast, wie du beim Einräumen des Kühlschranks »Because I'm happy / Clap along if you feel like a room without a roof« singst, obwohl du eigentlich kein großer Fan von Pharrell Williams bist, dann bist du mit diesem Phänomen vertraut. Dieses Lied lief sehr wahrscheinlich im Supermarkt, ohne dass du es bewusst wahrgenommen hast. Doch an den Außendienstmitarbeitern deines Unterbewusstseins geht nichts vorbei, und deshalb räumst du jetzt deinen Kühlschrank mit einem Ohrwurm von Pharrell Williams ein.

DIE DOLMETSCHER

Die Dolmetscher beherrschen eine eigene Sprache und verstehen die verborgene Sprache des Unterbewusstseins anderer Menschen. Sie benötigen keine Worte, Gesten oder Blicke, um Botschaften zu übermitteln oder zu empfangen. Deshalb spürst du beispielsweise, wenn jemand dich nicht mag, selbst wenn er dich freundlich grüßt und lächelt. Ebenso kannst du erkennen, dass jemand auf dich sauer ist, selbst wenn er vorgibt, dass alles in Ordnung sei. Auf ähnliche Weise können andere Menschen deine wahren Gefühle wie Zorn, Ärger, Trauer, Gleichgültigkeit oder Stress wahrnehmen, selbst wenn du versuchst, sie vor ihnen und oft auch vor dir selbst durch Worte und Taten zu verbergen. Die Dolmetscher können zwischen den Zeilen lesen, die stummen Töne hören und die verborgenen Schatten im Licht erkennen. Sie sind die leisen Vermittler, die die Wahrheit hinter der Oberfläche enthüllen, ohne dass ein einziges gesprochenes Wort ausgetauscht wird.

DIE FLIESSBANDARBEITENDEN

Dann gibt es natürlich auch noch die Fabrikmitarbeitenden, die am Fließband jede Verhaltensweise, die du wiederholt ausführst, zu einer Gewohnheit machen. Das Unterbewusstsein ist daran interessiert, Prozesse zu optimieren und zu automatisieren, um uns den Alltag zu erleichtern. Da es uns Menschen sehr viel Energie kostet, ständig neue Entscheidungen zu treffen, möchte das Unterbewusstsein auch diesen Prozess, so gut es geht, automatisieren. So überlegst du dir wahrscheinlich zum Beispiel nicht mehr jeden Morgen, ob du dir jetzt die Zähne putzen sollst oder nicht. Du tust es einfach. Warum? Weil es zu einer fest installierten, automatisierten Gewohnheit geworden ist. Wenn wir eine Handlung regelmäßig ausführen, merkt sich das Unterbewusstsein die Schritte und Abläufe, wodurch die Handlung automatisiert wird und weniger bis gar keine bewusste Aufmerksamkeit erfordert. Beim Gehen denkst du zum Beispiel nicht ständig darüber nach, wie du einen Fuß vor den anderen setzt, sondern bewegst dich einfach fort und kannst dir in derselben Zeit Gedanken über andere Dinge machen.

Wenn die Fließbandarbeitenden eine Belohnung in Aussicht gestellt bekommen, arbeiten sie besonders fleißig und schnell. Aus diesem Grund entstehen Gewohnheiten schneller, die mit einer sofortigen Befriedigung einhergehen. Zum Beispiel führt das Essen von Chips und Schokolade vor dem Fernseher sofort zu einem sehr angenehmen Gefühl, da durch den Zucker und das Fett Dopamin, eines unserer Glückshormone, ausgeschüttet wird. Eine solche Belohnung sorgt dafür, dass die Fließbandarbeitenden dieses Verhalten besonders schnell zur Gewohnheit machen. Andere Verhaltensweisen, deren Ausführung erst in ferner Zukunft eine Belohnung verspricht, wie zum Beispiel die Umstellung deiner Ernährung, werden langsamer zur Gewohnheit, da unser Gehirn eine sofortige Belohnung bevorzugt.

Gewohnheiten sind außerdem stark mit bestimmten Situationen, Orten oder Personen verbunden. Das Unterbewusstsein erkennt diese äußeren Zusammenhänge und aktiviert automatisch die entsprechende Gewohnheit in ähnlichen Situationen. Vielleicht gehst du zum Beispiel jedes Mal, wenn du deine Küche betrittst, wie ferngesteuert zum Kühlschrank und isst eine Scheibe Käse, obwohl du eigentlich etwas ganz anderes tun wolltest. Oder wenn du es gewohnt bist, jeden Tag um 8 Uhr zu frühstücken, verspürst du auch jeden Morgen um 8 das dringende Bedürfnis zu frühstücken, ohne dass es wirklich körperlicher Hunger sein muss. Durch regelmäßige Wiederholung von Verhaltensweisen zu bestimmten Uhrzeiten oder an bestimmten Orten können Gewohnheiten entstehen, die automatisch durch die Umgebung oder die Zeit ausgelöst werden.

DIE NACHTSCHICHT

Dann gibt es noch die Nachtschicht-Mitarbeiter, die für die Verarbeitung unserer Erlebnisse und Gefühle zuständig sind. Sie arbeiten grundsätzlich nur dann, wenn der Chef schläft, ein Nickerchen macht, meditiert oder sich durch Hypnose oder Entspannungstechniken in einem tranceartigen Zustand befindet. Ich sage immer, wenn wir schlafen, hat unser Verstand Feierabend und das Unterbewusstsein übernimmt. Während des Schlafs sortiert das Unterbewusstsein Informationen, die wir während des Tages aufgenommen haben. Es hilft, neue Erinnerungen zu festigen und bestehendes Wissen zu verknüpfen. Während des Schlafs lösen die Nachtschicht-Mitarbeiter oft Probleme oder finden kreative Lösungen für Herausforderungen. Dies gelingt ihnen, weil sie verschiedene Informationen und Ideen ungestört verknüpfen können, ohne dass der Chef, der von Ängsten und Zweifeln geplagt ist, ständig Einwände erhebt und somit kreative Lösungsansätze blockiert. Im Schlaf verarbeitet unser Gehirn intensiv Emotionen, was wichtig für unser seelisches Wohlbefinden ist. Es festigt dabei emotionale Erlebnisse, indem es sie reflektiert, verarbeitet und in unser Gedächtnis integriert. Außerdem hilft es uns, neue Ereignisse mit unseren bestehenden Emotionen in Einklang zu bringen, was uns dabei unterstützt, unsere Gefühle besser zu verstehen und uns auf kommende Herausforderungen vorzubereiten. Außerdem werden im Schlaf starke Gefühle abgeschwächt, wodurch sie am nächsten Morgen weniger intensiv und einfacher zu bewältigen sein können. Deshalb sagt man auch häufig: »Morgen sieht die Welt schon wieder ganz anders aus.« Schließlich dient der Schlaf auch der Erholung und dem Abbau von Stress. Während wir schlafen, tanken wir körperlich und geistig auf, was uns am nächsten Tag befähigt, besser mit Stress und emotionalen Belastungen umzugehen.

DER CHEF

Während die Mitarbeiter 95 % der Aufgaben des Unternehmens erledigen, trägt der Chef nur lediglich 5 % zur tatsächlichen Arbeitskraft bei. Dennoch hängt der Erfolg des Unternehmens vollständig von seiner Vision, seinen strategischen Entscheidungen und seiner Fähigkeit ab, den Mitarbeitern klare und widerspruchsfreie Anweisungen zu erteilen. Wenn du zum Beispiel abnehmen möchtest, liegt es in der Verantwortung deines Verstandes, dein Unterbewusstsein darauf zu programmieren, diesen Wunsch zu verwirklichen. Dein Verstand muss die Entscheidung treffen, ein klares Ziel vor Augen haben und das Unterbewusstsein darauf ausrichten, dieses Ziel zu erreichen. Wie das genau funktioniert, wirst du im Verlaufe dieses Buches noch lernen.

Verfolgt der Chef kein langfristiges Ziel und nimmt sich nicht die Zeit, einen strategischen Plan zur Erreichung dieser Ziele aufzustellen, sondern reagiert immer nur ad hoc auf entstandene Probleme, kann die Firma vielleicht überleben, jedoch nicht prosperieren. Du solltest also die Bereitschaft mitbringen, Zeit zu investieren, um dich mit den Ursachen deines Essverhaltens auseinanderzusetzen, anstatt immer nur ad hoc mit Diäten auf das Unwohlsein in deinem Körper zu reagieren. Denn Diäten allein bekämpfen immer nur das Symptom Übergewicht und werden langfristig nie zum gewünschten Erfolg führen. Lässt sich der Chef zu sehr von seinen Ängsten und Sorgen leiten und ist nicht bereit, ab und zu die Komfortzone zu verlassen, Risiken einzugehen und zu investieren, mag es im gegenwärtigen Moment so scheinen, als würde er den Erfolg der Firma sichern. Langfristig jedoch wird der Markt die Firma überholen, und sie wird erfolglos zurückbleiben. Wenn du rational den Entschluss gefasst hast, abnehmen zu wollen, aber große Angst hast, dich erneut selbst zu enttäuschen, und tief in dir nicht daran glaubst, dass du dein Abnehmziel erreichen kannst, wirst du sehr wahrscheinlich gar nicht erst damit beginnen, dein Essverhalten zu verändern. Stattdessen bleibst du lieber in deiner Komfortzone, um vermeintlich einer erneuten Enttäuschung vorzubeugen. Letztlich hindert dich dies jedoch daran, dein Wunschgewicht zu erreichen, dich wohl in deinem Körper zu fühlen und zufrieden zu sein.

Wie schön, dass dein Verstand dich bereits dazu veranlasst hat, dieses Buch zu lesen. Damit hast du bereits in deine persönliche Weiterentwicklung investiert, und wenn du fleißig weiterliest, wirst du auch schon bald lernen, wie du dein Unterbewusstsein effektiv »führen« kannst, um nachhaltige Erfolge zu erzielen.

Besitzt der Chef ein zu großes Ego und einen zu großen Kontrollzwang, vertraut seinen Mitarbeitern nicht und mischt sich ständig in deren Aufgabenfelder ein, von denen er im Detail eigentlich keine Ahnung hat, verursacht er nicht nur Chaos und große Verzögerungen, sondern auch ein schlechtes Arbeitsklima. Der Chef muss lernen, darauf zu vertrauen, dass seine Mitarbeiter mehr von ihrem Job verstehen als er. Im übertragenen Sinne bedeutet das, dass du, sobald du rational entschieden hast abzunehmen, ein klares Ziel vor Augen hast und dein Unterbewusstsein mit den richtigen Methoden darauf ausgerichtet hast, dieses Ziel zu erreichen, auch anfangen solltest, auf die Vorgänge deines Unterbewusstseins zu vertrauen, selbst wenn du diese niemals vollständig begreifen wirst. Du darfst also beginnen, deiner Intuition zu vertrauen. Wie du zwischen den Entscheidungen deines Verstandes und deiner Intuition unterscheidest, wirst du auch im Verlauf dieses Buches lernen.

Außerdem sollte der Chef aufhören, die Fließband-Mitarbeiter mit sofortigen Belohnungen zu motivieren, die immer die gleichen Gewohnheiten fördern. Wenn die Firma Gewinne erzielen möchte, ist es an der Zeit, ihnen die langfristige Vision des Unternehmens zu vermitteln und sie dazu zu ermutigen, neue Gewohnheiten zu entwickeln, auch wenn dies bedeutet, dass die Arbeit für einige Wochen etwas anstrengender und weniger spaßig ist. Langfristig gesehen sichert dies jedoch ihre Jobs und trägt zum Erfolg der gesamten Firma bei. Statt den Verlockungen sofortiger Befriedigung wie Schokolade oder Chips dauerhaft nachzugeben, solltest du dein Unterbewusstsein durch die in diesem Buch vermittelten Techniken auf dein langfristiges Ziel ausrichten. Das wird dir helfen, schneller und leichter neue Gewohnheiten zu etablieren, die dich nicht nur bei deiner Gewichtsabnahme, sondern auch später beim Halten deines Gewichts unterstützen werden. Der Erfolg der Firma hängt also maßgeblich von der langfristigen Vision des Chefs, seinen klaren Anweisungen, seiner Bereitschaft, die Komfortzone zu verlassen und sich weiterzuentwickeln, sowie seiner Fähigkeit ab, seinen Mitarbeitern zu vertrauen.

Podcast-Empfehlung:

Den Podcast findest du unter dem Namen »Lifestyle Schlank« auf allen Podcast-Apps und auf meiner Webseite shinecoaching.de.

125 Wie du dein Unterbewusstsein auf Abnehmen programmierst

DIE WUNDERKRAFT DEINER GEDANKEN

Deine Gedanken erschaffen deine Realität – wahrscheinlich hast du diesen Satz so oder so ähnlich schon oft gehört. Wenn du mich und meine Arbeit schon länger kennst, meine vorherigen Bücher gelesen hast, meinen Podcast hörst oder an einem meiner Programme teilgenommen hast, dann hast du die Quintessenz dieser Aussage auch von mir schon tausendfach gehört und fragst dich vielleicht, warum ich diesem Thema jetzt ein weiteres Buch widme. Der Grund dafür ist, dass ich aus tiefstem Herzen daran glaube. Ich erlebe die Wahrheit dieses Satzes nicht nur täglich in meinem eigenen Leben, sondern sehe sie auch bei den Zehntausenden von Menschen, die ich auf ihrem Weg zum Wunschgewicht begleitet habe. Basierend auf meinen Erfahrungen und eigenen Studien zum langfristigen Erfolg meiner Teilnehmer habe ich festgestellt, dass diejenigen, die es schafften, zweifelnde Gedanken wie »Ich kann nicht abnehmen« oder »Ich bin ein hoffnungsloser Fall« abzulegen und sich stattdessen fest davon überzeugten, dass sie abnehmen können, immer diejenigen waren, die ihre Ziele nachhaltig erreichten. Da du dieses Buch gerade in den Händen hältst, gehe ich davon aus, dass dein Verstand dieses Prinzip bereits verstanden hat und du auch gewillt bist, daran zu glauben. Du hättest dich jedoch sehr wahrscheinlich nicht von den Inhalten und Übungen in diesem Buch angesprochen gefühlt, wenn diese Erkenntnis sich bereits dauerhaft tief in deinem Sein verankert hätte. Wahrscheinlich hältst du dieses Buch in den Händen, weil du entweder doch immer wieder zweifelst oder die erforderliche Achtsamkeit in Bezug auf deine Gedanken immer wieder aus den Augen verlierst. Es ist einfach, an etwas zu glauben, solange alles am Schnürchen läuft. Doch sobald das Leben uns vor Herausforderungen stellt, holen unsere negativen Überzeugungen uns oft schneller ein, als wir gucken können.

Wenn du keine Zweifel mehr daran hättest, dass jeder Gedanke, den du denkst, Auswirkungen auf dein Leben hat, würdest du dich von diesen Herausforderungen und Rückschlägen nicht lange aus dem Konzept bringen lassen. Stattdessen würdest du erkennen, dass auch diese Herausforderungen und Rückschläge durch deine Gedanken verursacht wurden. Du würdest dich bei diesen sabotierenden Gedanken ertappen und selbstbewusst schnellstmöglich neue Gedanken wählen. So würdest du genauso schnell wieder auf der richtigen Spur sein, wie du sie aufgrund der negativen Gedanken verlassen hast. Die Macht deiner Gedanken für dich zu nutzen, erfordert ständige Achtsamkeit und eine routinierte Praxis. Deshalb ist es schön, dass du dieses Buch gewählt hast, um diese Fähigkeit zu trainieren oder weiter auszubauen.

Auch ich muss mich immer wieder daran erinnern, wie mächtig meine Gedanken sind und dass alles in meinem Leben, ob gut oder schlecht, das Resultat meiner Gedanken ist. Deshalb schreibe ich dieses Buch nicht nur für dich, sondern auch, um mich selbst immer wieder an meine eigene Schöpferkraft zu erinnern. Denn je kontinuierlicher wir uns die Macht unserer Gedanken ins Bewusstsein rufen, desto besser und schneller können wir auf sabotierende Gedanken reagieren und sie durch dieses Bewusstsein wieder in die richtige Richtung lenken. Seitdem ich vor vielen Jahren angefangen habe, mich mit der Kraft meiner Gedanken auseinanderzusetzen, dachte ich bei jedem Buch, bei jedem Seminar, bei jedem Vortrag: Jetzt habe ich es kapiert. Ich habe fleißig geübt und die Wahrheit hinter diesem Prinzip auch immer wieder selbst erfahren. Ohne dieses Bewusstsein hätte ich zum Beispiel beruflich niemals den gleichen Erfolg erzielt. Denn so wie die meisten Menschen litt auch ich unter großen Selbstzweifeln. Ich habe zum Beispiel eine Rechtschreibschwäche und war bis zu meinem 35. Lebensjahr fest davon überzeugt, dass ich deshalb niemals eine erfolgreiche Autorin werden könnte. Aufgrund dieses Gedankens habe ich logischerweise auch nie angefangen, ein Buch zu schreiben. Warum auch, denn ich war ja davon überzeugt, dass ich damit sowieso niemals erfolgreich sein könnte. Als ich angefangen habe, mich mit der Kraft meiner Gedanken zu beschäftigen, fiel mir zum ersten Mal auf, dass es genau dieser Gedanke war, der mich davon abhielt, eine erfolgreiche Autorin zu werden. Ich entschied mich bewusst, diesen Gedanken zu verändern und ab heute fest daran zu glauben, dass ich trotz meiner Rechtschreibschwäche eine erfolgreiche Autorin werden würde. Und siehe da, du liest gerade mein viertes Buch. Zwei meiner Bücher haben es bereits auf Platz 1 der Amazon-Bestsellerliste in der Kategorie Essstörungen geschafft. Das gelang nur, weil ich angefangen habe, mein Unterbewusstsein mit einem einzigen neuen Gedanken zu füttern.

Ähnliche Erfahrungen durfte ich seither in vielen Bereichen meines Lebens sammeln, und ich bin täglich dankbar dafür, dass ich auf dieses Prinzip gestoßen bin und dass ich mit dem Wissen und Praktizieren dieses Prinzips mir schon etliche Wünsche erfüllen durfte. Trotzdem gibt es auch in meinem Leben immer wieder Momente, in denen ich zugeben muss, dass ich meinen Gedanken gegenüber nicht achtsam genug war und dass ich mich wieder mehr mit meiner eigenen Schöpferkraft verbinden muss, wenn ich mir andere Ergebnisse in meinem Leben wünsche. Denn jeder derzeitige Zustand in meinem Leben, sei es bezogen auf meine Gesundheit, meine Finanzen, meine Fitness oder meine Beziehungen, ist nichts anderes als die Reaktion meines Unterbewusstseins auf meine Gedanken.

Unser Unterbewusstsein reagiert auf unsere Gedanken mit der Sensibilität eines Seismografen, und die entsprechenden Ergebnisse folgen, egal, ob wir etwas Positives oder Negatives denken. Um unser Leben so zu gestalten, wie wir es uns wünschen, sollten wir lernen, unsere Gedanken bewusst einzusetzen. Du kannst dir die unterschiedlichen Funktionen deines Bewusstseins und Unterbewusstseins auch wie einen Garten und einen Gärtner vorstellen: Dein Verstand, also dein Bewusstsein, ist der Gärtner, der die Samen deiner Gedanken in den fruchtbaren Boden deines Unterbewusstseins sät. Sät der Gärtner Samen für Unkraut, wächst Unkraut. Sät der Gärtner Samen für Tulpen, Rosen oder Sonnenblumen, wachsen diese schönen Blumen. Die Art und Qualität der Samen, die der Gärtner sät, hängen von deinen Gedanken ab. Was auch immer dein Verstand in dein Unterbewusstsein pflanzt, wird wachsen und sich entweder in deinem Körper oder in deiner Umwelt manifestieren, was so viel bedeutet wie Gestalt annehmen. In diesem Buch wirst du lernen, wie du deinen »Gärtner«, also dein Bewusstsein, so ausrichtest, dass er nicht nur einmalig, sondern kontinuierlich die richtigen Samen sät. Denn die wahre Kraft deiner Gedanken entfaltet sich durch regelmäßige Achtsamkeit und Praxis. Die kommenden Wunder-Rituale werden dich dabei unterstützen, diese Praxis in dein Leben zu integrieren, damit du dauerhaft das manifestierst, was du dir wirklich wünschst.

Podcast-Empfehlung:

Den Podcast findest du unter dem Namen »Lifestyle Schlank« auf allen Podcast-Apps und auf meiner Webseite shinecoaching.de.

131 Wie du alles bekommst, was du dir wünschst

WIE DEIN SELBSTBILD ENTSTEHT

Viele Gedanken, die du täglich denkst, haben ihren Ursprung jedoch gar nicht in deinem eigenen Geist, sondern wurden dir bereits in deiner Kindheit von deinem Umfeld eingepflanzt. Wie du bereits erfahren hast, ist dein Unterbewusstsein völlig neutral, und anders als dein Verstand kann es Aussagen und Verhaltensweisen nicht bewerten oder beurteilen. Es weiß nicht, was richtig oder falsch, gut oder schlecht, wahr oder unwahr ist, und es kann keine Vergleiche ziehen. Das Bewerten, Analysieren, kritische Hinterfragen und Vergleichen sind Aufgaben deines Verstandes. Das Einzige, was dein Unterbewusstsein also vor negativen, destruktiven Gedanken schützen kann, ist dein Verstand. Dein Unterbewusstsein ist durch Suggestion beeinflussbar. Suggestion bedeutet laut Lexikon eine gezielte geistige oder seelische Beeinflussung und die Erweckung bestimmter Vorstellungen, Empfindungen und Gedanken, die als wahr akzeptiert und realisiert werden. Dabei wird zwischen Heterosuggestion und Autosuggestion unterschieden: Heterosuggestion ist die Beeinflussung des Unterbewusstseins durch äußere Quellen, während Autosuggestion die Beeinflussung des Unterbewusstseins durch eigene, selbst initiierte Gedanken ist.

Menschen sind sehr suggestibel, also sehr leicht beeinflussbar. Stell dir vor, eine Freundin erzählt dir, dass sie mit der Wunderdiät XY 20 kg abgenommen hat, ohne zu hungern und ohne Sport zu treiben, und dass diese Diät auch bei Tausenden anderen Menschen Wunder bewirkt hat. Wahrscheinlich würdest du gleich am nächsten Morgen diese Diät starten. Es ist also einfach, von außen beeinflusst zu werden, jedoch nur, wenn diese Suggestion auf neutralen oder fruchtbaren Boden trifft. Wenn du selbst diese Diät bereits ausprobiert oder viele negative Dinge darüber im Vorfeld gehört hättest, wäre die Wahrscheinlichkeit, dass du morgen damit beginnen würdest, geringer. Als Kind verfügst du jedoch noch nicht über ausreichend eigene Erfahrungen, um Aussagen oder Verhaltensweisen mithilfe deines Verstandes kritisch zu hinterfragen. Hinzu kommt, dass das menschliche Gehirn bis zum Alter von etwa sechs Jahren fast ausschließlich im Theta-Zustand operiert, einem Zustand, den wir als Erwachsene kaum oder nur durch spezielle Techniken wie Meditation, Hypnose oder andere Entspannungs- und Achtsamkeitspraktiken erleben können. Im Theta-Zustand sind wir besonders aufmerksam und bewusst, erfahren innere Ruhe, sind kreativ, denken intuitiv und haben einen tiefen Zugang zu unserem Unterbewusstsein. In diesem Zustand sind deine Gehirnwellen extrem niedrig frequentiert, wodurch es keine klare Trennung zwischen Bewusstsein und Unterbewusstsein gibt. Die kritische Instanz, die im Erwachsenenalter unser rationales und logisches Denken ausmacht und die Ereignisse der Welt hinterfragt, ist in diesem jungen Alter noch nicht vollständig ausgebildet. Daher vermischen Kinder oft die reale mit der imaginären Welt. Sie spielen mit unsichtbaren Freunden, trinken unsichtbaren Kaffee oder fantasieren sich an fremde Orte. Ihre lebhafte Fantasie ist so stark ausgeprägt, dass sie diese Fantasien als real erleben. Im Erwachsenenalter können ähnliche Zustände höchstens im Schlaf, unter Hypnose oder durch die Beeinflussung bestimmter psychotroper Substanzen erlebt werden, die ebenfalls die Grenzen zwischen Bewusstsein und Unterbewusstsein verwischen. Im Theta-Zustand, in dem sich ein Kind bis zu einem gewissen Alter befindet, gelangen alle Aussagen von außen direkt in sein Unterbewusstsein, ohne dass sie von einer kritischen Instanz überprüft werden. Diese Dynamik erklärt auch, warum Ereignisse in der Kindheit besonders oft zu Traumata führen. In jungen Jahren fehlt uns schlichtweg die mentale Abwehr, um uns vor äußeren Einflüssen zu schützen.

DEIN SELBSTBILD AUFGRUND VON KULTUR UND GESELLSCHAFT

Wir werden alle in eine Welt hineingeboren, in der bereits eine kollektive Meinung darüber besteht, wie die Welt sein sollte, wie sie funktioniert und was auf ihr möglich ist oder nicht. Kulturelle und gesellschaftliche Regeln und Normen, Religionen, politische Ausrichtungen sowie moralische Wertvorstellungen existierten bereits, bevor wir geboren wurden, und prägen unsere Entwicklung. Von Tag 1 deiner Geburt an wird dir zunächst von deinen Eltern oder anderen nahen Bezugspersonen beigebracht, was du glauben und wie du dich verhalten sollst, um geliebt zu werden. Diese Regeln und Überzeugungen wurden wiederum von ihren Eltern übernommen, und so setzt sich dieser Einfluss fort. Im späteren Leben wirst du geprägt von Erziehern, Lehrern, Freunden, Arbeitskollegen, Partnern und Vereinsmitgliedern. Nicht nur als Kind wirst du von deinen Eltern für das Einhalten oder Brechen von Regeln belohnt oder bestraft, sondern auch später von deinem sozialen Umfeld und der Gesellschaft. Wer anders denkt, anders aussieht oder andere Dinge tut als der gesellschaftliche Durchschnitt, wird nicht selten als verrückt erklärt oder sogar ausgegrenzt. Zusätzlich bist du der ständigen Beeinflussung durch die Medien ausgesetzt, und auch sie haben einen großen Einfluss auf dein Selbstbild. Du fängst an, dein Gewicht, deine Nase, dein Bankkonto, deine Sportlichkeit, deine Kreativität, deine Fähigkeiten und sogar deine Meinung zu vergleichen, und bewertest sie anhand gesellschaftlicher Maßstäbe. Viele meiner Klienten haben zum Beispiel das Gefühl, dass sie erst dann dazugehören und geliebt werden, wenn sie endlich schlank sind. Der Gedanke, dass ein schlanker Körper ihnen die ersehnte Liebe bringen wird, entsteht oft aus dem gesellschaftlichen Schönheitsideal, das vermittelt, dass Menschen nur dann wertvoll und liebenswert sind, wenn sie diesem Ideal entsprechen. Um dazuzugehören und anderen Menschen zu gefallen, entwickelst du ein Selbst, das in Wahrheit eine Kopie von Mamas Glaubenssätzen, Papas Erwartungen, Omas Wertvorstellungen und überholungsbedürftigen gesellschaftlichen Normen ist. Um Mama und Papa, den Lehrern, den Freunden, dem Arbeitgeber und dem Partner zu gefallen, fängst du an, eine Rolle zu spielen, ohne dir dessen bewusst zu sein. Denn in Wirklichkeit hattest du nie die Gelegenheit, herauszufinden, wer sich hinter all diesen Erwartungen und Beeinflussungen wirklich verbirgt.

Ein großer Teil deines Selbstbildes entsteht also durch die Erwartungen, Beeinflussung und Bewertung anderer Menschen. Diese äußeren Einflüsse prägen deine Sicht auf dich selbst und deine Überzeugungen darüber, was du kannst und was nicht, was richtig und was falsch ist und was du tun musst, um geliebt zu werden. Aus eigener Erfahrung weiß ich, dass es viel Mut und Bewusstsein erfordert, diese äußeren Einflüsse zu erkennen und sich davon zu lösen, um ein authentisches Selbstbild zu entwickeln.

DEIN SELBSTBILD AUFGRUND DEINER KINDHEITSPRÄGUNGEN

In den ersten sechs Lebensjahren entwickelt sich die Gehirnstruktur eines Menschen vollständig mit all ihren neuronalen Netzen und Verschaltungen. Dies macht dieses Alter besonders prägend für das Selbstbild eines Menschen. Die Erfahrungen, die ein Kind in dieser Zeit mit seinen Eltern oder anderen nahen Bezugspersonen macht, hinterlassen tiefere Spuren im Unterbewusstsein als alle späteren Erfahrungen im Leben. Das liegt, wie bereits erwähnt, daran, dass in diesem Alter der Verstand noch nicht vollständig entwickelt ist. Kinder befinden sich die meiste Zeit im Theta-Zustand, wodurch es keine kritische Instanz gibt, die Aussagen von außen auf ihre Richtigkeit überprüfen kann. Negative Aussagen aus dem nahen Umfeld wie zum Beispiel »Du machst immer alles falsch«, »Das kannst du nicht«, »Das wirst du nie schaffen«, »Du bist zu laut / zu dick / zu dumm« etc., gelangen auf direktem Weg in das Unterbewusstsein eines Kindes und verankern sich dort ein Leben lang. Denn, wie du bereits erfahren hast, vergisst dein Unterbewusstsein nichts. Da diese Aussagen in deiner Kindheit direkt in dein Unterbewusstsein eingeprägt wurden, empfindest du sie nicht als negative Aussagen von außen, sondern sie fühlen sich wie ein Teil von dir an. Das bedeutet, dass du diese negativen Aussagen, die dir ursprünglich von außen eingeflößt wurden, nicht als fremde Stimmen erkennst, sondern sie als deine eigene innere Stimme wahrnimmst und daher als unumstößliche Wahrheit über dich selbst betrachtest. Solche oder ähnliche Sätze sind Samen, die dein Umfeld in dein Unterbewusstsein gepflanzt hat, in einer Zeit, als dein Gärtner sich noch in der Ausbildung befand und der Garten deines Unterbewusstseins deshalb noch nicht von schützenden Zäunen umgeben war.

Nicht nur ausgesprochene Sätze verankern sich in deinem Unterbewusstsein, sondern auch die Gefühle, die diese Sätze bei dir ausgelöst haben. Wie du bereits erfahren hast, produziert dein Unterbewusstsein aus jedem Gedanken ein Gefühl. So entsteht in der Kindheit ein grundlegendes Gefühl über deine Wertigkeit als Mensch, das dich ein Leben lang begleitet, wenn es unreflektiert bleibt. Zum Beispiel das Gefühl, nicht gut, liebenswert, intelligent oder schön genug zu sein.

Meine Klientin Sophie wurde in eine Familie hineingeboren, die wenig Raum für sie ließ. Ihre Mutter war mit einem Alkoholiker verheiratet, den sie trotz seiner Sucht über alles liebte. Sie hoffte, dass die Geburt ihrer

Tochter Sophie alles verändern würde, dass ein Kind ihren Mann zur Vernunft bringen und ihn dazu bewegen könnte, den Alkohol für seine Familie aufzugeben. Doch diese Hoffnung zerbrach an der harten Realität. Der Druck, plötzlich für ein Kind verantwortlich zu sein, trieb ihren Mann nur noch tiefer in seine Sucht. Ein Neugeborenes, ein trinkender Mann – Sophies Mutter fühlte sich überfordert, allein und kaum in der Lage, die Last zu tragen. Das alles wuchs ihr über den Kopf.

Inmitten der Konflikte und Instabilität ihrer Eltern fand Sophie nicht die Sicherheit, Liebe und Geborgenheit, die jedes Kind so dringend braucht. Die Mutter stand ständig unter Strom und hatte ein sehr dünnes Nervenkostüm. Sie konnte ihrer Tochter nie das Gefühl geben, willkommen und geliebt zu sein. Vielmehr vermittelte sie Sophie, wenn auch unbewusst, dass ihre Anwesenheit alles nur noch schwieriger machte.

Sophies Kindheit war von Unsicherheit, Demütigung und Vernachlässigung geprägt. Wenn ihr Vater betrunken war, neigte er dazu, sie zu beleidigen und zu beschimpfen. Auch ihre überforderte Mutter konnte ihr keine Geborgenheit geben. Sätze wie »Du siehst doch, was hier los ist, reiß dich zusammen!« oder »Mach du mir jetzt nicht auch noch das Leben zur Hölle!« waren leider keine Ausnahmen, sondern ihre bittere Normalität. Zusätzlich wusste Sophie nie, was der Tag bringen würde, da alles vom Alkoholpegel ihres Vaters abhing. Mal war er friedlich, dann wieder brach seine Wut unvermittelt aus. Diese Unberechenbarkeit zwang Sophie, ständig auf der Hut zu sein.

Durch die emotionale Kälte ihrer Mutter und die Unberechenbarkeit ihres Vaters entwickelte Sophie früh das Gefühl, unerwünscht, eine Last und nicht liebenswert genug zu sein, um die Aufmerksamkeit und Zuwendung ihrer Eltern zu verdienen. Schon in jungen Jahren fand sie Trost im Essen. Wann immer ihr Vater sie betrunken beschimpfte, ihre Eltern sich lautstark stritten oder ihre Mutter sie ablehnte, zog sie sich in ihr Zimmer zurück, kroch unter die Decke und aß Schokolade. Für einen kurzen Moment fühlte sie sich geborgen, als ob die Welt um sie herum stillstünde. Das Essen wurde zu ihrem Rückzugsort – ein flüchtiger Ersatz für die Liebe und Sicherheit, die sie in ihrer Familie vermisste.

Die emotionale Verknüpfung zwischen Essen und Trost, die in dieser Zeit entstand, sollte fortan einen tiefgreifenden Einfluss auf ihr weiteres Leben haben. Auch im Erwachsenenalter blieb das Essen für Sophie ein stiller Begleiter, auf den sie zurückgriff, wann immer sie sich ungeliebt oder verloren fühlte. Essen wurde zu einem Ersatz für die Liebe, die sie vermisste, und für den Halt, den sie suchte.

Doch diese Flucht hatte ihren Preis: Mit der Zeit nahm sie immer weiter zu, und mit jedem zusätzlichen Kilo wuchs auch ihr Unbehagen im eigenen Körper. Verzweifelt versuchte sie, die sichtbaren Spuren ihrer inneren Leere durch Diäten zu bekämpfen. Doch keine Diät zeigte ihr, wie sie sich ohne Essen sicher und geliebt fühlen konnte. Ihr vertrauter Rettungsanker fehlte, was das Verlangen nach Essen so überwältigend machte, dass ihre Disziplin nicht ausreichte, ihm zu widerstehen.

So fand sie sich über Jahre hinweg in einem endlosen Teufelskreis aus Diäten, vermeintlichem Scheitern, Schuldgefühlen und Selbstvorwürfen wieder. Die Selbstvorwürfe, die mit jedem gescheiterten Diätversuch einhergingen, verstärkten Sophies ohnehin schon niedriges Selbstwertgefühl. Kombiniert mit dem tief verwurzelten Glaubenssatz aus ihrer Kindheit, nicht liebenswürdig zu sein, führten die vielen Diätversuche zu weiteren negativen Überzeugungen, wie »disziplinlos«, »schwach« oder »ein hoffnungsloser Fall« zu sein. Diese negativen Gedanken prägten ihr Selbstbild und wurden zur Blaupause ihres Lebens.

Überzeugt davon, nicht liebenswert und erwünscht zu sein, geriet sie unbewusst in eine Partnerschaft, die dieses Gefühl immer wieder bestätigte. Ihr Mann schien äußerlich wenig mit ihren Eltern gemein zu haben – er trank nicht, wirkte nicht überfordert und schien sein Leben gut im Griff zu haben. Doch auf subtilere Weise vermittelte er Sophie das Gefühl, nicht geliebt und sicher geborgen zu sein. Er betrog sie regelmäßig, was ihr ohnehin fragiles Sicherheitsgefühl weiter erschütterte. Auch im Alltag zeigte er wenig Interesse an ihr. Seine Arbeit, seine Hobbys, seine Freunde – all das schien ihm wichtiger zu sein als sie. Wie schon in ihrer Kindheit stand sie auch in dieser Beziehung nicht im Mittelpunkt, sondern fühlte sich ständig übersehen und vernachlässigt.

Auch beruflich hatte es Sophie alles andere als leicht. So spiegelten sich auch in ihrem Arbeitsalltag unbewusst die Erfahrungen ihrer Kindheit wider: Demütigung, Unsicherheit, Chaos und das ständige Gefühl, selbst schuld zu sein, weil sie nicht genügte.

Die einzige Stabilität in ihrem Leben, das Einzige, worauf sie sich wirklich verlassen konnte, war das Gefühl von Liebe und Geborgenheit, das das Essen zumindest für einen kurzen Moment in ihr auslöste. So verkroch sich Sophie auch als erwachsene Frau immer wieder heimlich in ihrem Schlafzimmer, um sich mit dem einzigen Gefühl von Liebe zu verbinden, das sie bisher in ihrem Leben kennengelernt hatte.

Sophie musste 54 Jahre alt werden, um zu erkennen, dass das Gefühl, nicht liebenswert zu sein, keine objektive Tatsache war, sondern lediglich ein Gefühl, das sich aufgrund der Umstände, in denen sie aufgewachsen war, entwickelt hatte.

Aber nicht nur die Aussagen deines Umfeldes beeinflussen deine Gedanken und Gefühle, sondern auch deren Verhaltensweisen. Kinder sind bis zu einem gewissen Alter egozentrisch, was keine Charaktereigenschaft darstellt, sondern einfach bedeutet, dass sie alles, was ihnen widerfährt, auf sich beziehen.[4] Dies liegt daran, dass Kinder aufgrund ihrer begrenzten Lebenserfahrung das Verhalten anderer Menschen nicht in Relation setzen können. Als Kind konnte Sophie nicht verstehen, dass ihre Mutter überfordert war und deshalb wenig Zeit und Liebe für sie hatte oder dass ihr Vater aufgrund seiner eigenen Kindheitstraumata Alkoholiker geworden war und der Alkohol dazu führte, dass er Dinge sagte, die er tief in seinem Herzen gar nicht so meinte. Stattdessen schloss sie daraus: »Ich bin nicht liebenswert.«

Sowohl die Verhaltensweisen unserer nahen Bezugspersonen als auch unsere kindliche Interpretation dieser Verhaltensweisen beeinflussen unser Selbstbild. Die Fähigkeit, sich in andere Menschen hineinzuversetzen, Dinge in Relation zu setzen und zwischen den Bedürfnissen und Vorstellungen anderer sowie den eigenen zu differenzieren, lernen Menschen erst im späteren Verlauf ihres Lebens. Um sich gesund entwickeln zu können, muss ein Kind nicht nur in seinen körperlichen Grundbedürfnissen wie Essen, Trinken, Schlaf, Wärme oder Atmung befriedigt werden, sondern auch in seinen psychischen Grundbedürfnissen. Nach dem renommierten Psychologen Klaus Grawe gibt es vier psychische Grundbedürfnisse, die in unserer Kindheit ausreichend befriedigt werden sollten, damit ein gesundes Selbstbild entstehen kann.

1. PSYCHISCHES GRUNDBEDÜRFNIS NACH BINDUNG

Das Bedürfnis nach Bindung ist ein biologischer Überlebensmechanismus, der sicherstellt, dass ein Kind eine verlässliche Bezugsperson an seiner Seite hat, die seine Bedürfnisse erkennt und erfüllt. Auch im späteren Leben sichert das Bedürfnis nach Bindung unser Überleben und unsere Fortpflanzung. Das Ausmaß, in dem ein Kind in seinem Bedürfnis nach

Bindung befriedigt wird, beeinflusst maßgeblich sein Selbstbild. Wenn die primären Bezugspersonen, oft Mutter und/oder Vater, die Bedürfnisse des Babys richtig deuten und erfüllen, entsteht eine sichere Bindung. Diese Sicherheit bildet die Grundlage für das Vertrauen des Kindes in seine Umwelt. Es lernt, dass seine Bedürfnisse wichtig und richtig sind und dass es darauf vertrauen kann, dass andere Menschen für sein Wohl sorgen werden. Dieses Urvertrauen bildet die Basis für spätere Beziehungen und ein gesundes Selbstwertgefühl. Im Gegensatz dazu kann Vernachlässigung oder gar Misshandlung seitens der Bezugspersonen zu erheblicher Frustration des kindlichen Bindungsbedürfnisses führen. Wenn das Kind nicht die dringend benötigte Fürsorge erfährt, wird sein Vertrauen in andere Menschen und in das Leben erschüttert. Da Kinder alles persönlich nehmen, schädigt Vernachlässigung seitens der Eltern das Selbstwertgefühl des Kindes und beeinflusst sein Selbstbild negativ.

2. DAS BEDÜRFNIS NACH AUTONOMIE UND SICHERHEIT

Am anderen Ende unseres Bindungsbedürfnisses steht das Bedürfnis nach Autonomie. Kinder haben ein großes Bedürfnis, eigenständig zu sein, und jede selbstständige Handlung stärkt ihr Selbstvertrauen. Kinder, die in sehr ängstlichen oder strengen Elternhäusern aufwachsen, werden in ihrer Autonomieentwicklung oft nicht ausreichend unterstützt. Dadurch lernen sie nicht, ihren eigenen Fähigkeiten zu vertrauen, eigene Entscheidungen zu treffen und ihre eigenen Interessen und Wünsche zu erkunden und auszudrücken. Ein Mangel an Autonomie in der Kindheit kann dazu führen, dass Menschen sich oft in der Opferrolle sehen, da sie immer das Gefühl haben, dass ihre Handlungen und Entscheidungen stark von anderen kontrolliert werden. Da sie nie gelernt haben, mit den Konsequenzen ihrer Entscheidungen umzugehen, haben sie oft Schwierigkeiten, Entscheidungen zu treffen, Risiken einzugehen oder neue Dinge auszuprobieren. Ein geringes Maß an Autonomie in der Kindheit kann auch dazu führen, dass eine Person stark auf externe Bestätigung angewiesen ist, um ihr Selbstwertgefühl aufrechtzuerhalten. Da sie nie gelernt hat, sich selbst zu bestätigen und ihre eigenen Erfolge zu feiern, sucht sie vermehrt die Anerkennung von außen.

3. DAS BEDÜRFNIS NACH LUSTBEFRIEDIGUNG UND UNLUSTVERMEIDUNG

Das Bedürfnis nach Lustbefriedigung und Unlustvermeidung beschreibt das Streben eines Menschen danach, angenehme und lustvolle Erfahrungen zu erleben und unangenehmen Gefühlen oder Schmerzen aus dem Weg zu gehen. Ein gesunder und ausgeglichener Umgang mit Lust- und Unlustgefühlen ist eine der wichtigsten Lektionen, die Eltern ihren Kindern vermitteln können. Werden Kinder zu sehr verwöhnt, entwickeln sie oft nicht die Fähigkeit zur Frustrationstoleranz, zum Belohnungsaufschub und zur Triebkontrolle. Das führt dazu, dass sie sich von emotionalen Impulsen leiten lassen und Schwierigkeiten haben, verlockenden Versuchungen wie zum Beispiel verschiedenen Leckereien, die zwar kurzfristige Befriedigung bieten, aber langfristig negative Konsequenzen nach sich ziehen, zu widerstehen.

Dieses impulsive Verhalten beeinträchtigt das Selbstbild und das Selbstvertrauen, da diese Menschen wiederholt die Erfahrung machen, dass sie ihre eigenen Versprechen, wie zum Beispiel weniger zu essen, nicht einhalten können. Dies führt oft zu negativen Glaubenssätzen wie »Ich bin undiszipliniert / willensschwach«, welche sich wiederum negativ auf das eigene Selbstbild auswirken. Auf der anderen Seite neigen Kinder, die stark eingeschränkt wurden, häufig dazu, später im Leben rebellisches Verhalten zu zeigen und ihren Lustimpulsen maßlos nachzugeben. Kinder, denen der Genuss von Süßigkeiten beispielsweise strikt verwehrt wurde, holen diesen Genuss als Erwachsene nicht selten im Übermaß nach. Nach außen mag der Rebell zwar stark wirken, innerlich fühlt er sich jedoch oft schwach, da er instinktiv weiß, dass sein maßloses Verhalten gesundheitliche Konsequenzen birgt und sein Glück im Leben lediglich von kurzfristigen Freuden abhängt. Dieses intuitive Bewusstsein wirkt sich negativ auf sein Selbstbild aus.

4. DAS BEDÜRFNIS NACH SELBSTWERTERHÖHUNG BZW. ANERKENNUNG

Das Bedürfnis nach Anerkennung und Selbstwert ist tief in unserer Evolution verwurzelt. Früher, in prähistorischen Zeiten, war es überlebenswichtig, in einer sozialen Gruppe akzeptiert zu werden, um Unterstützung und Schutz zu erhalten. Wer Anerkennung erhielt, hatte nicht nur bessere Überlebenschancen, sondern auch bessere Chancen, seine Gene weiterzugeben. Aufgrund dieser genetischen Veranlagung reagieren wir auch heute noch sensibel auf die Meinung anderer und suchen deren Zustimmung. Das Streben nach Selbstwerterhöhung und Anerkennung motiviert uns auch dazu, unsere persönlichen Fähigkeiten zu entwickeln und zu verbessern. Durch die Steigerung ihrer Fähigkeiten und Leistungen erhöhen Menschen ihre soziale Attraktivität und ihren Status innerhalb der Gruppe, was wiederum ihre Überlebens- und Fortpflanzungschancen verbessert.

Wir erfahren unseren Wert also durch die Reaktionen anderer Menschen, die quasi wie ein Spiegel für uns fungieren. Der erste Spiegel, in den wir blicken, ist in der Regel das Gesicht unserer Mutter oder unseres Vaters. Wenn eine Mutter ihr Kind voller Liebe anlächelt, bekommt das Kind gezeigt, dass seine Mutter glücklich über sein Dasein ist. Kinder, die viel Liebe und Anerkennung erfahren, entwickeln ein starkes Selbstwertgefühl, das sie durchs Leben trägt und sich positiv auf ihr Selbstbild auswirkt. Fehlt diese positive Rückmeldung hingegen, kann das Kind kein stabiles Selbstwertgefühl aufbauen, und aufgrund dessen entwickelt es oft keine Motivation, seine Fähigkeiten zu entfalten und seine Ziele zu verfolgen, was sein Selbstbild wiederum negativ beeinflusst.[5]

DEIN SELBSTBILD AUFGRUND VON GENEN

Unser Selbstbild wird außerdem stark von genetischen Faktoren geprägt, die verschiedene Aspekte unserer Persönlichkeit und unseres Aussehens beeinflussen. Zum Beispiel spielen genetische Merkmale eine entscheidende Rolle bei der Festlegung unseres Temperaments sowie unserer Neigung zur Introversion oder Extraversion. Manche Menschen sind von Natur aus ruhiger und introvertierter, während andere temperamentvoller und extrovertierter sind. Diese angeborenen Neigungen beeinflussen maßgeblich, wie wir uns in sozialen Situationen verhalten, und somit auch, wie unser Umfeld und wir selbst uns wahrnehmen. Darüber hinaus bestimmt unser genetisches Erbe wesentlich unser physisches Erscheinungsbild, einschließlich Körpergröße, Haarfarbe, Augenfarbe und Gesichtsstruktur. Die Übereinstimmung dieses Erscheinungsbilds mit den gängigen Schönheitsidealen unserer Gesellschaft kann beeinflussen, wie wir unser äußeres Erscheinungsbild bewerten, was sich wiederum positiv oder negativ auf unser Selbstbild auswirken kann.

Einen noch viel größeren Einfluss auf unser Selbstbild haben jedoch, wie bereits erwähnt, die Umweltfaktoren, denen ein Mensch im frühen

Kindesalter und sogar schon im Mutterleib ausgesetzt ist. Der wissenschaftliche Bereich, der sich damit befasst, inwieweit Umwelteinflüsse unsere Gene beeinflussen, nennt sich Epigenetik. Studien zeigen, dass mütterlicher Stress während der Schwangerschaft die Cortisolwerte des Fötus erhöhen kann, was die Gehirnentwicklung beeinträchtigt. Diese Schädigungen können sich später negativ auf die Lernfähigkeit und die Regulation von Gefühlen und Verhalten auswirken, was wiederum das Selbstbild beeinflusst.[6] Auch nach der Geburt bestimmen die Bedingungen, in die ein Säugling hineingeboren wird, maßgeblich, wie sich sein genetisches Potenzial entfalten kann. Externe Reize beeinflussen die Bildung und Stärkung neuronaler Verbindungen im Gehirn, was wiederum die Grundlage für die Entwicklung spezifischer Fähigkeiten und Talente legt. Beispielsweise kann regelmäßiges Musikhören und aktives Musizieren bei Kindern Gehirnverbindungen fördern, die musikalische Fähigkeiten unterstützen. Umgekehrt können fehlende Stimulation oder ungünstige Umweltbedingungen dazu führen, dass bestimmte neuronale Schaltkreise verkümmern oder weniger ausgeprägt sind. Ein Mangel an sozialen Interaktionen in der frühen Kindheit könnte beispielsweise die Entwicklung der neuronalen Grundlagen für soziale Kompetenzen beeinträchtigen.[7] Diese frühen Erfahrungen und die damit verbundenen epigenetischen Veränderungen prägen langfristig unsere Fähigkeiten, Talente und Interessen sowie letztlich auch unser Selbstbild.[8]

DEIN SELBSTBILD AUFGRUND DEINER ERFAHRUNGEN

Last but not least wird dein Selbstbild natürlich auch maßgeblich von den Erfahrungen beeinflusst, die du im Laufe deines Lebens machst. Es geht dabei nicht um die Erfahrungen selbst, sondern vielmehr um die Schlussfolgerungen, die du durch diese Erfahrungen über dich selbst ziehst. Einer meiner absoluten Lieblingssprüche lautet: »Nichts hat irgendeine Bedeutung außer der Bedeutung, die du den Dingen gibst.« Die Bedeutung, die du bestimmten Erfahrungen gibst, sowie die Schlussfolgerungen darüber, wer du bist, welche Fähigkeiten du besitzt und wie liebenswert du bist, hängen wiederum stark mit den Glaubenssätzen zusammen, die sich bereits in deiner Kindheit entwickelt haben. Wenn du bereits in deiner Kindheit ein stabiles Selbstwertgefühl entwickelt hast und davon überzeugt bist, dass du so, wie du bist, in Ordnung bist, dann würde zum Beispiel eine Absage auf eine Bewerbung deinem Selbstwert und Selbstbild keinen großen Schaden zufügen. Wenn du jedoch aufgrund deiner Kindheitserfahrungen den Glaubenssatz entwickelt hast, nicht gut genug zu sein, könnte eine Absage auf deine Bewerbung diesen Glaubenssatz verstärken und du könntest zu dem Schluss kommen, dass du erneut nicht gut genug bist.

Dein Selbstbild kann jedoch auch stark davon abhängen, welche Erfahrungen du in verschiedenen Lebensbereichen machst. Wenn du beispielsweise das Glück hattest, einen Beruf auszuwählen, der gut zu dir und deinen Fähigkeiten passt, und du bereits am Anfang deiner Karriere ein paar positive Erfahrungen im Berufsleben sammelst, dann entwickelst du ein stabiles Selbstwertgefühl in Bezug auf deine beruflichen Fähigkeiten. Durch dieses stabile Selbstwertgefühl verstärken sich positive Erfahrungen, was wiederum dazu führt, dass du auch weiterhin berufliche Erfolge feierst. Dadurch wird dein Selbstbild in diesem Bereich gestärkt.

Auf der anderen Seite könntest du jedoch in anderen Lebensbereichen, wie zum Beispiel in Bezug auf deinen Körper und dein Essverhalten, negative Erfahrungen machen. Vielleicht hast du aufgrund deiner Erziehung nie ein gesundes Essverhalten gelernt oder hast wie Sophie das Essen frühzeitig, ohne es zu bemerken, als Ventil für deine Emotionen genutzt, was zu Übergewicht geführt hat. Möglicherweise wurdest du zusätzlich aufgrund deines Gewichts in der Schule gemobbt, was dich dazu veranlasst hat, strenge Diäten auszuprobieren. Da solche Diäten von niemandem langfristig durchgehalten werden können, hast auch du vermutlich irgendwann aufgegeben und dich dadurch sehr wahrscheinlich als Versager gefühlt, was natürlich Gift für dein Selbstwertgefühl ist. Aus diesem vermeintlichen Misserfolg könntest du dann möglicherweise geschlussfolgert haben, dass du es niemals schaffen wirst, abzunehmen und dich wohl in deinem Körper zu fühlen. Diese Interpretation hat dann wiederum einen negativen Einfluss auf deinen Selbstwert und dein Selbstbild in diesem Lebensbereich.

Es sind jedoch nie die Erfahrungen selbst, die dein Selbstbild positiv oder negativ beeinflussen, sondern die Art und Weise, wie du diese Erfahrungen interpretierst. Denn auch im letzten Fall hättest du das vermeintliche Scheitern an einer Diät nicht auf dich und deine Fähigkeit, abnehmen zu können, beziehen müssen. Stattdessen hättest du schlussfolgern können, dass Diäten nicht die Lösung für dich und deshalb grundsätzlich zum Scheitern verurteilt sind. Hättest du den vermeintlichen Misserfolg auf diese Weise interpretiert, hätte dies einen weniger negativen Einfluss auf dein Selbstbild gehabt und dich, anstatt aufzugeben, dazu ermutigt, nach alternativen Lösungsansätzen zu suchen, wie zum Beispiel, dich mit der Ursache deines Essverhaltens zu befassen.

Podcast-Empfehlung:

Den Podcast findest du unter dem Namen »Lifestyle Schlank« auf allen Podcast-Apps und auf meiner Webseite shinecoaching.de.

255 Emotionales Essen als Symptom für dein verletztes Inneres Kind

DIE AUFGABE DEINES EGOS ODER WARUM VERÄNDERUNG SO SCHWERFÄLLT

In unserer Gesellschaft wird das Wort Ego zwar häufig verwendet, aber nur wenige Menschen sind sich der wahren Bedeutung und Aufgaben des Egos wirklich bewusst. Der Begriff Ego wird oft fälschlicherweise mit egoistischem Verhalten oder Selbstsucht assoziiert. Manche Menschen verwenden ihn im Kontext von Arroganz oder Hochmut, um jemanden zu beschreiben, der sich für überlegen hält oder sich selbst zu wichtig nimmt. Während Egoismus ein Verhalten beschreibt, das durch übermäßige Selbstbezogenheit und das Streben nach persönlichem Vorteil gekennzeichnet ist, ist das Ego tatsächlich ein psychologischer Begriff, der sich auf das Selbstbewusstsein und die Identität einer Person bezieht. Die Aufgabe deines Egos ist es, dein Selbstbild aufrechtzuerhalten. Jedes Mal, wenn jemand oder du selbst dein Selbstbild infrage stellt, wird dein Ego im ersten Moment auf die Barrikaden gehen und sich tierisch aufregen, weshalb ich das Ego auch immer gerne liebevoll Rumpelstilzchen nenne. Das Ego fungiert also in gewisser Weise als Bodyguard des Selbstbildes. Wir kommen alle ohne ein Ego auf die Welt. Das Ego entwickelt sich, wie im vorherigen Kapitel beschrieben, erst aufgrund gesellschaftlicher Normen, kindlicher Prägungen, genetischer Eigenschaften und der Interpretation unserer Erfahrungen. Als Kind weißt du lange Zeit nicht, wer du bist, deshalb sprechen Kinder oft über sich selbst in der dritten Person. Zum Beispiel sagt ein Kind »Julia hat Hunger« anstatt »Ich habe Hunger«. Je mehr Erfahrungen du machst, desto stärker formt sich dein Selbstbild und damit sein Beschützer, dein Ego. Das Selbstbild bildet die Grundlage für die Identität einer Person – das Bild, mit dem du dich selbst identifizierst. »Ich bin ...«

Du betrachtest dein Selbstbild nicht einfach als eine Ansammlung von Gedanken über dich selbst, sondern glaubst, dass DU dein Selbstbild BIST, und hast unbewusst das Gefühl, dass es dich nicht mehr geben würde, wenn dieses Bild von dir nicht mehr existiert. Diese Logik ist vergleichbar mit der Vorstellung, dass du dein Spiegelbild für dein wahres Ich hältst, und wenn es aus irgendeinem Grund auf der Welt keine Spiegel mehr gäbe, würdest du denken, dass du nicht mehr existierst. Selbst wenn du viele Dinge an dir nicht magst, vermittelt dein Selbstbild deinem Ego ein Gefühl von Bedeutung, Beständigkeit, Stabilität und Sicherheit. Und es tut alles, um diese vermeintliche Beständigkeit aufrechtzuerhalten, da es fest davon überzeugt ist, dass dein Überleben davon abhängt. Sophies Selbstbild ist alles andere als positiv: Sie hält sich für nicht liebenswert, für eine Last für andere sowie für willensschwach und undiszipliniert. Doch sobald sie versuchen würde, dieses negative Selbstbild zu verändern, würde ihr Ego alles daransetzen, an diesem Bild festzuhalten – aus dem einfachen Grund, dass ein neues Selbstbild unvorhersehbare Veränderungen mit sich bringen würde, vor denen das Ego sich fürchtet.

Unser Ego ist verunsichert, weil es nicht weiß, warum wir auf der Welt sind, was vor unserer Geburt war oder was nach unserem Tod geschehen wird. Tatsache ist: Kein Mensch weiß das. Dieses Unwissen ist für das Ego schwer zu ertragen, und deshalb hält es sich an den Dingen fest, die wir sehen, hören, riechen, fühlen und schmecken können. Aus diesem Grund definiert es uns auch über unseren Körper, unser Bankkonto, unseren Erfolg, unsere Followerzahl, unser Auto, unsere Urlaube, unsere Kleidung und misst unseren Wert anhand dieser Dinge. Auch unser Glück messen wir anhand der Dinge, die wir über unsere Sinne erfahren können. Leider sind all die Dinge, die wir als Vergnügen beschreiben, zeitlich begrenzt und limitiert. Wir suchen unser Glück im Essen, in der Musik, im Fernsehen, im Alkohol, in Drogen. Und weil das vermeintliche Glück meistens so schnell wieder geht, wie es gekommen ist, denken wir, dass wir immer mehr davon brauchen, sonst sind wir nicht glücklich. Mehr Schokolade, mehr Wein, mehr Geld – immer mehr, mehr, mehr ... Indem uns das Ego ständig erzählt, was wir noch brauchen, um glücklich zu sein, sagt es uns durch die Blume gleichzeitig auch, dass wir hier und jetzt noch nicht glücklich sind. Denn wären wir glücklich, bräuchten wir diese Dinge nicht, um endlich glücklich zu werden. Solange du dein Glück von diesen Dingen abhängig machst, bist du abhängig. Und dann ist das, was du angeblich so dringend benötigst, nicht mehr das, was dich glücklich macht, sondern eigentlich das, was dich unglücklich macht. Du würdest zum Beispiel nicht dieses Buch lesen, wenn du mit maßlosem Essen glücklich wärst. Obwohl du dir dein vermeintliches Glück durch Essen im Übermaß »gönnst«, bist du mit diesem Verhalten nicht glücklich. Richtig? Das, was das Ego dir erzählt, was du brauchst, um glücklich zu sein, ist zu deinem Gefängnis geworden. Das wahre Ziel im Leben ist nicht, die ganze Zeit fröhlich, befriedigt und vergnügt zu sein, sondern inneren Frieden zu spüren. Diesen erreichen wir jedoch niemals, solange wir aus unserem Ego heraus agieren und dem vermeintlichen Glück hinterherjagen.

Das Ego hat keinen realistischen Bezug zum gegenwärtigen Moment, es ist entweder damit beschäftigt, sich eine Zukunft vorzustellen, in der endlich alles besser ist (»Wenn ich endlich abgenommen habe, finanziell abgesichert bin, einen Partner habe ...«), oder betrachtet die Gegenwart durch die Brille der Vergangenheit (»Das war immer so, daher wird es heute auch so sein.«). Es klammert sich an die Vergangenheit, denn wer wärst du ohne deine Vergangenheit? Es hält auch an all deinen Problemen fest, denn wer wärst du ohne diese Probleme? Es beharrt auch auf deinem Essverhalten und Gewicht, denn wer wärst du, wenn diese Themen plötzlich keine Rolle mehr in deinem Leben spielten? Es ist nie im Hier und Jetzt, sondern wird von schmerzlichen Erinnerungen der Vergangenheit verfolgt und klammert sich gleichzeitig an die Hoffnung auf eine bessere Zukunft. Es erkennt nicht, dass der gegenwärtige Moment das Einzige ist, was jemals realistisch in deinem Leben existiert und dass im Hier und Jetzt immer alles bereits vorhanden ist, was du brauchst.

In Wirklichkeit kann die Zukunft auch gar nicht besser werden, solange dein Ego weiterhin verbissen an deinem Selbstbild festhält. Denn wie wir gelernt haben, ist jeder Gedanke, den wir denken, ein Samen im Garten unseres Unterbewusstseins, aus dem eine Pflanze wächst. Denkst du immer die gleichen Gedanken über dich selbst, werden auch immer die gleichen Pflanzen im Garten deines Seins wachsen. Paul Watzlawick hat es treffend formuliert: »Wer immer wieder das Gleiche tut, wird auch immer wieder die gleichen Ergebnisse erzielen.« Und da jedes Tun in unserem Leben aus unseren Gedanken entspringt, könnte der Spruch genauso lauten: »Wer immer wieder das Gleiche denkt, wird auch immer wieder die gleichen Ergebnisse erzielen.« Solange dein Ego keine neuen Gedanken über dich selbst zulässt, wird sich an den Resultaten in deinem Leben auch nichts verändern. Wenn du zum Beispiel wiederholt denkst: »Ich bin halt übergewichtig, das war schon immer so und wird auch immer so bleiben«, dann ist genau dieser Gedanke der Grund dafür, dass du auch immer wieder genau diese Erfahrung machst. Die Wahrheit ist, dass du nicht dein Selbstbild bist. Dein Selbstbild setzt sich lediglich aus Gedanken zusammen, die du über dich, deine Fähigkeiten und Möglichkeiten denkst. Bei deinem Selbstbild handelt es sich also lediglich um ein Phantomselbst, oder man könnte auch sagen, um ein Spiegelbild dessen, was du gelernt hast zu sein. Oder würdest du, nachdem du mehr über Sophie und ihre Kindheit erfahren hast, objektiv betrachtet das Bild bestätigen, das sie von sich selbst hat? Glaubst du ebenfalls, dass sie nicht liebenswert, eine Last, willensschwach und undiszipliniert ist? Bist du der Meinung, dass sie selbst schuld ist und einen Partner sowie einen Chef, die sie nicht wertschätzen, oder einen Körper, in dem sie sich nicht wohlfühlt, verdient hat? Sehr wahrscheinlich nicht. Warum? Weil du – anders als Sophie selbst – nicht mit diesen Gedanken und Gefühlen identifiziert bist. Stattdessen kannst du die Situation, in der sie sich befindet, neutral von außen betrachten und nachvollziehen, wie diese entstanden ist. So wie Sophie mit ihrem Selbstbild identifiziert ist und es nicht infrage stellt, bist auch du mit deinen Gedanken über dich selbst identifiziert. Die Überzeugungen, die du über dich selbst hast, sind dir vertraut und erscheinen dir selbstverständlich. Doch genau wie bei Sophie hast auch du diese Gedanken nie bewusst gewählt. Sie sind das Ergebnis der Umstände, in denen du aufgewachsen bist. Als Kind warst auch du noch nicht in der Lage, deine Gedanken bewusst zu reflektieren und sie infrage zu stellen. Als erwachsener Mensch besitzt du heute jedoch glücklicherweise die Fähigkeit, diese Gedanken über dich selbst zu hinterfragen und dich von den alten Überzeugungen zu befreien. Dadurch hast du die Möglichkeit, noch einmal aus freien Stücken zu entscheiden, wer du ab heute auf dieser Welt sein möchtest. Um das zu tun, darfst du lernen, dein Ego liebevoll an die Hand zu nehmen und ihm die Angst vor dem Verlust deines aktuellen Selbstbildes zu nehmen. Welche Wunder das bewirken kann, wirst du im Laufe des Buches mit Staunen an Sophies magischer Transformation erkennen.

Dein Ego betrachtet seine Aufgabe auf der Welt als den Kampf um dein Überleben. Ähnlich wie im Krieg sind ihm alle Mittel recht. Es geht ihm nicht darum, dass du dich selbst verwirklichst, einem höheren Zweck dienst und glücklich bist, sondern ausschließlich um sein eigenes Überleben, das es mit deinem aktuellen Selbstbild gleichsetzt. Das liegt nicht daran, dass dein Ego böse ist, sondern dass es von Angst getrieben ist. Angst, nicht genug Geld zu haben, weil es glaubt, ohne Geld nicht sicher zu sein. Angst, keine Macht zu haben, weil es meint, dann die Kontrolle zu verlieren. Angst, nicht schön genug zu sein, weil es glaubt, sonst nicht geliebt zu werden. Angst, ohne den ständigen Konsum von Genussmitteln nicht glücklich sein zu können. Sobald du dich verändern möchtest und dein Selbstbild um eine neue Identität erweitern willst, wird dein verängstigtes Ego deshalb versuchen, mit zahllosen Argumenten diese Veränderung zu verhindern. Es wird dir einreden, dass du es nicht schaffen kannst; dass du nicht schön oder schlau genug bist, nicht genug Disziplin oder Zeit aufbringen kannst, dass jetzt nicht der geeignete Zeitpunkt ist und dass alles letztlich wieder im gewohnten Muster enden wird. All diese Argumente sollen verhindern, dass du dich veränderst, denn es kämpft mit allen Mitteln dafür, den Status quo aufrecht-zuerhalten.

Als Sophie den Entschluss fasste, dass ihr Leben so nicht weitergehen konnte und sie unbedingt etwas verändern wollte, war sie im ersten Moment voller Energie und Tatendrang. Doch als ihr Ego merkte, dass sie es wirklich ernst meinte und bereit war, Veränderungen zuzulassen, wurde seine Stimme immer lauter. Es flüsterte ihr ein, dass sie nicht liebenswert genug sei, um einen Partner zu finden, der sie auf Händen trägt, dass sie nicht klug genug sei, um in der Arbeit Respekt zu erhalten, und dass sie schon gar nicht diszipliniert genug sei, um ihr Essverhalten zu ändern. Das Ego bevorzugt Bekanntes gegenüber Unbekanntem. Das ist der Grund, warum viele Menschen in toxischen oder sogar gewalttätigen Beziehungen verbleiben oder sich nicht von destruktiven Gewohnheiten wie übermäßigem Essen oder Trinken lösen können oder warum sie jahrelang in einem Job verharren, der sie unglücklich macht. Für das Ego bedeutet Vorhersehbarkeit Sicherheit, selbst wenn das Vorhersehbare offensichtlich Schmerz verursacht. Dein Ego fürchtet sich vor dem

Unbekannten und verspürt ein starkes Bedürfnis nach Kontrolle. Deshalb neigt es dazu, Erfahrungen aus der Vergangenheit zu wiederholen, denn hier kann es den Ausgang bereits vorhersehen – schließlich hat es diese Erfahrungen bereits gemacht und weiß genau, wie sie enden werden. Du leidest beispielsweise so wie Sophie unter deinem Essverhalten, deinem Job oder deiner Partnerschaft, dennoch fühlst du dich sicherer in dieser vermeintlichen Komfortzone, anstatt etwas zu ändern. Deshalb bezeichne ich diese Komfortzone auch gerne als gemütliches Elend.

Die Stimme deines Egos verspricht dir in solchen Momenten, dass es dir besser gehen wird, wenn du jetzt die Schokolade oder Pizza isst, deinen Job nicht kündigst und dich nicht von einer toxischen Beziehung trennst. Solange du unbewusst durchs Leben gehst, wirst du diese Stimme jedoch nicht als die Stimme deines verängstigten Egos enttarnen, sondern bist so sehr mit dieser Stimme identifiziert, dass du ihre Argumente überhaupt nicht infrage stellst, sondern sie für die Wahrheit hältst. Solange du dir dieser Stimme nicht bewusst wirst und lernst, sie zu hinterfragen, wird sie weiterhin deine gegenwärtige Realität bestimmen. Denn jeder Gedanke formt deine Realität. Das Ego wird dir beispielsweise immer einreden, dass eine Veränderung zu schwierig sei. Dadurch ziehst du entweder gar nicht in Betracht, etwas zu ändern, oder wenn du dennoch den Schritt wagst, wirst du bei der ersten kleinen Herausforderung denken: »Es ist wirklich zu schwierig«, und spätestens dann aufgeben. Wenn du deine Situation ganz neutral von außen betrachten würdest, ohne mit deinem Ego identifiziert zu sein, dann würdest du sehen, dass dein Leben mit deinem aktuellen Essverhalten, deinem Gewicht, deiner Unzufriedenheit im Job oder in deiner Beziehung bereits schwierig ist. Es WIRD also nicht schwierig, sondern dein Leben IST bereits schwierig. Nur dass diese Schwierigkeiten, wenn du weiter an ihnen festhältst, keine Besserung in Aussicht stellen. Wenn du weiterhin an deinem Gewicht, deinem Essverhalten, deiner toxischen Beziehung oder deinem dich unglücklich machenden Job festhältst, wird dein Leben in der Zukunft nicht nur schwierig bleiben, sondern mit hoher Wahrscheinlichkeit noch schwieriger werden. Entscheidest du dich jedoch für eine Veränderung, dann wird diese dir vielleicht am Anfang etwas schwerfallen, jedoch langfristig dafür sorgen, dass dein Leben um einiges leichter wird.

Wenn du den Wunsch hast, dich zu verändern, egal in welchem Lebensbereich, dann mach dir immer bewusst, dass dieser Wunsch nicht von ungefähr kommt, sondern daraus entstanden ist, dass die aktuelle Situation für dich bereits schwierig ist. Du hast dich bloß bereits so sehr an diese Schwierigkeit gewöhnt, dass dir vielleicht nicht mehr bewusst ist, wie herausfordernd dein Leben in dieser Situation wirklich ist. Vielleicht leidest du schon seit deiner Kindheit unter deinem Essverhalten und hast deshalb viele Rituale entwickelt, die dir helfen sollen, dich vermeintlich besser zu fühlen. Ohne das leckere Nutellabrot am Morgen, die Kekse und den Milchkaffee in der Arbeit, den Nachtisch nach dem Mittagessen oder die Gummibärchen und Chips abends auf der Couch scheint dein Leben an Qualität einzubüßen oder sogar weniger lebenswert zu sein. Dass jedoch genau diese Rituale dazu geführt haben, dass du dich in deinem Körper nicht wohlfühlst, dich selbst nicht selten verachtest, gesundheitliche Probleme hast, auf Aktivitäten verzichtest, die du eigentlich gerne machen würdest, Kleidung nicht tragen kannst, die du gerne tragen würdest, ist dir in diesen Momenten nicht bewusst. Denn auch diese unangenehmen Gefühle sind zu einem Teil deiner Identität geworden. Vielleicht hast du nie erlebt, wie es sich anfühlt, sich wohl im eigenen Körper zu fühlen, sich frei und unbeschwert bewegen und sich ganz nach seinem eigenen Geschmack kleiden zu können. Vielleicht liegen diese Zeiten auch sehr lange zurück oder waren immer nur von sehr kurzer Dauer, sodass sie nie ein wirklicher Teil deiner Identität wurden. Aus diesem Grund bewertet dein Ego eine Veränderung als schwieriger als das Aufrechterhalten des Status quo. Dein Ego liebt Rituale, weil es diese vorhersehen kann. Es klammert sich an diese kurzen, schnell vorübergehenden Freuden des Tages, ohne dabei den Status quo deiner wahren Gefühle zu hinterfragen.

Wenn du die Situation von außen betrachtest, merkst du, wie unlogisch das Argument »Veränderung wird zu schwierig« ist, und trotzdem hat es dich wahrscheinlich schon sehr oft von einer nachhaltigen Veränderung abgehalten. Dein Ego kann dich jedoch nur dann gefangen halten, wenn dir nicht bewusst ist, dass das, was es sagt, gar nicht der Wahrheit entspricht, sondern nur der klägliche Versuch ist, dich von einer Veränderung abzuhalten. Wie wunderbar, dass du dich für dieses Buch entschieden hast, denn es wird dich Schritt für Schritt dabei unterstützen, diese Stimme zu erkennen und sie nicht länger als deine Wahrheit zu verstehen.

Podcast-Empfehlung:

Den Podcast findest du unter dem Namen »Lifestyle Schlank« auf allen Podcast-Apps und auf meiner Webseite shinecoaching.de.

82 Warum Veränderung so schwerfällt und dennoch so wichtig ist

WER DU WIRKLICH BIST

Der französische Philosoph, Mathematiker und Naturwissenschaftler Descartes sagte: »Ich denke, also bin ich.« Diese Aussage wird oft so interpretiert, dass der Akt des Denkens als Beweis für die eigene Existenz dient. Ich persönlich betrachte diese Interpretation kritisch. So wie dein Spiegelbild nicht der Beweis dafür ist, dass du existierst, oder widerspiegelt, wer du bist, sind meiner Meinung nach auch deine Gedanken nicht das, was du bist. Unser wahres Sein beruht nicht ausschließlich auf unseren Gedanken. Vielmehr spüren wir unser wahres Sein gerade dann, wenn wir es schaffen, uns für einen Moment von unseren Gedanken zu distanzieren.

Um zu veranschaulichen, was ich damit meine, lass uns ein kleines Experiment machen: Schließe deine Augen und stell dir zunächst einen Hund vor. Lass das Bild eines Hundes vor deinem inneren Auge entstehen. Kannst du den Hund sehen? Dann stell dir nun einen Baum vor. Kannst du einen Baum sehen? Sehr gut, dann stell dir jetzt ein Auto vor. Kannst du das Auto sehen? Sehr wahrscheinlich ist es dir leichtgefallen, dir diese Dinge gedanklich vorzustellen.

Nun lass mich dich etwas fragen: Bist du ein Hund, ein Baum oder ein Auto? Wohl kaum. Genauso wenig bist du undiszipliniert, faul, willensschwach, ängstlich, nicht liebenswert, ein Versager oder was du sonst noch Negatives über dich selbst denkst. So wie du dir den Hund, den Baum und das Auto vorgestellt hast, stellst du dir auch alles vor, was du über dich selbst denkst. Du hast Gedanken, aber du bist keiner deiner Gedanken. Dein wahres Ich kannst du dir vielmehr wie den Beobachter dieser Gedanken vorstellen. Beobachte jetzt einmal ganz bewusst deine

Gedanken. Was denkst du gerade in diesem Moment? Lass deinen Gedanken freien Lauf, aber beobachte sie ganz achtsam aus der Ferne. Das Bewusstsein, das die Fähigkeit besitzt, deine Gedanken zu beobachten, das bist du.

Als ich dich gebeten habe, dir den Hund, den Baum und das Auto vorzustellen, hast du dir ganz bewusst diese Dinge vorgestellt, während du die meisten der Gedanken, die du täglich denkst, nie bewusst gewählt hast. Sie entstanden, wie bereits besprochen, durch die kollektiven Gedanken der Gesellschaft, deine kindlichen Prägungen und deine unbewusste Interpretation von vergangenen Erfahrungen. Deine Gedanken können ein tolles Werkzeug sein, wenn du sie richtig einsetzt. Wenn du sie jedoch falsch einsetzt, können sie dir und deinem Leben sehr schädlich werden.

Tatsächlich ist das Problem nicht einmal, dass wir Menschen unsere Gedanken falsch steuern, oder dass wir sie gar nicht steuern, sondern uns sogar von ihnen unbewusst steuern lassen. Wir denken, dass wir und unsere Gedanken dasselbe sind, aber das ist ein Irrtum. Unsere Gedanken haben die Kontrolle über uns übernommen. So wie du gerade die Kontrolle hattest, dir bewusst den Hund, den Baum und das Auto vorzustellen, besitzt du immer die Fähigkeit, deine Gedanken bewusst zu wählen. Und um diese Fähigkeit weiter auszubauen, liest du gerade dieses Buch. Du bist nicht der oder die Gefangene deiner Gedanken. Du bist ihnen nur dann machtlos ausgeliefert, wenn sie auf Autopilot ablaufen und du dir ihrer nicht bewusst bist. Ab dem Moment, in dem du die Position eines Beobachters einnimmst und deine Gedanken bewusst beobachtest, kannst du sie auch verändern. Dieser Beobachter, der Beobachter deiner Gedanken, das ist dein wahres Ich. Du bist nicht deine Gedanken, sondern das, was diese beobachten kann.

Eckhart Tolle beschreibt in seinem Buch *Jetzt! Die Kraft der Gegenwart* einen persönlichen Moment in seinem von Depressionen geplagten Leben, in dem er die gleiche Erkenntnis hat: »Ich kann mit mir selbst nicht weiterleben.«[9]

Dieser Gedanke kreiste endlos in meinem Verstand. Plötzlich wurde mir bewusst, was für ein sonderbarer Gedanke das war. »Bin ich eine oder zwei? Wenn ich nicht mit mir selbst leben kann, dann muss es zwei von mir geben: das *Ich* und das *Selbst*, mit dem das *Ich* nicht mehr leben kann. Vielleicht«, dachte ich, »ist nur eins von beiden wirklich.« Freiheit beginnt, wenn du erkennst, dass du mit dem Verstand, dem Denker, dem Ego nicht identisch bist. Diese Erkenntnis ermöglicht es dir, den Denkprozess selbst zu beobachten. Wenn du anfängst, den Denker bewusst zu beobachten, öffnet sich eine höhere Ebene des Bewusstseins. Dadurch beginnst du zu erkennen, dass es eine enorme Intelligenz jenseits des reinen Denkens gibt und dass dein Verstand nur einen kleinen Teil dieser umfassenden Intelligenz darstellt.

Podcast-Empfehlung:

Den Podcast findest du unter dem Namen »Lifestyle Schlank« auf allen Podcast-Apps und auf meiner Webseite shinecoaching.de.

67 Wie du herausfindest, wer du wirklich bist

WÜNSCH DIR WAS

Stell dir vor, eine gute Fee würde dir heute die Möglichkeit geben, einen Wunsch zu äußern, der ohne Einschränkungen in Erfüllung geht – würdest du diese Gelegenheit nutzen? Wahrscheinlich schon, oder? Es ist spannend, dass so viele Menschen diese Frage, ohne zu zögern, mit einem klaren »Ja« beantworten würden. Doch wenn ich dieselben Personen fragen würde, ob sie bereit wären, sich auf Veränderungen in ihrem Leben einzulassen, würden viele vermutlich zögerlich reagieren. Dabei liegt es ja auf der Hand, dass sich ihr Leben auch dann verändern würde, wenn sie sich etwas wünschen könnten und dieser Wunsch sich erfüllt. Andernfalls bräuchten sie sich ja nichts zu wünschen. Diese Tatsache zeigt, dass die meisten Menschen sich zwar Veränderungen wünschen, aber davor zurückschrecken, die notwendigen Schritte zu unternehmen, um diese Veränderungen herbeizuführen.

Für das eigentliche Ziel, das hinter jedem Wunsch steckt – nämlich glücklich zu sein –, sind jedoch genau die Schritte, die wir gehen müssen, der Schlüssel zu ebendiesem langfristigen Glück. Es ist nicht das Erreichen eines Ziels selbst, das uns langfristig glücklich macht, sondern die persönliche

Entwicklung, die wir auf dem Weg zur Erreichung dieses Ziels durchlaufen. Zahlreiche Studien belegen, dass das Erreichen von Zielen nur kurzfristig glücklich macht, während wahres und langfristiges Glück vor allem im Prozess der Veränderung und des persönlichen Wachstums erlebt wird.[10]

In unterschiedlichen Studien wurde das Wohlbefinden und die Zufriedenheit von Olympioniken untersucht. Dabei wurde festgestellt, dass 85 % der Athleten, die sich auf den Prozess und die tägliche Praxis konzentrieren, oft glücklicher und zufriedener sind als jene, die ausschließlich auf den Sieg ausgerichtet sind. Der persönliche Fortschritt war für 78 % der Olympioniken eine größere Quelle des Glücks und der Zufriedenheit als der eigentliche Sieg.[11] Ein bekanntes Konzept in der Sportpsychologie ist außerdem das der »intrinsischen Motivation«, bei dem Athleten ihre Motivation und Zufriedenheit hauptsächlich aus dem Training, dem Lernen neuer Fähigkeiten und der Verbesserung ihrer Leistung ziehen anstatt aus äußeren Belohnungen wie Medaillen oder Anerkennung.[12] Diese Erkenntnisse lassen sich auch auf alle anderen Bereiche des Lebens übertragen. In ihrem Buch *The How of Happiness* beschreibt Sonja Lyubomirsky zum Beispiel, wie tägliche Aktivitäten und Gewohnheiten, die wir bewusst wählen und ausführen, mehr Einfluss auf unser Glück haben als große, einmalige Erfolge.[13] Aus meiner Erfahrung in der Zusammenarbeit mit Zehntausenden Menschen, die ich auf ihrer Abnehmreise unterstützen durfte, kann auch ich diese These bestätigen. Viele meiner Klienten, wie auch Sophie, starten ihre Abnehmreise in der Überzeugung, dass sie endlich glücklich sein werden, wenn sie ihr Wunschgewicht erreicht haben. Sophie war sich sicher, dass sich ihr Leben vollständig zum Positiven ändern würde, wenn sie endlich abnahm. Wenn sie endlich schlank wäre, würde man sie lieben, ihr Aufmerksamkeit schenken, und sie könnte sich endlich sicher und geborgen fühlen. Was sie jedoch nicht erkannte, war, dass ihr Übergewicht nur das Ergebnis ihrer tiefen emotionalen Verletzungen, negativen Überzeugungen und der unerfüllten Suche nach Liebe und Sicherheit war.

Die meisten meiner Klienten projizieren ihre Unzufriedenheit auf ihr Gewicht, ohne sich darüber bewusst zu sein, dass ihre Unzufriedenheit die Ursache für ihr Gewicht ist und nicht umgekehrt. Das Gewicht mag zwar die allgemeine Unzufriedenheit noch verstärken, ist jedoch nicht der Ursprung ihres Unglücklichseins. Hätte Sophie sich bereits in ihrer Kindheit geliebt und wertgeschätzt gefühlt, hätte sie niemals begonnen, heimlich unter der Decke Schokolade zu essen. Wäre Sophie als Kind in ihren psychischen Grundbedürfnissen ausreichend befriedigt worden, würde sie sich heute nicht in einem Job und einer Beziehung wiederfinden, die sie emotional ausgehungert zurücklassen, sodass das Essen nach wie vor als einzige Möglichkeit erscheint, sich geliebt und geborgen zu fühlen. Ein Mensch, der über ein positives Selbstbild und ein starkes Selbstwertgefühl verfügt und nicht oder nicht mehr unter den Verletzungen und Prägungen seiner Kindheit leidet und in allen Lebensbereichen glücklich und zufrieden ist, würde nicht mehr essen, als sein Körper zur Nahrungsaufnahme benötigt. Denn er hätte keinen Grund, das Essen zu nutzen, um negative Emotionen zu kompensieren oder vermeintliches Glück oder Liebe in seinem Leben zu erschaffen.

Das Gewicht ist also vielmehr eine Manifestation eines tiefer liegenden, bereits bestehenden Unglücks. Wenn du dir von einer Fee wünschen würdest, deine überflüssigen Kilos verschwinden zu lassen, würdest du dich zwar zunächst über deinen schlanken Körper freuen, doch auf lange Sicht würde dir dieser Wunsch wenig bringen. Denn die Fee würde dir zwar einen schlanken Körper bescheren, jedoch nichts an der zugrunde liegenden Unzufriedenheit und deinem emotionalen Essverhalten ändern. Aus diesem Grund würdest du auch mit einem schlanken Körper weiterhin so essen wie zuvor, und dieses Essverhalten würde dich zwangsläufig wieder zu deinem ursprünglichen Gewicht zurückführen. Oder glaubst du wirklich, dass ein schlanker Körper Sophies Mann davon abhalten würde, sie weiterhin zu betrügen oder sie wie Luft zu behandeln? Oder dass ihr Chef sie aufgrund ihrer neuen Figur plötzlich respektvoll und wertschätzend achten würde? Wohl kaum. Wenn Sophie einfach nur ihr Gewicht verändern würde, würde sich an ihrem Leben und ihrem emotionalen Grundgefühl nichts verändern. Das würde wiederum bedeuten, dass sie auch weiterhin auf das Essen als ihre einzige Quelle der Liebe angewiesen wäre.

Aus dem gleichen Grund funktionieren auch Diäten, die ich gerne als Symptombekämpfung beschreibe, nicht. Statistiken zeigen, dass etwa 80 % der Menschen nach einer Diät wieder zunehmen und etwa 30 % sogar mehr wiegen als vorher.[14] Das gleiche Problem zeigt sich auch bei Abnehm-Spritzen oder Magenoperationen. All diese Ansätze zielen ausschließlich darauf ab, das Symptom Übergewicht zu bekämpfen, während die zugrunde liegenden mentalen und psychologischen Faktoren, die einst zu diesem Gewicht geführt haben, selten in Betracht gezogen werden. Wir Menschen neigen dazu, uns von vermeintlich einfachen und schnellen Lösungen verführen zu lassen. Schon von klein auf lernen wir, Symptome auf der Symptomebene zu bekämpfen. Ein Problem kann jedoch nie auf der gleichen Ebene gelöst werden, auf der es entstanden ist.

Dieses Prinzip gilt nicht nur für das Gewicht, sondern für alle Lebensbereiche. Jemand, der mit Geld nicht umgehen kann, wird nach einem Lottogewinn genauso schnell wieder pleite sein, wie er Millionär geworden ist. Ebenso wird jemand, der sich aus einer toxischen Beziehung trennt, ohne die Ursachen zu reflektieren, die ihn dazu gebracht haben, diese Beziehung einzugehen, sich bald in einer neuen toxischen Beziehung wiederfinden. Jemand, der in Deutschland Probleme hat und hofft, ihnen im Ausland zu entkommen, wird schon bald die gleichen Probleme auch dort erleben. Nachhaltige Veränderung kann nur dann eintreten, wenn wir den Entzündungsherd erkennen und heilen, der das Problem andernfalls immer wieder entfachen würde.

Ein Großteil meiner Klienten glaubt auch, dass sie durch einen schlanken Körper dem Schönheitsideal näherkämen und dadurch mehr Selbstvertrauen gewinnen würden. Für viele ist Attraktivität der größte initiale Motivator, sogar noch wichtiger als Gesundheit, um eine Veränderung in Angriff zu nehmen. Während der intensiven Auseinandersetzung mit sich selbst im Laufe meines Programms erkennen sie jedoch, dass der Kontrollverlust, den sie beim Essen erleben, einen viel größeren Einfluss auf ihr Selbstvertrauen hat als ihre Attraktivität. Wie bereits erwähnt, ist das Bedürfnis nach Kontrolle eines unserer vier psychischen Grundbedürfnisse. Jeder Mensch empfindet es als extrem unangenehm, wenn er spürt, dass bestimmte Aspekte seines Lebens außer Kontrolle geraten. Zwar verbinden sie den Gedanken, alles nach Belieben essen zu können, mit Freiheit, doch instinktiv spüren sie, dass sie alles andere als frei sind. Denn wären sie wirklich frei, hätten sie keine Probleme damit, auch mal auf ein Stück Schokolade, einen Nachschlag oder Chips vor dem Fernseher zu verzichten. Wären sie frei, würden sie auch keine Essanfälle erleben, bei denen sie unkontrolliert große Mengen an Essen konsumieren. Selbstvertrauen entsteht durch das Vertrauen in uns selbst und wächst, wenn wir unsere Fähigkeiten erfolgreich nutzen, um unsere Ziele zu erreichen. Der regelmäßige Kontrollverlust, den meine Klienten beim Essen erleben, wirkt sich deshalb extrem negativ auf ihr Selbstvertrauen aus. Denn jemand, der immer wieder seine eigenen Versprechen bricht, kann kein Vertrauen zu sich selbst aufbauen. Ohne Selbstvertrauen wirst du langfristig weder Glück noch Zufriedenheit finden. Denn in der Beziehung zu uns selbst gilt das gleiche Prinzip wie in jeder anderen Beziehung. Oder wärst du glücklich und zufrieden in einer Partnerschaft, wenn du deinem Partner nicht vertrauen könntest? Wohl kaum.

Selbst diejenigen, die mit großer Disziplin und Willenskraft ihr Wunschgewicht durch eine Diät erreichen, stellen häufig fest, dass sie nach Erreichen ihres Ziels immer noch nicht selbstbewusster sind. Zwar haben sie durch das Einhalten ihrer Pläne mehr Selbstvertrauen gewonnen, doch wahres Glück und Zufriedenheit erfordern nicht nur Selbstvertrauen, sondern auch ein stabiles Selbstwertgefühl. Das Fundament unseres Selbstwertgefühls wird hingegen bereits in unserer Kindheit gelegt. Wenn wir aufgrund der Erfahrungen, die wir in unseren frühen Lebensjahren machen, negative Glaubenssätze und ein negatives Selbstbild entwickeln, können selbst ein schlanker Körper und zusätzliches Selbstvertrauen diese tief verwurzelten Überzeugungen nicht vollständig kompensieren. Wer die Ursachen nicht behebt, mag sich kurzfristig über einen schlanken Körper freuen, wird jedoch bald feststellen, dass er sich immer noch nicht gut, schön, schlau, sportlich oder erfolgreich genug fühlt. Unser Selbstwertgefühl kann nur dann nachhaltig verbessert werden, wenn wir uns aktiv mit der Auflösung tief sitzender negativer Glaubenssätze auseinandersetzen. Eine äußere Veränderung wird uns also nicht glücklich machen, solange wir nicht gleichzeitig auch an unserer inneren Welt arbeiten. Wahres Glück kommt von innen und kann nur erreicht werden, wenn wir innerlich heilen und aufhören, die Lösung im Außen zu suchen. Deshalb sagt man auch: »Der Weg ist das Ziel«, was bedeutet, dass der Prozess und die Erfahrungen, die man auf dem Weg zu einem Ziel macht, viel wichtiger sind als das Erreichen des Endziels selbst. Damit möchte ich dir sagen, dass du keine Angst vor den bevorstehenden Veränderungen haben musst, auch wenn dein Ego sich anfangs dagegen wehrt. Im Gegenteil, du kannst dich auf jeden dieser Schritte freuen, denn es sind diese Schritte – nicht das Endziel –, die dich langfristig glücklich machen werden.

Podcast-Empfehlung:

Den Podcast findest du unter dem Namen »Lifestyle Schlank« auf allen Podcast-Apps und auf meiner Webseite shinecoaching.de.

05 Ändere dein Inneres und dein Äußeres ändert sich von allein!

DIE WUNDERWOCHE – TAG FÜR TAG ZU DEINEM NEUEN SELBST

Heute startet deine ganz persönliche Wunderwoche und damit deine Reise, auf der du den Zauber und die Magie des Lebens neu entdeckst und Schritt für Schritt dein Wunschgewicht manifestierst. Und die gute Nachricht ist: Du brauchst gar keine Fee, um dir etwas zu wünschen. Du bist selbst die Fee. Allerdings bist du wie eine Fee, die lange nicht wusste, dass der Stab in ihrer Hand ein Zauberstab ist – geschweige denn, wie man ihn richtig bedient. Wie dir im Laufe dieses Buches wahrscheinlich schon bewusst geworden ist, ist dein persönlicher Zauberstab dein Kopf, und deine Zauberkraft ist das Manifestieren durch deine Gedanken. Wenn dir die Vorstellung, eine Fee zu sein, zu abstrakt erscheint, dann lass uns zu dem Beispiel zurückkehren, dass du bzw. dein Verstand der Chef der Firma deines Seins ist und die bevorstehende Wunderwoche ein Fortbildungsseminar für Führungskräfte. In diesem siebentägigen Seminar wirst du lernen, wie du die Mitarbeiter deines Unterbewusstseins richtig führst, damit die Firma deines Seins die Erfolge erzielt, die sie sich wünscht.

Es geht bei der Wunderwoche also nicht darum, dein Wunschgewicht innerhalb dieser Woche zu erreichen, sondern vielmehr darum, konkrete Werkzeuge und Techniken zu erlernen, um dein Wunschgewicht erfolgreich zu manifestieren. Manifestieren ist keine Fähigkeit, die du wie Autofahren oder Klavierspielen erst erlernen musst, sondern eine Kompetenz, die du schon immer in dir trägst. Dein ganzes Leben lang erschaffst du bereits aus dem Nichts die Erfahrungen und Resultate in deinem Leben. Du bist schon immer der Chef der Firma deines Seins. Bisher hast du jedoch nicht gelernt, deine Mitarbeiter so zu führen, dass sie effektiv die Dinge produzieren, die du dir wünschst. Stattdessen hast du sie oft unbewusst beauftragt, Produkte herzustellen, die weder deine Werte noch deine Vision widerspiegeln und der Firma statt Gewinne Verluste eingebracht haben. Das soll sich mit dem bevorstehenden siebentägigen Seminar für Führungskräfte ändern. In diesem Seminar wirst du lernen, wie du eine langfristige Vision für die Firma deines Seins entwickelst und den Mitarbeitern deines Unterbewusstseins klare, unmissverständliche Anweisungen gibst, um dich bei der Verwirklichung dieser Vision zu unterstützen. Du wirst erfahren, in welchen Bereichen die Firma kalkulierbare Risiken eingehen muss, um wettbewerbsfähig zu bleiben und Gewinne zu erzielen, und wie du mit den damit verbundenen Ängsten und Zweifeln umgehen kannst. Zudem wirst du lernen, deinen gut ausgebildeten und fleißigen Mitarbeitern zu vertrauen, anstatt ständig an ihren Fähigkeiten zu zweifeln und sie dadurch zu demotivieren. Du wirst lernen, dich nicht mehr ständig in ihre Arbeitsabläufe einzumischen, damit sie deine Anweisungen in Ruhe und auf ihre eigene Weise umsetzen können, ohne durch deine ständigen Kontrollversuche verwirrt oder gestört zu werden. Die Wunderwoche wird dich zu einem hervorragenden Chef machen, der ein Arbeitsklima schafft, in dem jeder sein volles Potenzial entfalten kann, sodass der Erreichung der Unternehmensziele nichts mehr im Weg steht.

Und du wirst sehen, ab dem Zeitpunkt, an dem dich dein Unterbewusstsein bei der Erreichung deines Wunschgewichts unterstützt, wird sich Abnehmen nie wieder wie ein harter Kampf gegen dich selbst anfühlen. Im Gegenteil: Jeder Schritt auf dem Weg zu deinem Ziel wird sich leicht und unbeschwert anfühlen. Du wirst jeden Schritt voller Neugierde, Selbstvertrauen und Motivation gehen und dabei feststellen, dass dein Glück nicht erst am Ende deiner Reise auf dich wartet, sondern dass es die Reise selbst ist, die dich glücklich macht. Denn der Weg zu deinem Wunschgewicht ist in Wahrheit eine wunderbare Reise zu dir selbst. Ich freue mich sehr, dich während der ersten Woche dieser spannenden Reise, in der du die Weichen für die Zukunft deiner Träume stellst, begleiten zu dürfen. Bist du bereit für deine ganz persönliche Wunderwoche, in der du völlig neue Möglichkeiten für dich und dein Leben erschaffst? – Dann schenk dir in den kommenden sieben Tagen jeden Tag Zeit, um eines der folgenden Kapitel zu bearbeiten.

WUNDERWOCHE TAG 1: ERLAUBE DIR VON EINEM SCHLANKEN LEBEN ZU TRÄUMEN

Du kannst dich freuen, heute wird ein wundervoller Tag, denn heute wird geträumt. Mach dich bereit, schon heute das zu erleben, was du dir bereits so lange wünschst. Denn der erste und wichtigste Schritt, um erfolgreich zu manifestieren, ist, dass du dir erlaubst, uneingeschränkt von einer neuen Zukunft, einem neuen Selbst, einem neuen Körper und einem neuen Essverhalten zu träumen. Das größte Geschenk, das wir Menschen von Geburt an erhalten haben, ist unsere Vorstellungskraft. In unserem inneren Reich der Gedanken liegt die magische Fähigkeit, das Leben zu erschaffen, das wir leben wollen. Alles, was wir dort unterbringen und verankern, wird zu unserer Realität. Diese Tatsache beruht auf dem Gesetz des Geistes, einem der sieben universellen Gesetze. In der Welt der Wissenschaft sind physikalische Gesetze, wie das Gesetz der Schwerkraft, gut erforscht und in unserer Gesellschaft allgemein bekannt. Jeder weiß, dass ein Apfel, den man fallen lässt, automatisch auf dem Boden landet. Neben diesen naturwissenschaftlichen Gesetzen gibt es eine andere Art von Gesetzen, die zwar weniger bekannt, aber nicht weniger bedeutsam sind: die universellen Gesetze. Diese gehen auf Hermes Trismegistus zurück und wurden bereits zur Zeit von Moses auf Steintafeln festgehalten. Während sich die physikalischen Gesetze auf unseren Körper auswirken, wirken die universellen Gesetze eher feinstofflich und beeinflussen unseren mentalen und emotionalen Zustand. Somit sind sie in ihrer Auswirkung auf unser Leben nicht weniger erheblich als die naturwissenschaftlichen Gesetze. Und so wie die physikalischen Gesetze immer konstant und ohne Unterbrechung wirken und du nicht zwischenzeitlich mal durchs All schwebst, weil die Schwerkraft gerade Pause macht, so wirken auch die universellen Gesetze immer, egal, ob du dir ihrer bewusst bist oder nicht. Das Gesetz des Geistes besagt nichts anderes als: Deine Gedanken erschaffen deine Realität, oder auch: Mentales wird Reales. Damit erklärt es, warum unsere Fantasie unsere Zauberkraft ist, durch die wir unsere Wünsche erfüllen können.[15]

Nimm dir jetzt einen Moment Zeit und sieh dich in deiner Umgebung um. Alles, was du gerade wahrnimmst, ist das Resultat der einstigen Fantasie eines anderen Menschen. Das Buch, das du in der Hand hältst, ist die Manifestation meiner Fantasie über dieses Buch. Die Kleidung, die du trägst, ist die Manifestation einer kreativen Vorstellung einer Modedesignerin. Jedes Möbelstück um dich herum wurde durch die Fantasie eines Schreiners erschaffen. Und das Auto auf der Straße würde heute dort nicht fahren, hätte Karl Benz nicht einst von einem Gefährt geträumt, das sich ohne Pferde allein durch die Kraft eines Motors bewegen kann. Mach dir nun bewusst, was diese Tatsache für dich und dein Leben bedeutet. Es bedeutet zum einen, dass alles, was jetzt in deinem Leben ist, das Produkt deiner vergangenen Fantasie ist. Dein Partner ist dein Partner, weil du irgendwann von einem gemeinsamen Leben mit ihm geträumt hast. Falls du Kinder hast, sind auch diese aus deinem Traum entsprungen, irgendwann einmal eine Familie gründen zu wollen. Auch deine berufliche Laufbahn ist das Resultat dessen, was du dir in der Vergangenheit vorgestellt und für dich selbst für realisierbar gehalten hast. Genauso ist dein Gewicht eine Manifestation deiner Gedanken. Wenn du mit deinem Gewicht unzufrieden bist, liegt das an negativen oder irrtümlichen Überzeugungen über deinen Körper oder deine Fähigkeit, dein Essverhalten zu kontrollieren, auf die wir später noch genauer eingehen werden.

Sophies Gedanke, nicht liebenswert zu sein, war der Samen, aus dem ihre Partnerschaft, ihre berufliche Laufbahn und letztlich auch ihr Körper entstanden sind. Alle Resultate, die wir heute in unserem Leben vorfinden, sind also das Produkt unserer bewussten oder unbewussten Gedanken. Das bedeutet jedoch auch, dass wir unsere Gedanken heute bewusst einsetzen können, um all das zu erschaffen, was wir uns für die Zukunft wünschen. Es ist ganz einfach: Wenn alles, was jetzt existiert, früher einmal eine Vorstellung war, musst du dir das, was in Zukunft für dich existieren soll, einfach heute bereits vorstellen. Deine Gedanken erschaffen immer deine Realität, egal, ob diese Gedanken positiv oder negativ sind und ob du dir ihrer bewusst bist oder nicht. Je bewusster du dir deiner eigenen Gedanken wirst, desto gezielter kannst du sie einsetzen, um dein Leben in die Richtung zu lenken, die du dir wünschst. Dieses Gesetz macht dich sozusagen zum Schriftsteller deiner eigenen Geschichte. Zwar verfügen wir Menschen über eine unendliche Vorstellungskraft, doch die meisten von uns haben leider nie gelernt, diese bewusst zu ihren Gunsten zu nutzen. Unbewusst nutzen wir sie den ganzen Tag, meist jedoch auf destruktive Weise. Die meisten Menschen verbringen den größten Teil des Tages zum Beispiel damit, sich Sorgen zu machen – und das ist nichts anderes, als die eigene Fantasie dazu zu nutzen, sich Worst-Case-Szenarien vorzustellen. Indem wir unsere Energie darauf richten, uns lebhaft auszumalen, was wir nicht wollen, bewirken wir leider, dass genau das eintritt, wovor wir uns fürchten. Denn alles, was wir uns oft und lebhaft genug vorstellen, manifestiert sich in unserem Leben.

Wenn es darum geht, sich Sorgen zu machen, sind wir alle sehr kreativ, und unserer Fantasie sind keine Grenzen gesetzt. Aus Angst vor Enttäuschungen begrenzen wir unsere Vorstellungskraft jedoch oft, wenn es darum geht, von unseren Wünschen zu träumen. Schon früh wird uns beigebracht, nicht zu groß zu träumen, um späteren Enttäuschungen vorzubeugen. Angst ist eine sehr destruktive Kraft und oft der Grund dafür, dass wir uns trotz besseren Wissens anders verhalten, als wir es uns eigentlich wünschen. Wenn du dir aus Angst vor Enttäuschung nicht erlaubst, von der Erfüllung deiner Wünsche zu träumen, können diese sich auch nicht erfüllen. Denn erst durch das Träumen erteilst du deinem Unterbewusstsein den Auftrag, deine Wünsche Wirklichkeit werden zu lassen. Aus diesem Grund nutzen wir den ersten Tag der Wunderwoche, um deinem Unterbewusstsein genau diesen Auftrag zu erteilen. Dazu ist es unbedingt notwendig, dass du dir beim Träumen nicht durch deine Ängste und Zweifel bereits einen Riegel vorschiebst. Ich verstehe, dass bei deinem Wunsch abzunehmen die Angst vor Enttäuschung groß ist, weil du vermutlich schon viele erfolglose Abnehmversuche hinter dir hast und daher an deinen Fähigkeiten zweifelst. Immer wenn du bemerkst, dass du dich beim Träumen von einem neuen Körper oder Essverhalten einschränkst, erinnere dich daran, dass die Vergangenheit nicht deine Zukunft ist. Lass deine Fantasie nie von Gedanken darüber vergiften, wie dein Leben früher einmal war. Nur weil du etwas noch nie erlebt hast, heißt das nicht, dass du es niemals erleben wirst. Es sei denn, du hältst an den gleichen alten Gedanken fest, die dich an deinen jetzigen Punkt gebracht haben. Wenn du zum Beispiel ständig denkst: »Ich kann mich nicht verändern, ich war schon immer so«, dann sind es genau diese Gedanken, die in der Vergangenheit verhindert haben, dass sich etwas ändert. Jedes Mal, wenn du dir erlaubst, neue Gedanken zu denken und dadurch neue Erfahrungen zu machen, eröffnen sich dir ganz neue Möglichkeiten. Wenn du es schaffst, diese Ängste und Zweifel beiseitezuschieben und deiner Fantasie von einem unbeschwerten Leben freien Lauf zu lassen, wird nicht nur die Möglichkeit neuer Ergebnisse geschaffen, sondern diese Ergebnisse werden unweigerlich eintreten. Ab dem Moment, in dem du in deiner Vorstellung dieses Leben bereits heute lebst, wird dieses Leben auch in deiner Realität unweigerlich Gestalt annehmen. Daran führt kein Weg vorbei.

ALLES IST MÖGLICH, WAS DU FÜR MÖGLICH HÄLTST

Diese Tatsache kann auch anhand eines Konzeptes erklärt werden, das vor allem aus der Quantenphysik bekannt ist, aber auch in anderen wissenschaftlichen Bereichen und sozialen Kontexten Anwendung findet. Vereinfacht gesagt, geht die Quantenphysik davon aus, dass die Beobachtung den Zustand von Materie beeinflusst. Dieser Prozess wird als »Beobachtereffekt« bezeichnet. Der Beobachtereffekt besagt, dass ein Quantensystem erst durch die Messung einen definitiven Zustand annimmt.[16] Im übertragenen Sinne bedeutet das, dass nur das existiert, was durch einen Beobachter wahrgenommen wird. Bis ein Beobachter in Erscheinung tritt, besteht das Universum aus einem Quantenfeld voller Möglichkeiten. Für dich bedeutet das, dass theoretisch alles in deinem Leben möglich ist, aber erst indem du eine Option für dich für möglich hältst und daran glaubst, wird sie zu deiner Realität. Solange du etwas für dich nicht für möglich hältst, existiert es für dich nicht, und du kannst es daher auch nicht manifestieren. Alles, was du dir wünschst, was in deinem Leben geschehen soll, muss zuerst in deinem Kopf entstehen. Anders ausgedrückt: Aus einem Samen, den du nicht pflanzt, kann nichts wachsen. Deine Träume sind die Samen, die du brauchst, um irgendwann eine neue Zukunft zu ernten. Und genau diesen Samen werden wir heute gemeinsam in den Garten deines Unterbewusstseins pflanzen. Ein Unternehmen, dessen Mitarbeitende keinen Arbeitsauftrag haben, kann nichts produzieren und somit auch nicht erfolgreich sein. Deine Träume geben deinem Unterbewusstsein den Auftrag, das zu erschaffen, was in deiner Fantasie bereits existiert. Es ist also wichtig, dich in deinen Träumen nicht einzuschränken, weder aus Angst vor möglichen Enttäuschungen noch, weil du dir noch nicht vorstellen kannst, wie du deine Träume verwirklichen könntest.

KONZENTRIERE DICH ZUNÄCHST AUF DAS »WAS« UND ÜBERLASSE DAS »WIE« DEM UNIVERSUM

Viele Menschen blockieren sich beim Träumen, weil sie sich bereits in diesem frühen Stadium mit dem »Wie« beschäftigen. Dabei ist Träumen etwas ganz anderes, als einen Plan zu erstellen. Natürlich ist es wichtig, einen Plan zu haben, darauf werden wir im späteren Verlauf noch näher eingehen. Dieser Plan hat jedoch zunächst nichts in deinen Träumen verloren. Beim Träumen geht es nicht darum, sich vorzustellen, wie genau du dein Ziel erreichen wirst. Es geht ausschließlich darum, dir vorzustellen, wie dein Leben sein wird, wenn du dein Ziel bereits erreicht hast.

Beim Träumen geht es nicht darum, *wie* du etwas erreichen wirst, sondern *was* du erreichen möchtest – richte deinen Fokus auf das Ziel, nicht auf den Weg dorthin. Das bedeutet, dass du im ersten Schritt – also heute – dem starken Drang deines Verstandes, aka dein Ego, nach Vorhersehbarkeit und Kontrolle nicht nachgeben darfst. Erlaube dir zu träumen, auch wenn du noch nicht weißt, wie du jeden einzelnen Schritt auf dem Weg meistern wirst. Wenn du etwas erreichen möchtest, das du zuvor noch nie erreicht hast, wird es dir nicht helfen, auf vergangene Erfahrungen zurückzugreifen. Dein Ego stützt sich auf das, was es bereits kennt, doch wenn das ausreichen würde, um deinen Wunsch zu erfüllen, hätte sich dieser bereits in der Vergangenheit realisiert. Alles, was dein Verstand mit den ihm momentan zur Verfügung stehenden Informationen für dich tun kann, ist, deine Vergangenheit zu reproduzieren. Denn aus den immer gleichen Gedanken entstehen immer wieder die gleichen Ergebnisse im Außen. Deshalb darfst du dir heute erlauben, neue Gedanken zu denken, die neue Resultate in deinem Leben ermöglichen. Diese neuen Gedanken repräsentieren deine Träume von einer neuen Zukunft. Wenn wir in unserem Leben andere Ergebnisse erzielen möchten, müssen wir darauf vertrauen, dass es in dieser Welt etwas Größeres und Weiseres gibt als unseren Verstand – auch wenn diese Vorstellung unserem Ego, das fest davon überzeugt ist, alles besser zu wissen, nicht gefallen wird.

Es gibt auf dieser Welt so viele Dinge, die wir trotz aller Bemühungen der Wissenschaft niemals vollständig erfassen oder verstehen werden. Selbst wissenschaftliche Erkenntnisse, die wir in einem Moment gewinnen, können kurze Zeit später bereits widerlegt werden. Wir sollten akzeptieren, dass es Dinge gibt, die wir nicht verstehen können und auch nicht verstehen müssen, um ein erfülltes Leben zu führen. Fakt ist, dass es eine universelle Intelligenz gibt, die ich hier als die Energie des Universums bezeichne, die größer ist als wir und die ohne unser bewusstes Zutun Dinge für uns in die Wege leitet und regelt. Alles auf dieser Welt besteht aus Energie. Laut der Quantenphysik setzt sich die gesamte Materie aus unterschiedlichen Formen und Zuständen von Energie zusammen. Ein Atom besteht zu etwa 99,99999 % aus Energie und nur zu 0,00001 % aus Materie.[17] Das Problem ist, dass wir Menschen unsere gesamte Aufmerksamkeit ständig auf die 0,00001 % manifestierte Materie richten und die 99,99999 % Energie, aus der alles in diesem Universum besteht, außer Acht lassen. Die meisten Menschen haben gelernt, dass nur das als real gilt, was wir bewusst über unsere Sinne wahrnehmen können. Dabei ist Materie nichts anderes als eine Form von Energie, deren Schwingung so stark verlangsamt wurde, dass sie für die Sinne sichtbar und greifbar geworden ist.

Wenn du verschiedene Objekte, die auf den ersten Blick unbeweglich erscheinen, unter ein Mikroskop legst, wirst du sehen, dass auf atomarer Ebene eine Menge Bewegung stattfindet. Elektronen, Protonen und Neutronen sind ständig in Bewegung. Alles besteht aus Energie, alles schwingt, und jede Form von Materie hat ihre eigene spezifische Frequenz. Zum Beispiel sind auch feste Objekte, die uns sehr statisch vorkommen, wie ein Tisch oder ein Stuhl, auf Atomebene ständig in Bewegung, aber eben in einer sehr niedrigen Geschwindigkeit. Nur weil wir etwas nicht sehen, hören, fühlen oder schmecken können, bedeutet das also nicht, dass es nicht existiert. Wenn wir etwas über unsere Sinne hinaus nicht wahrnehmen können, heißt das lediglich, dass unser Bewusstsein in diesem Moment nicht dazu in der Lage ist, diese Dinge zu erfassen oder zu begreifen.

Wir Menschen sind Teil der Energie des Universums und somit mit allem verbunden. Wir bestehen aus den gleichen grundlegenden Bausteinen und unterliegen den gleichen physikalischen Gesetzen wie alles andere im Universum. Wir sind eingebunden in ein universelles Ökosystem und existieren nicht isoliert von unserer Umgebung, sondern sind integraler Bestandteil eines größeren Systems, das das gesamte Universum umfasst. Vielleicht hast du das Gefühl, dass du du bist und ich ich. Mein Haus, mein Auto, meine Kinder, meine Schokolade, mein Geld etc. Hier beginnt mein Körper, und hier hört mein Körper auf; dort beginnt dein Körper, und dort hört dein Körper auf. In Wirklichkeit gibt es keine Grenze, an der du aufhörst und ich beginne. Dein Sein hört nicht an der Außenseite deiner Haut auf. Das wäre ein bisschen so, als würde eine Welle im Ozean denken, sie sei getrennt von anderen Wellen. Nein, sie ist Teil des Ozeans, genauso wie du ein Teil des Universums bist. Ich glaube daran, dass wir als ganzes Paket von einer natürlichen Intelligenz kreiert wurden und dazu gemacht sind, zusammenzuarbeiten, um einen höheren Zweck zu erfüllen.

Ich habe einmal einen interessanten Vortrag von Marianne Williamson, einer amerikanischen Autorin und spirituellen Lehrerin, gehört, in dem sie das Universum mit einem Haus verglich und uns Menschen mit Lampen. Gerne möchte ich meine Interpretation dieser Metapher mit dir teilen, weil ich denke, dass sie den Zusammenhang zwischen uns Menschen und dem Universum sehr anschaulich verdeutlicht.

Stell dir vor, das Universum ist wie ein großes Haus, das mit Strom versorgt wird. Wir Menschen sind wie Lampen – unterschiedlich in Größe, Form und Design. Manche sind Deckenlampen, andere Schreibtischlampen oder Stehlampen. Ganz gleich, welche Art von Lampe wir sind, wir können nur dann unseren Zweck erfüllen, sprich leuchten, wenn wir ans Stromnetz angeschlossen sind. Im übertragenen Sinne bedeutet das, dass sich deine Träume nicht erfüllen werden, solange du dich nicht an den Strom des Universums anschließt und darauf vertraust, dass er dich erleuchten wird. Lerne, dich als Teil eines großen Ganzen zu betrachten, und vertraue auf die Energie, die dich umgibt und durchströmt und dir die Kraft und Kreativität gibt, deine Ziele zu erreichen.

Solange wir glauben, alles allein bewältigen zu müssen, fühlen wir uns oft überfordert und verspüren große Angst vor Veränderungen. Das führt meistens dazu, dass wir in unserer Komfortzone aka »gemütliches Elend« stecken bleiben. Wenn du denkst, eine einzelne Welle in einem riesigen, gewaltigen Ozean zu sein, dann könnten dich die enorme Kraft des Ozeans und die großen Wellen um dich herum natürlich einschüchtern. Doch sobald du erkennst, dass du ein Teil des Ozeans bist, verstehst du, dass du auch Teil dieser gewaltigen Kraft bist und daher keine Angst haben musst.

Sobald du dich als Teil eines großen Ganzen betrachten kannst, wird dir viel Last von den Schultern fallen, denn dann weißt du, dass du nicht alles allein bewältigen musst, sondern von einer großen, allgegenwärtigen Energie getragen wirst. Durch diese unsichtbare Energie, die uns alle umgibt, nehmen die Dinge auf dieser Welt ohne unser direktes Zutun ihren Lauf. Aus dieser Energie heraus beginnen sich zum Beispiel Zellen zu verbinden, und plötzlich entstehen aus einer Eizelle und einem Spermium ein Gehirn, eine Milz, eine Lunge, Haut, Augen, Haare usw. Diese universelle Intelligenz verwandelt einen Embryo in ein Baby, es verwandelt eine Eichel in eine Eiche und Knospen in Blüten. Du musstest als Embryo nichts aktiv dafür tun, dass das Universum dich in ein Baby verwandelt. Auch die Eichel muss nichts dafür tun, eine Eiche zu werden. Vielmehr sorgt das Universum vorsätzlich dafür, dass sie sich als höchstmögliche Manifestation von sich selbst entfalten können. Und genauso sorgt es dafür, dass sich deine Träume erfüllen, sobald du anfängst, dem Universum zu vertrauen, und ihm erlaubst, dich dabei zu unterstützen, dein wahres Ich zu entfalten. Auch nach deiner Geburt funktionieren deine Zellen ohne dein Zutun. Deine Lunge atmet, dein Herz schlägt, deine Verdauung läuft – alles ohne aktives Handeln deinerseits. Deine Zellen entfalten sich, weil sich kein verängstigtes Ego in den Prozess einmischt und der höheren Intelligenz erklären will, wie sie zu arbeiten hat. Geführt durch diese höhere Intelligenz können sich deine Zellen frei entfalten und sich mit anderen Zellen verbinden, um die komplexen Funktionen des jeweiligen Organs zu unterstützen und somit letztendlich dem gesamten Organismus zu dienen. Und was entsteht im Körper, wenn sich eine Zelle dagegen wehrt, sich mit anderen Zellen zu verbinden und einem höheren Zweck zu dienen? Wenn sie beschließt, »ihr eigenes Ding« zu machen? Genau – die Harmonie des Körpers wird gestört, und Krankheit entsteht. Das Gleiche geschieht, wenn wir zulassen, dass unsere Ängste uns daran hindern, von dem zu träumen, was wir uns wirklich für unser Leben wünschen. Wir werden krank!

Deshalb vertraue darauf, dass die Antwort auf das »Wie« sich dir mit der Zeit offenbaren wird – aber nur dann, wenn du deinem Unterbewusstsein zunächst klarmachst, wovon du träumst. Wenn dein Unterbewusstsein nicht weiß, was genau du dir wünschst, kann es dir auch nicht Wege aufzeigen, wie du diesen Traum erfüllen kannst. Überlasse das »Wie« dem Universum; es wird sich darum kümmern, sobald es von dir den Auftrag erhält. So wie es sich darum gekümmert hat, dass du dich von einem Embryo in einen Erwachsenen verwandelt hast, oder täglich dafür sorgt, dass du atmest, verdaust oder dein Herz schlägt. Die meisten Menschen wissen nicht konkret über die Abläufe Bescheid, die dafür sorgen, dass sie ohne ihr bewusstes Zutun atmen, ihr Herz schlägt oder ihre Haare wachsen – und trotzdem geschieht es zuverlässig jeden Tag. Genauso musst du heute noch nicht wissen, wie du deine Träume verwirklichen wirst. Alles, was du im ersten Schritt des Manifestierens tun musst, ist dir erlauben, von deinen Wünschen zu träumen. Du brauchst dir keine Sorgen um die Zukunft zu machen. Das musstest du nie, und das wirst du auch in Zukunft nicht müssen. Die Zukunft wird sich um sich selbst kümmern. Wenn du über die Zukunft nachdenkst, tust du das im JETZT. Anstatt den gegenwärtigen Moment dafür zu nutzen, dir alle Hürden und Schwierigkeiten auf dem Weg vorzustellen und sie dadurch zu manifestieren, konzentriere deine Gedanken im Jetzt auf das, was du erreichen möchtest.

Der Chef eines Unternehmens weiß auch nicht im Detail, WIE jedes Produkt seiner Firma hergestellt wird. Das muss er auch gar nicht, denn dafür hat er gut ausgebildete Mitarbeiter, die sich genau darauf spezialisiert haben. Doch ohne eine klare Anweisung, welches Produkt als nächstes hergestellt werden soll, können die Mitarbeiter keine neuen Waren produzieren. Und wie du bereits erfahren hast, verfügt auch dein Unterbewusstsein über sehr gut ausgebildete Mitarbeiter, die nur darauf warten, dass du ihnen heute einen Auftrag erteilst, damit sie dein neues schlankes Selbst erschaffen können. Die Fähigkeit, sich in seinen Träumen nicht zu limitieren, ist daher eine der wichtigsten Voraussetzungen, um erfolgreich zu manifestieren. Schon Albert Einstein sagte: »Fantasie ist wichtiger als Wissen. Wissen ist begrenzt, Fantasie aber umfasst die ganze Welt.«

ENTWICKLE HEUTE EINE PRÄZISE ZUKUNFTSVISION

Nichts von dem, was du heute kennst, würde existieren, wenn nicht jemand sich zuvor erlaubt hätte, von der Verwirklichung seiner Idee zu träumen, ohne zu wissen, wie sie in die Tat umgesetzt werden kann. Sieh dir Visionäre wie Steve Jobs, Bill Gates, Larry Page, Mark Zuckerberg usw an.

Man kann sie sehr kritisch betrachten, doch sie alle haben etwas Unmögliches für möglich gehalten. Einzig durch ihre Vorstellungskraft bist du heute auf Social Media aktiv, nutzt einen PC oder ein MacBook zum Arbeiten und suchst täglich auf Google nach Informationen. Während wir uns noch vor einigen Jahren nicht einmal vorstellen konnten, dass wir solche Dinge einmal brauchen könnten, haben diese Visionäre mit der Manifestation ihrer Ideen unseren Alltag revolutioniert und Dinge erschaffen, auf die wir heute nicht mehr verzichten können. Der Unterschied zwischen Menschen, die ihre Träume verwirklichen, und denen, die es nicht tun, ist, dass erstere sich auf das konzentrieren, was sie wollen und können, während letztere sich auf das fokussieren, was sie nicht wollen und können. Alles scheint unmöglich, bis jemand es für möglich erklärt. Anders gesagt: Nichts ist möglich, solange niemand die Möglichkeit in Betracht zieht (Beobachtereffekt). In Bezug auf dein Essverhalten bedeutet das, dass du ein Leben ohne emotionales Essen, Essanfälle oder Übergewicht nur erschaffen kannst, wenn du dir auch vorstellen kannst, dass dieses Leben für dich existiert. Du darfst dir erlauben, dir dein Leben ohne dieses Problem im Detail immer wieder vorzustellen. Ohne diese Erlaubnis kannst du keinen Samen für dieses neue Leben im Garten deines Unterbewusstseins pflanzen, aus dem dieses neue Leben heranwachsen kann. Je lebhafter und konkreter du von deinem neuen Essverhalten und Körper träumst, desto einfacher machst du es deinem Unterbewusstsein, dich bei der Umsetzung zu unterstützen. Die meisten Menschen definieren nicht genau, was sie wollen, sondern sprechen ständig nur davon, was sie nicht wollen, und formulieren, wenn überhaupt, nur vage Vorstellungen.

Dein Bewusstsein ist der Chef der Firma deines Seins, weil nur dein Bewusstsein dazu fähig ist, deinem Unterbewusstsein Anweisungen zu geben. Die verschiedenen Mitarbeiter deines Unterbewusstseins sind sehr fleißig und auch sehr gehorsam, aber sie verfügen selbst weder über einen eigenen Willen noch über eine eigene Vision. Um die Firma zum Erfolg zu führen, sind sie auf die konkreten Anweisungen ihres Chefs angewiesen. Der Chef kann jedoch nur klare Anweisungen geben, wenn er selbst eine konkrete Zukunftsvision für seine Firma hat. Wünschst du dir also einfach nur, nicht mehr übergewichtig zu sein oder keine Essanfälle mehr zu haben, weiß dein Unterbewusstsein zwar, was du nicht mehr willst, aber es hat keine klare Vorstellung davon, was du stattdessen willst.

Lass uns ein Experiment machen: Versuche jetzt bitte, auf keinen Fall an ein Stück Schokoladenkuchen zu denken. Egal, was du tust, denke auf keinen Fall daran, wie ein solcher Schokoladenkuchen mit seiner glänzenden Schokoladenschicht aussieht. Stell dir auch auf gar keinen Fall vor, wie du mit einer Gabel in den butterweichen, schokoladigen Teig eintauchst und wie das Stück aufgrund seiner zarten Beschaffenheit auf deiner Gabel zerfällt. Stell dir auch auf gar keinen Fall vor, wie sich beim ersten Bissen dieses Kuchens die Schokolade langsam in eine samtige, cremige Textur verwandelt, die sich sanft auf deiner Zunge verteilt und einen intensiven, süßen, köstlichen Geschmack entfaltet. – Na? An was hast du gerade gedacht? An deinen Traumkörper, neue kalorienarme Rezepte, Sport oder die Ursachen deines Essverhaltens? Oder etwa an einen Schokoladenkuchen? Aber ich hatte dich doch gebeten, NICHT an diesen Kuchen zu denken. Warum hast du dir dann ausgerechnet jetzt so detailliert diesen Kuchen vorgestellt? Das liegt daran, dass dein Unterbewusstsein Gedanken in Form von Bildern und Gefühlen verarbeitet. Eine Verneinung vor einem Wort kann die Entstehung dieser Bilder und Gefühle nicht verhindern. Sobald du ein bestimmtes Wort hörst, suchen die »Archivare« im endlosen Speicher deines Unterbewusstseins nach allem, was du mit diesem Wort assoziiert hast. So erscheinen vor deinem inneren Auge Bilder von einem oder mehreren Schokoladenkuchen, die du irgendwo einmal gegessen hast. Gleichzeitig kommen auch die Gefühle zurück, die du beim Verzehr dieser Kuchen erlebt hast.

Das bedeutet, wenn du etwas einfach nur verneinst, erreichst du oft genau das Gegenteil von dem, was du willst. Dein Unterbewusstsein verwendet die Bilder und Gefühle, die durch deine Gedanken entstehen, als Anleitung, um das in deinem Leben zu erschaffen, woran du gerade denkst. Es versteht diese mentalen Bilder und emotionalen Zustände als konkrete Arbeitsanweisungen von seinem »Chef«, also deinem Verstand, und ist bestrebt, genau das, woran du denkst, in der Realität umzusetzen. Je häufiger und konkreter du von etwas träumst und je intensiver die Gefühle sind, die du mit diesem Traum verknüpfst, desto wahrscheinlicher ist es, dass der »Arbeitsauftrag« umgesetzt wird. Um tatsächlich das zu erreichen, was du dir wünschst, ist es also wichtig, dass du deinem Unterbewusstsein sehr präzise und genau mitteilst, was du dir wünschst und wie dein Leben aussehen und sich anfühlen wird, wenn sich dieser Wunsch erfüllt. Wenn es dein Wunsch ist abzunehmen, solltest du deinem

Unterbewusstsein also nicht nur mitteilen, dass du Gewicht verlieren möchtest, sondern auch präzise angeben, wie viel und bis wann. Außerdem solltest du ihm ein klares Bild davon vermitteln, wie du aussehen möchtest und wie du dich kleiden willst, wenn du dein Ziel erreicht hast. Stell dir konkret vor, wie du dich ernähren willst, welchen sportlichen Aktivitäten du in Zukunft nachgehen möchtest und wie du künftig mit Gefühlen wie Stress, Trauer, Langeweile, Einsamkeit oder Frust umgehen willst, ohne auf emotionales Essen zurückzugreifen. Überlege dir auch, wie du dich nach stressigen Arbeitstagen oder bei gemeisterten Aufgaben belohnen möchtest.

Achtung: Wenn ich sage, stell dir vor, wie du dich sportlich betätigst oder gesund ernährst, kann es sein, dass du sofort an die endlosen Diätversuche denkst, die du hinter dir hast, und dadurch unangenehme Gefühle wie Kampf, Verzicht, Verzweiflung und Einschränkung zurückkehren. Beim Manifestieren geht es jedoch darum, dass du dir vorstellst, wie du all diese Dinge mit Leichtigkeit umsetzt, auch wenn du das vielleicht zuvor noch nie erlebt hast. Stell dir vor, wie du dich auf den Sport freust, weil es dir plötzlich großen Spaß macht, dich zu bewegen. Träume davon, wie ein bestimmter Sport ein großer und wichtiger Bestandteil deines Lebens geworden ist, weil er dir nicht nur beim Abnehmen geholfen, sondern auch deine Beziehung zu deinem Körper verbessert hat. Stell dir vor, wie er dich dazu gebracht hat, über dich selbst hinauszuwachsen und besser zu werden. Male dir auch lebhaft aus, wie du durch diesen Sport viele neue Menschen kennenlernst und wertvolle Freundschaften entstehen. Vielleicht kannst du dir sogar vorstellen, wie du dich in Zukunft über eine bestimmte Sportart definierst, weil du so gut darin geworden und unendlich stolz darauf bist. Stell dir vor, wie du dich ausgewogen ernährst, gesundes Essen freiwillig genießt und trotzdem ab und zu ein Stück Schokolade oder Kuchen essen kannst, ohne dabei die Kontrolle zu verlieren oder ein schlechtes Gewissen zu verspüren. Visualisiere, wie es sich anfühlen wird, frei entscheiden zu können, was du essen möchtest, ohne den Drang zu verspüren, über deinen Hunger oder deine Gelüste hinaus zu essen. Spüre bereits jetzt, wie es ist, nach dem Essen frei von Schuldgefühlen zu sein und dich einfach nur satt und zufrieden zu fühlen. Stell dir vor, wie froh du darüber sein wirst, ein gesundes und aktives Leben zu führen, weil es dir, abgesehen von der Gewichtsabnahme, auch in allen anderen Lebensbereichen so viel mehr Energie spendet.

Auch Sophie fiel es anfangs schwer, sich ein Leben ohne heimliches Essen vorzustellen. Schließlich hatte sie nie etwas anderes gekannt. Seit sie denken konnte, war das Essen ihr einziger zuverlässiger Begleiter. Immer wieder hatte sie versucht, durch Diäten die Kontrolle zu gewinnen, doch jeder gescheiterte Versuch ließ sie noch stärker an ihrer Fähigkeit zweifeln, dauerhaft abzunehmen. Ihre große Angst, sich selbst wieder einmal zu enttäuschen, hinderte sie lange daran, frei und unbeschwert von einer neuen Zukunft zu träumen. Doch als sie sich während der Teilnahme an meinem Programm zum ersten Mal über ihre tief in der Vergangenheit verwurzelten, sabotierenden Gedanken bewusst wurde und erkannte, dass diese die Ursache für die Erfahrungen waren, die sie in ihrem Leben machte, und sie verstand, dass sie die Macht hatte, ab heute neue Gedanken zu denken und damit andere Ergebnisse in ihrem Leben zu manifestieren, war sie plötzlich bereit und motiviert, genau das zu tun. Diese Einsicht gab ihr den Mut, sich zu erlauben, von einem Leben zu träumen, in dem sie das Essen nicht mehr brauchte, um sich geliebt und sicher zu fühlen. Sie entschied sich bewusst dafür, ein Gewicht von 65 Kilogramm zu erreichen, was einer Abnahme von 30 Kilogramm entsprach. Doch mehr noch als die Zahl bedeutete dieses Ziel für sie ein Gefühl von Freiheit und Stolz. Sie stellte sich vor, wie sie voller Freude vor dem Spiegel stand und ihr eine strahlende, schlanke Sophie entgegenlächelte. Sie sah sich in einem Kleid, das sie kürzlich beim Einkaufen entdeckt hatte – ein Kleid, das sie wunderschön fand, aber bisher nie gewagt hätte zu tragen. In ihren Träumen entstand ein Bild von einem mutigen und selbstbewussten Leben. Anstatt sich in ihr Schlafzimmer zurückzuziehen, wenn sie sich wieder einmal von ihrem Mann nicht gesehen und geliebt fühlte, stellte sie sich vor, wie sie selbstbewusst mit ihm über ihre verletzten Gefühle sprach. Sie sah auch, wie gut es ihr tat, für ihre Bedürfnisse einzustehen, anstatt sie mit Essen hinunterzuschlucken.

Sie sah sich inmitten einer Gemeinschaft starker Frauen, die sich regelmäßig trafen, um gemeinsam Müll von den Straßen zu sammeln. Nach getaner Arbeit saßen sie in einer Bar, lachten, tauschten Geschichten über das Leben aus und unterstützten sich gegenseitig. Sophie fühlte sich in diesen Momenten sicher, wertgeschätzt, lebendig und voller Zugehörigkeit. Sie sah sich auch auf dem Tennisplatz. Tennis war ein Hobby, das sie immer ausprobieren wollte, sich aber wegen ihres Gewichts nie getraut hatte zu beginnen. In ihrer Vorstellung schlug sie ihre ersten Bälle mit einem einfühlsamen Tennislehrer, der ihr Mut machte und ihr half, sich stetig zu verbessern. Sie sah sich mit anderen Frauen spielen und nach den Matches im Vereinsheim bei einem erfrischenden Getränk sitzen. Der Traum ging sogar noch weiter: Sophie sah sich mit diesen Frauen auf Teneriffa, ihrer Lieblingsinsel. In einem Sporthotel spielten sie morgens Tennis, verbrachten den Mittag am Strand und genossen abends an der Promenade frischen Fisch und tiefgründige Gespräche.

Auch beruflich sah sie eine Veränderung vor sich. Sophie stellte sich vor, wie sie ihren jetzigen Job kündigte und eine neue Arbeit begann – eine, in der sie und ihre Fähigkeiten wertgeschätzt wurden. Sie sah sich, wie sie von Anfang an klare Grenzen setzte, voller Selbstbewusstsein. Nach der Arbeit kam sie erfüllt und glücklich nach Hause, bereit, mit Leidenschaft neue, kalorienarme Rezepte auszuprobieren. In ihrem Traum erschien sogar ein neuer Mann an ihrer Seite. Er war einfühlsam und aufmerksam, verstand sie oft, bevor sie selbst ihre Gedanken in Worte fassen konnte. Mit ihm fühlte sie sich sicher und geliebt. Sie teilten gemeinsame Interessen wie Tennis und das Engagement für gemeinnützige Projekte. Gemeinsam entdeckten sie neue Facetten des Lebens, und Sophie fühlte, wie sich die Lücke, die einst durch das Essen gefüllt wurde, mit echter Freude und Verbundenheit schloss. Die Erlaubnis, von solch einem Leben zu träumen, löste bei Sophie im gegenwärtigen Moment ein unglaublich positives Gefühl aus – ein Gefühl voller Zuversicht und eine Gewissheit, dass ihre Visualisierungen keine bloßen Träume waren, sondern der erste Schritt in ein neues Leben. Ein Leben, das sie entschlossen war, Wirklichkeit werden zu lassen. Ob sie mit diesem Gefühl richtiglag, wirst du im weiteren Verlauf des Buches erfahren.

WUNDER-WORKBOOK TAG 1: GESTALTE DEINE WUNDERVOLLE ZUKUNFTSVISION

Jetzt bist jedoch erst einmal du an der Reihe, dir zu erlauben, zu träumen. Lass heute deiner Fantasie von einer unbeschwerten Zukunft freien Lauf, während du so detailliert und konkret wie möglich bleibst. Die folgenden Fragen sollen dir als Leitfaden dienen. Ich gebe dir Beispiele zur Orientierung, doch deine Antworten sollten deutlich detaillierter, ausführlicher und vor allem persönlicher sein. Je mehr du dir erlaubst, ins Detail zu gehen, desto konkreter wird der Auftrag an dein Unterbewusstsein und desto wahrscheinlicher ist es, dass die Mitarbeiter deines Unterbewusstseins diesen Auftrag zufriedenstellend erfüllen.

1. Was genau ist dein Ziel? Wie viel Gewicht möchtest du verlieren und bis wann?

(Beispiel: »Am [Datum X] wiege ich [X kg].«)

2. Wie möchtest du dich fühlen, wenn du dieses Ziel erreicht hast?

(Beispiel: »Ich fühle mich fit, energiegeladen, stolz, selbstbewusst, gesund, attraktiv, ausgeglichen und im Einklang mit mir selbst.«)

3. Wie sieht dein Alltag aus, wenn du dein Ziel erreicht hast? Was isst du, wie bewegst du dich, und wie kleidest du dich?

(Beispiel: »Ich ernähre mich ausgewogen, probiere mit Freude leckere, kalorienarme Rezepte aus und habe Freude an Bewegung XY. Ich trage die Jeans, die ich schon immer tragen wollte, und die schöne Bluse, die ich letztens im Schaufenster gesehen habe.«)

4. Wie gehst du zukünftig mit deinen Gefühlen um?

(Beispiel: »Bei Stress nehme ich mir eine kurze Pause in der Natur. Statt aus Trauer zu essen, lasse ich die Trauer zu und erlaube mir auch mal, ein paar Tränen fließen zu lassen. Anstatt aus Einsamkeit zu essen, suche ich gezielt nach sozialen Kontakten, starte ein neues Hobby oder ein soziales Projekt. Statt mich mit Essen zu belohnen, lege ich ein Sparschwein an, in das ich für jeden Erfolg einzahle, um mir irgendwann die Handtasche oder den Urlaub zu gönnen, den ich mir schon immer gewünscht habe.«)

5. Was machst du, was du bisher aufgrund deines Gewichts nicht gemacht hast?

(Beispiel: »Ich gehe endlich wieder im Bikini ins Freibad, unternehme Wanderungen, lerne neue Sportarten, gehe tanzen, trage kurze Hosen und ärmellose T-Shirts, ohne mich zu schämen, bestelle mir einen Nachtisch ohne schlechtes Gewissen oder Schamgefühle, überrasche meinen Mann mit neuen Dessous, reise um die Welt.«)

WUNDER-RITUAL #1: STARTE DEN TAG MIT EINER WUNDERVOLLEN INTENTION

Wann: Morgens, direkt nach dem Aufstehen
Wie oft: Täglich

Um deinem Traum jeden Tag ein Stück näher zu kommen, unterstützt dich dein erstes Wunder-Ritual: das Setzen einer positiven Intention für den Tag. Dieses Ritual solltest du zu deiner täglichen Morgenroutine machen. Die Zeit unmittelbar nach dem Erwachen ist besonders geeignet, um dein Unterbewusstsein neu auszurichten. Direkt nach dem Aufwachen befindet sich dein Geist in einer Übergangsphase, die als Hypnopompie bekannt ist. In dieser Phase sind deine Gehirnwellen in einem entspannten Zustand (Alpha-Zustand), was die Aufnahme von Suggestionen erleichtert. Körper und Geist sind nach einer erholsamen Nacht besonders offen für neue Ideen, sodass gezielte Morgenrituale dabei helfen, positive Veränderungen und neue Gewohnheiten effektiver im Unterbewusstsein zu verankern.[18] Eine positive Intention ist ein bewusst gesetzter Gedanke, der festlegt, wie du deinen Tag gestalten, welche Energie du verkörpern und wie du dich fühlen möchtest. Sie ist mehr als ein Ziel oder eine To-do-Liste – sie ist eine innere Ausrichtung, die bestimmt, wie du dich fühlen und verhalten willst. Zum Beispiel könnte eine positive Intention lauten: »Heute begegne ich allen Herausforderungen mit Gelassenheit« oder »Heute genieße ich es, aktiv zu sein und mich zu bewegen«. Diese Absicht ist wie ein innerer Kompass, der dich daran erinnert, in Übereinstimmung mit deinem Wunsch zu handeln.

Allein die Tatsache, dass du dir jeden Morgen Zeit nimmst, um dich auf deine Träume und Visionen auszurichten, wird dir helfen, achtsamer durch den Tag zu gehen und überlegte Entscheidungen zu treffen. Wenn du dir morgens bewusst machst, wie du dich über den Tag hinweg verhalten möchtest, können äußere Umstände dich nicht so leicht aus der Bahn werfen. Anstatt den Tag dem Zufall zu überlassen, erschaffst du mit einer Intention eine klare Ausrichtung und behältst dein Ziel im Blick. Diese tägliche Ausrichtung verbindet deine gegenwärtigen Handlungen mit deinem langfristigen Ziel. Auch wenn es nur kleine Schritte sind, summieren sie sich zu einer stabilen Basis, die deinen Traum Tag für Tag realer werden lässt. Letztlich wird die tägliche Intention so zur treibenden

Kraft, die dich inspiriert, konsequent weiterzugehen und immer wieder positive Energie in Richtung deines Traums zu lenken.

Nimm dir ab heute jeden Morgen eine Minute Zeit, um direkt nach dem Aufwachen eine positive Intention für den Tag zu setzen. Am besten formulierst du diese schriftlich: Lege dir ein kleines Tagebuch zu, platziere es auf deinem Nachttisch, und schreibe gleich morgens deine Intention für den Tag auf. Wichtig ist, dass deine Formulierungen immer positiv sind und keine Verneinungen enthalten. (Denke jetzt bloß nicht an den Schokokuchen!) Deine Intentionen können sich täglich inhaltlich und sprachlich ändern, dürfen sich von Zeit zu Zeit aber auch gern wiederholen.

Hier einige Beispiele zur Inspiration:

- Heute esse ich langsam und schätze die Aromen und Texturen.
- Heute beginne ich, das Leben zu erschaffen, das ich mir wünsche.
- Heute schmeckt mir nichts so gut wie mein neuer Lifestyle.
- Heute macht es Klick bei mir.
- Heute erkenne ich meine Bedürfnisse klar und erfülle sie.
- Heute spreche ich besonders wertschätzend mit mir selbst.
- Heute höre ich auf zu essen, wenn ich satt bin.
- Heute bin ich stolz auf jeden kleinen Fortschritt, den ich mache.
- Heute bin ich in Frieden mit meinem Körper.
- Heute genieße ich mein Essen achtsam und bewusst.
- Heute läuft alles wie am Schnürchen.
- Heute fallen mir meine neuen Gewohnheiten besonders leicht.

WUNDER-RITUAL #2: DAS WUNDER EINES REGULIERTEN NERVENSYSTEMS

Wann: Immer dann, wenn emotionaler Hunger aufkommt
Wie oft: So oft wie nötig

Das autonome Nervensystem ist der Teil unseres Nervensystems, der unbewusst und automatisch die Funktionen unseres Körpers steuert, die wir nicht willentlich beeinflussen können, wie zum Beispiel den Herzschlag, die Atmung, die Verdauung, die Regulation der Körpertemperatur und auch die Entstehung unserer Gefühle. Das autonome Nervensystem besteht aus zwei Hauptteilen: dem sympathischen Nervensystem (SNS) und dem parasympathischen Nervensystem (PNS). Das sympathische Nervensystem wird aktiviert, wenn der Körper auf Stress oder Gefahr reagiert. Es bereitet den Körper auf eine »Kampf-oder-Flucht«-Reaktion vor, indem es die Herzfrequenz erhöht, die Atemfrequenz steigert, die Blutzirkulation in den Muskeln verbessert und andere Prozesse anregt, die für eine schnelle Reaktion notwendig sind. Im Gegensatz dazu wirkt das parasympathische Nervensystem beruhigend und regenerierend. Es hilft dem Körper, sich zu entspannen und zu erholen, indem es die Herzfrequenz senkt, die Verdauung fördert und den Körper in einen Zustand der Erholung versetzt. Das PNS ist vor allem in Ruhephasen aktiv und unterstützt die Regeneration und Heilung. Diese beiden Teile des autonomen Nervensystems arbeiten zusammen, um den Körper im Gleichgewicht zu halten. Ein gut ausbalanciertes Nervensystem ist die Grundlage für unser allgemeines Wohlbefinden und unsere Gesundheit.

Aufgrund des hohen Stresslevels, dem viele Menschen im Alltag ausgesetzt sind, oder auch durch unerkannte Kindheitstraumata ist das autonome Nervensystem bei vielen Menschen überlastet und der sympathische Teil chronisch aktiviert. Dies bedeutet, dass der Körper ständig im »Kampf-oder-Flucht«-Modus verharrt, selbst wenn keine akute Bedrohung vorliegt. Das kann sowohl körperliche Beschwerden wie Kopfschmerzen, Verspannungen, Darmprobleme und Schlafstörungen als auch psychische Symptome wie innere Unruhe, Reizbarkeit, Angstzustände, Antriebslosigkeit und Konzentrationsstörungen verursachen und zu emotionalem Essen führen. Während wir uns in einem chronischen »Kampf-oder-Flucht«-Modus befinden, fällt es uns schwer, unsere Emotionen zu regulieren und vorausschauende Entscheidungen zu treffen. Aus diesem Grund greifen viele Menschen auf das Essen zurück, um ihre unangenehmen Gefühle zu bewältigen. Der Verzehr von zucker- oder fettreichen Lebensmitteln führt zur Ausschüttung von Dopamin, unserem Glückshormon, was für einen Moment die Produktion von Cortisol, dem Stresshormon, unterbricht und uns ein kurzfristiges Gefühl von Wohlbefinden vermittelt. Leider ist dieser Effekt nur von kurzer Dauer. In Wirklichkeit führt die Zufuhr von ungesundem Essen zu noch mehr Stress, da der Körper diese Nahrungsmittel erst wieder verarbeiten muss, was ihn zusätzlich belastet.

Emotionales Essen ist eine Bewältigungsstrategie, die sich viele Menschen unbewusst zur Gewohnheit gemacht haben. Zum Glück strebt das menschliche Gehirn ständig danach, Verhaltensweisen und Entscheidungen zu automatisieren, um Energie zu sparen. Das bedeutet, wir haben die Macht, durch wiederholtes Handeln neue Verhaltensweisen bewusst als Gewohnheiten zu etablieren. Aus diesem Grund möchte ich dir im Verlauf des Buches immer wieder einige somatische Übungen als Wunder-Ritual vorstellen. Somatische Übungen sind körperorientierte Praktiken, die darauf abzielen, das Nervensystem zu beruhigen, Verspannungen zu lösen und die Körperwahrnehmung zu verbessern. Sie bieten eine sehr gute Alternative zum emotionalen Essen, da sie den Zweck, den wir uns vergebens vom emotionalen Essen erhoffen, tatsächlich erfüllen. Sie entspannen uns und helfen uns, unser Nervensystem nachhaltig zu regulieren.

DAS WUNDER DES SCHÜTTELNS

Somatisches Schütteln ist eine wunderbare und kraftvolle Technik, um Verspannungen im Körper zu lösen, das Nervensystem zu beruhigen und Stress abzubauen. Durch das Schütteln wird der Körper dazu angeregt, überschüssige Anspannung und Energie loszulassen, was zu einer tiefen Entspannung führt.

Schritt 1: Vorbereitung

Stehe mit den Füßen hüftbreit auseinander und sorge dafür, dass du genügend Platz hast, um dich frei zu bewegen. Atme ein paar Mal tief durch, um deinen Körper zu entspannen und deine Aufmerksamkeit auf den Moment zu richten.

Schritt 2: Beginne mit den Händen und Armen

Hebe langsam deine Hände und lass sie sanft schütteln. Du kannst die Bewegung zunächst ganz langsam beginnen, indem du die Arme von den Schultern her leicht ausschüttelst. Stell dir vor, dass du negative Energie oder Verspannungen aus deinen Händen und Armen loslässt. Beginne, das Schütteln intensiver werden zu lassen.

Schritt 3: Schüttle die Schultern

Lass nun deine Schultern in die Bewegung einfließen, indem du sie mit sanftem Schwung schüttelst. Achte darauf, dass du den Kiefer locker lässt und keine Spannung im Gesicht oder im Nacken spürst. Dein Körper darf ruhig ein wenig nach vorne und hinten wackeln, um das Schütteln zu intensivieren.

Schritt 4: Schütteln des ganzen Körpers

Nachdem du deine Arme und Schultern geschüttelt hast, bringe jetzt den Rest deines Körpers mit in die Bewegung. Beginne, deinen ganzen Körper locker zu schütteln, als würdest du versuchen, Wasser von dir abzuwerfen. Dein Oberkörper, deine Hüften, Beine und Füße sollten sich ebenfalls mitbewegen. Schüttle deinen Körper in einem Rhythmus, der für dich angenehm ist.

Schritt 5: Lass das Schütteln intensiver werden

Erhöhe die Intensität des Schüttelns schrittweise. Wenn du bereit bist, lass den ganzen Körper intensiver schütteln – sowohl die oberen als auch die unteren Körperteile. Die Bewegung kann wild und spontan werden, was hilft, Verspannungen zu lösen und Energie zu befreien.

Schritt 6: Spüre, wie sich dein Körper anfühlt

Achte während des Schüttelns darauf, wie sich dein Körper anfühlt. Fühlst du dich freier? Lässt du die Anspannung los? Lass die Bewegungen intuitiv werden und erlaube dir, vollkommen loszulassen. Du kannst auch ein Lächeln auf dein Gesicht legen, um den Vorgang zu unterstützen.

Schritt 7: Beende das Schütteln langsam

Wenn du das Gefühl hast, dass du genug geschüttelt hast (nach ca. 2 bis 5 Minuten), lass die Bewegung allmählich langsamer werden. Kehre wieder zu einer sanften und ruhigen Haltung zurück, während du deinen Atem wieder langsamer und tiefer werden lässt. Du kannst auch die Arme ausstrecken und die Hände schütteln, um die letzte Energie freizusetzen.

Schritt 8: Nachspüren und atmen

Stehe still und spüre nach, wie sich dein Körper anfühlt. Atme tief ein und aus und nimm dir einen Moment, um die Wirkung des Schüttelns zu spüren. Vielleicht fühlst du dich leichter, freier oder entspannter? Achte darauf, wie dein Nervensystem reagiert und wie sich der Stress abbaut.

Somatisches Schütteln kann in stressigen Momenten wahre Wunder bewirken und dir schnell helfen, dich zu beruhigen und zu entspannen. Wiederhole dieses Ritual immer dann, wenn dich der Drang zu essen überkommt. Denn was du dir in diesem Moment wirklich wünschst, ist nicht der leckere Geschmack des Essens, sondern die beruhigende Wirkung, die es auf dich hat. Dieses Wunder-Ritual wirkt auf die gleiche Weise – nur nachhaltiger und ohne Nebenwirkungen.

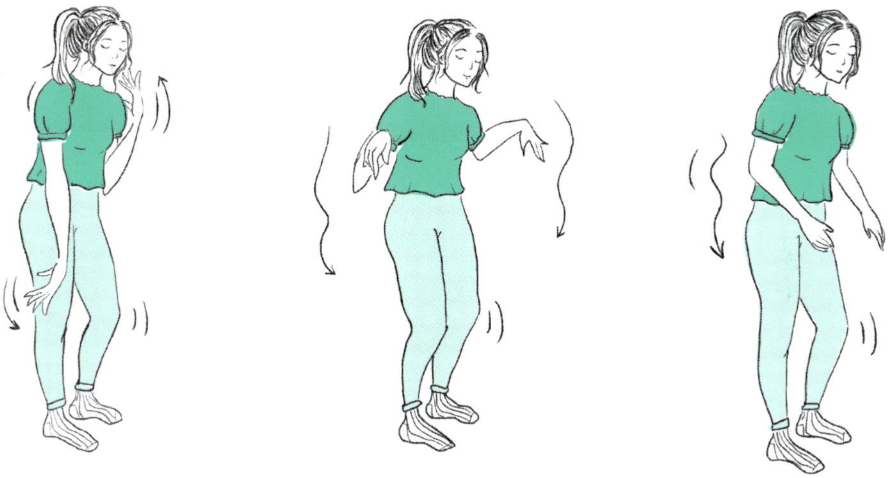

Podcast-Empfehlung:

Den Podcast findest du unter dem Namen »Lifestyle Schlank« auf allen Podcast-Apps und auf meiner Webseite shinecoaching.de.

43 Wie Manifestieren beim Abnehmen hilft

WUNDERWOCHE TAG 2: ERLAUBE DIR, AN DEINEN WUNSCH ZU GLAUBEN UND DICH VON SABOTIERENDEN GEDANKEN ZU BEFREIEN

Deine Träume sind die Samen, die du brauchst, um irgendwann eine neue Zukunft zu ernten. Diese Samen müssen jedoch in fruchtbaren Boden gepflanzt werden, um wirklich zu gedeihen. Der fruchtbare Boden ist deine Fähigkeit, fest an die Erfüllung deiner Wünsche zu glauben. Das bewusste Einsetzen deiner Vorstellungskraft als Mittel, um das zu erschaffen, was du dir wünschst, erfordert mehr als nur gelegentliche sehnsüchtige Träume. Träumen tun wir alle hin und wieder, aber deine Vorstellungen manifestieren sich erst ab dem Moment, in dem du dir erlaubst, wirklich daran zu glauben, dass du deine Ziele erreichen kannst. Wenn etwas, das du dir wünschst, in deinem Leben bisher nicht existiert, könnte es daran liegen, dass du noch nicht genug daran geglaubt hast, dass es für dich möglich ist.

Erst dadurch, dass du leidenschaftlich an etwas glaubst, das noch nicht existiert, erschaffst du es in deinem Leben. Schon in der Bibel heißt es immer wieder: »Es wird euch geschehen nach eurem Glauben.« Früher habe ich das fast wie eine Drohung verstanden, dass einem Schlimmes widerfährt, wenn man nicht an Gott glaubt. Heute verstehe ich das anders. Es entspricht genau dem, was ich als Coach, der sich intensiv mit der Auflösung von Glaubenssätzen beschäftigt, immer wieder betone: Unsere Gedanken formen unsere Realität.

Im Grunde genommen ist Beten nichts anderes als Manifestieren. Es ist ein fester Bestandteil aller Religionen und funktioniert im Wesentlichen nach denselben Prinzipien. Menschen, die tief an Gott glauben und stark darauf vertrauen, dass ihre Gebete erhört werden, berichten häufiger von erfüllten Bitten als jene, die weniger fest daran glauben. Das liegt nicht daran, dass Gott, Buddha oder Allah nur denjenigen wohlgesinnt ist, die am meisten an sie glauben, sondern weil diejenigen, die stark glauben und vertrauen, die Erfüllung ihrer Gebete selbst manifestieren. Auch das Phänomen spontaner Wunderheilung funktioniert nach diesem Prinzip. Vielleicht hast auch du schon von Fällen gehört, bei denen Menschen trotz aussichtsloser Diagnosen ihre Krankheit überwunden haben. Was unterscheidet die Heilungsprozesse bei identischen Krankheiten? Warum gelingt es manchen, sich trotz einer hoffnungslosen Prognose zu erholen, während andere dies nicht schaffen? Der wesentliche Unterschied liegt in den grundlegenden Gedanken der Erkrankten. Wenn Menschen fest an die Möglichkeit ihrer Heilung glauben, senden sie starke Signale an ihr Unterbewusstsein, das wiederum Prozesse im Körper anstoßen kann, die zur Genesung beitragen. Dieser Glaube kann das Immunsystem stärken, Stresshormone reduzieren, Schmerzen lindern und die Selbstheilungskräfte des Körpers aktivieren. Menschen heilen also nicht aufgrund von Zaubertränken oder durch die Hände eines Wunderheilers, sondern durch die Kraft ihres Unterbewusstseins – der stärksten Heilkraft, die in jedem von uns steckt.[19] Der Placeboeffekt liefert die wissenschaftliche Erklärung für dieses Phänomen. Er zeigt, wie die Erwartungshaltung und der Glaube an eine Behandlung echte physiologische Veränderungen im Körper bewirken können, selbst wenn keine aktive medizinische Intervention stattfindet.[20] Obwohl es nicht der Zaubertrank, die Hände des Wunderheilers, die Gnade Gottes, Allahs oder Buddhas oder das Placebo-Medikament selbst ist, das die Heilung bewirkt, spielt das Vertrauen in diese Konzepte eine entscheidende Rolle. Das Matthäusevangelium (9,28 ff.) enthält meiner Meinung nach ein klassisches Beispiel dafür: »Und als er nach Hause kam, traten die Blinden zu ihm. Und Jesus sagte zu ihnen: ›Glaubt ihr, dass ich das tun kann?‹ Sie antworteten ihm: ›Ja, Herr!‹ Da berührte er ihre Augen und sprach: ›Euch geschehe nach eurem Glauben!‹ Ihre Augen öffneten sich, und Jesus wies sie an: ›Seht zu, dass es niemand erfahre!‹« An den Worten »Euch geschehe nach eurem Glauben« ist klar zu erkennen, dass Jesus direkt an das Unterbewusstsein der Blinden appellierte. Ihr Glaube bestand in der Erwartung, im besten Gefühl und in der inneren Überzeugung, dass ein Wunder geschehen würde und ihre Gebete erhört würden – und das geschah auch. Mit den Worten »Seht zu, dass es niemand erfahre« wies Jesus die Geheilten an, mit niemandem über das Wunder zu sprechen. Die Anweisung, mit niemandem über das Wunder zu sprechen, sollte verhindern, dass Skepsis und Zweifel von außen die Wirkung des Wunders beeinträchtigen könnten.

Und auch du solltest dich vor Heterosuggestion schützen. Deine Fantasie gehört dir ganz allein. Sie ist dein eigenes grenzenloses Reich, zu dem niemand Zugang hat, wenn du es nicht zulässt. Niemand kann in deinen Kopf hineinspähen, dort negative Gedanken abladen oder dir deine Wünsche wegnehmen, wenn du dies nicht erlaubst. Erlaube niemals, und ich meine wirklich niemals, dass die Vorstellungen anderer über deine Zukunft, deinen Glauben an dich und deine Fähigkeiten erschüttern und deine Fantasie vergiften. Das ist ganz allein dein Reich, und deshalb solltest du an allen Eingängen zu diesem Reich deiner grenzenlosen Fantasie ein »Betreten verboten«-Schild aufstellen. Lass niemals zu, dass die Vorstellungen anderer darüber, was für dich möglich oder unmöglich ist, was du denken oder sein sollst, deine Vorstellungskraft besetzen. Deine Fantasie ist dein eigenes fruchtbares Feld, auf dem du anbauen kannst, was immer du dir wünschst.

Das Unterbewusstsein akzeptiert jeden Gedanken, den wir für wahr halten. Um etwas als wahr zu betrachten, brauchen wir Vertrauen. Daher haben Aussagen von Menschen, denen wir nicht vertrauen, weniger Einfluss als die von Menschen, denen wir Vertrauen schenken. Die Menschen, denen wir von Beginn unseres Lebens am meisten vertrauen, sind unsere Eltern. Aus diesem Grund verankern sich Aussagen unserer Eltern, insbesondere jene, die wir wiederholt hören, besonders tief in unserem Unterbewusstsein. Das bezieht sich nicht nur auf Aussagen, die unser Selbstbild formen, wie »Du bist nicht gut genug / schwierig / zu laut / zu leise / zu dick / zu dünn«, sondern auch auf vermeintlich weniger gravierende Aussagen. Wer zum Beispiel von klein auf immer wieder hört, dass er bei kalten Temperaturen leicht krank wird, neigt als Erwachsener tatsächlich eher zu Erkältungen. Es ist nicht das kalte Wetter, das die Erkältung verursacht, sondern das Vertrauen in die wiederholten Warnungen der Eltern und die damit verbundene Erwartungshaltung.[21]

Als Erwachsene neigen wir häufig dazu, vor allem denjenigen zu vertrauen, die angesehene Titel wie Professor oder Doktor tragen. Es ist erschreckend, wie viele Menschen in meinem Programm mir erzählt haben, dass ihnen von ihrem Arzt gesagt wurde, sie seien ein hoffnungsloser Fall und würden niemals abnehmen. Auf meiner Homepage gibt es unzählige Erfahrungsberichte von Menschen, denen von ärztlicher Seite versichert wurde, dass sie beispielsweise ohne eine Magenverkleinerung niemals ein gesundes Gewicht erreichen könnten. Solche Aussagen von Ärzten können gefährlich sein, da viele Menschen Ärzten aufgrund ihres Fachwissens und ihrer gesellschaftlichen Position hohe Autorität zuschreiben. Dadurch werden Diagnosen oft nicht hinterfragt, sondern als unumstößliche Wahrheit akzeptiert. Das, was unser Unterbewusstsein als Wahrheit annimmt, manifestiert sich dann wiederum als Erfahrung in unserem Leben. In meinem Programm investiere ich viel Zeit und Energie, um Menschen, die von Ärzten solche aussichtslosen Zukunftsprognosen erhalten haben, dabei zu unterstützen, sich von diesen Gedanken zu befreien. Diejenigen, die es schaffen, sich von diesen Gedanken zu lösen, erleben dann, dass sie entgegen der Meinung der Ärzte plötzlich doch ohne Operation mit Leichtigkeit abnehmen können.

Wenn du anfängst, dein Abnehmziel zu verfolgen, wirst du jedoch auch nicht von den Bemerkungen anderer Menschen aus deinem Umfeld verschont bleiben. Auch Freunde, dein Partner, Arbeitskollegen und vielleicht sogar Nachbarn werden ungebeten ihre Meinungen und Erfahrungen mit dir teilen. Sie werden dich mit wissenschaftlichen Fakten über die einzig wahre Form der Ernährung oder Bewegung bombardieren und dir erzählen, warum deine Herangehensweise niemals funktionieren wird. Sie werden dir raten, besser auf Kohlenhydrate zu verzichten oder unbedingt Kohlenhydrate zu essen, oder dir erklären, warum du mit oder ohne Proteine niemals abnehmen wirst. Sie werden dir raten, zu welcher Uhrzeit du auf keinen Fall essen solltest, und erklären, warum Kardiotraining besser ist als Kraftsport – oder umgekehrt. Auch werden sie dir womöglich erklären, dass du wahrscheinlich durch frühere Diäten deinen Stoffwechsel kaputt gemacht hast und es deshalb unmöglich sei, abzunehmen. Sie werden ihre eigenen erfolglosen Abnehmversuche mit dir teilen oder dir von Dritten erzählen, die es auch schon lange vergeblich versuchen. Einige werden deinen Wunsch, abzunehmen, als oberflächlich abtun und dir nahelegen, deinen Körper und dein Essverhalten so zu akzeptieren, wie sie sind. Menschen, die dich gut kennen und deine bisherigen Abnehmversuche live miterlebt haben, werden vielleicht die Augen rollen und deinen erneuten Versuch mit »Bist du schon wieder auf Diät?« kommentieren, während sie dich daran erinnern, dass du doch sowieso nicht über genug Disziplin verfügst, um durchzuhalten. Deine eigenen Erfahrungen mit zahlreichen vermeintlich gescheiterten Abnehmversuchen machen es ohnehin schon schwer, den Glauben an deine Fähigkeiten zu stärken, unabhängig davon, was andere sagen. Deshalb ist es wichtig, dass du regelmäßig deine Gedanken überprüfst und diejenigen aussortierst, die dir von außen – vielleicht sogar wohlmeinend – suggeriert wurden, aber dich nicht weiterbringen.

Wie du erfahren hast, reichen solche von außen eingepflanzten Gedanken oft bis in deine Kindheit zurück. Deshalb räume regelmäßig in deinem Kopf auf und entferne sowohl die Gedanken, die dir seit deiner Kindheit bis heute eingepflanzt wurden und dir nicht dienlich sind, als auch diejenigen, die auf deinen eigenen negativen vergangenen Erfahrungen beruhen.

Podcast-Empfehlung:

Den Podcast findest du unter dem Namen »Lifestyle Schlank« auf allen Podcast-Apps und auf meiner Webseite shinecoaching.de.

10 Stehst du dir beim Abnehmen oft selbst im Weg? Hier erfährst du, wieso

ERKENNE DEINE SABOTIERENDEN GEDANKEN

»Um das zu bekommen, was du im Leben willst, musst du herausfinden, was dich davon abhält, es zu bekommen.«

(ANTHONY ROBBINS)

Warum fällt es uns so schwer, schlechte Gewohnheiten wie übermäßigen Schokoladenkonsum, exzessives Fernsehen, das Aufschieben von Pflichten oder den übermäßigen Gebrauch von Social Media aufzugeben? Und noch schwerer, gute Gewohnheiten wie Sport, Meditieren, Tagebuchschreiben und Spazierengehen zu etablieren? Die Antwort lautet: Weil wir versuchen, das Falsche zu ändern! Veränderung findet immer auf drei

Ebenen statt: Die erste Ebene ist die Veränderung der Ziele, zum Beispiel x Kilogramm abnehmen. Die zweite Ebene ist die Veränderung der Vorgehensweise. Hierbei geht es darum, Verhaltensweisen so zu ändern, dass sie letztendlich zu den gesetzten Zielen führen. Zum Beispiel durch das Befolgen eines Ernährungsplans oder regelmäßiges Training im Fitnessstudio. Die dritte und wichtigste, jedoch meist vernachlässigte Ebene der Veränderung ist die Veränderung der eigenen Gedanken. Dies beinhaltet das Loslassen von Glaubenssätzen über uns selbst und darüber, was in der Welt um uns herum möglich ist.

Wichtiger als zum Beispiel die Zahl auf der Waage zu verändern, ist es zunächst, die Gedanken zu ändern, die für das Plus auf der Waage verantwortlich sind. Da wir unsere Gedanken oft nicht als solche wahrnehmen, sondern sie als Wahrheit betrachten, ist es manchmal gar nicht so einfach, die eigenen sabotierenden Gedanken zu erkennen. Aus diesem Grund möchte ich dich dabei gerne unterstützen. In meiner Arbeit als Coach für emotionales Essen habe ich über die Jahre viele Tausend Menschen auf ihrer Abnehmreise begleitet. Dabei ist mir aufgefallen, dass bestimmte sabotierende Glaubenssätze, obwohl sie individuell variieren, bei vielen Klienten immer wieder auftauchen. Im Folgenden möchte ich dir die häufigsten dieser Glaubenssätze vorstellen, denn es ist sehr wahrscheinlich, dass du dich in einem oder mehreren wiedererkennst. Mein Ziel ist es, dass du dich dadurch in Zukunft frühzeitig bei diesen Gedanken ertappst und sie nicht länger als Wahrheit akzeptierst, sondern als das, was sie sind – lediglich Gedanken, die dich davon abhalten, dein Ziel zu erreichen.

1. ICH BIN ZU UNDISZIPLINIERT

Die häufigste Aussage, die ich seit Beginn meiner Tätigkeit als Coach für emotionales Essen von meinen Klienten höre, ist: »Ich bin einfach zu undiszipliniert.« Aus diesem Grund habe ich mich auch vor vielen Jahren entschieden, meine allererste Podcastfolge diesem Glaubenssatz zu widmen. Sie heißt »Du bist nicht undiszipliniert«, und genau davon möchte ich heute auch dich überzeugen.

Du bist nicht undiszipliniert. Ganz im Gegenteil. Aus meiner jahrelangen Erfahrung weiß ich, dass die meisten Menschen gerade deshalb zum Essen greifen, weil sie in vielen Lebensbereichen übermäßig diszipliniert sind. In einem vorherigen Kapitel haben wir darüber gesprochen, dass dein Selbstbild unter anderem durch prägende Erfahrungen in deiner

Kindheit geformt wird. Kinder beziehen bis zu einem gewissen Alter alles, was um sie herum geschieht oder gesagt wird, auf sich und ihren Wert als Mensch, da sie Dinge aufgrund ihrer mangelnden Lebenserfahrung nicht in Relation setzen können. Wenn ein Kind von seinen Eltern in einem oder mehreren der vier psychischen Grundbedürfnisse nicht ausreichend unterstützt oder durch Aussagen und Verhaltensweisen sogar traumatisiert wird, entwickelt es sogenannte Bewältigungsstrategien oder, wie ich sie auch gern nenne, Überlebensstrategien. Kinder spüren instinktiv, wie sie sich verhalten müssen, um von ihren Eltern mehr Liebe oder überhaupt Zuneigung zu erhalten. Um die Bindung und Liebe der Eltern aufrechtzuerhalten, passen sie sich entsprechend an. Je nach Art der Verletzung kann diese Anpassung unterschiedliche Formen annehmen. Perfektionismus, Schönheitswahn, Überanpassung, Kontrollstreben, Angriff und Attacke, Süchte, Narzissmus, Rückzug und Flucht oder auch ein ausgeprägtes Helfersyndrom sind nur einige Beispiele. In meiner langjährigen Arbeit mit Menschen, die unter emotionalem Essen leiden, habe ich festgestellt, dass auffällig viele meiner Klienten stark zu Perfektionismus, Überanpassung, Kontrollstreben oder einem Helfersyndrom neigen und dass diese Überlebensstrategien die Hauptursache für das emotionale Essverhalten sind.

Perfektionismus

Perfektionismus entsteht häufig, wenn Kinder das Gefühl haben, dass nichts von dem, was sie tun, für ihre Eltern gut genug ist. Um den hohen Erwartungen und Ansprüchen gerecht zu werden, streben sie zwanghaft danach, in allen Lebensbereichen stets überdurchschnittliche Leistungen zu erbringen. Da es unmöglich ist, immer alles perfekt zu machen, leiden Perfektionisten oft unter chronischem Stress. Dieser andauernde Druck sucht ein Ventil, und viele nutzen Essen als Mittel, um Stress abzubauen. Aufgrund der täglichen Belastung wird das Verlangen nach Essen oft so überwältigend, dass ihre ohnehin überstrapazierte Willenskraft diesem Bedürfnis oft nicht standhalten kann. Dies führt dann wiederum zu dem Glaubenssatz: »Ich bin einfach undiszipliniert.« Dabei ist es genau die übertriebene Disziplin, die das emotionale Essverhalten auslöst.

Überanpassung

Überanpassung entsteht häufig, wenn Kinder spüren, dass ihre Eltern aufgrund emotionaler, körperlicher oder finanzieller Belastungen stark gestresst sind und nur begrenzte Kapazitäten frei haben, um auf die Bedürfnisse ihres Kindes einzugehen. Bis zum dritten Lebensjahr können Kinder ihre Gefühle ab einem gewissen Stresslevel nicht selbst regulieren und sind auf die Co-Regulation durch ihre Bezugspersonen angewiesen. Co-Regulation beschreibt den Prozess, bei dem die Bezugsperson das Nervensystem des Babys mit ihrem eigenen Nervensystem reguliert. Säuglinge reagieren überaus feinfühlig auf die psychischen Zustände ihrer Eltern und erleben diese, als wären es ihre eigenen. Die kindliche Wahrnehmung des psychischen Zustands der Eltern erfolgt über Körpersprache, Mimik, den Klang der Stimme und sogar über die Größe der Pupillen. Kinder von gestressten Eltern weisen deshalb ausnahmslos selbst erhöhte Cortisolwerte auf. Gleich zu Beginn des Lebens erhöhte Cortisolwerte zu erfahren, führt zu einem niedrigen Richtwert für das innere Stresssystem und erhöht die Anfälligkeit für chronischen Stress im Erwachsenenalter.[22] Wenn Eltern aufgrund ihrer eigenen Belastungen nur begrenzt auf die emotionalen Bedürfnisse des Kindes eingehen können, lernt das Kind, seine eigenen Gefühle und Bedürfnisse zu unterdrücken, und entwickelt stattdessen instinktiv eine Strategie, um die Bedürfnisse der Bezugsperson zu befriedigen. Es versucht, die Anforderungen und Erwartungen der Eltern zu erfüllen, um keine weitere Belastung darzustellen. Diese Strategie wird als Überanpassung bezeichnet und umgangssprachlich manchmal als »Braves-Mädchen-Syndrom« oder »People Pleasing« bezeichnet.

Auch Sophie litt aufgrund ihrer überforderten Mutter seit ihrer Kindheit unter Überanpassung. Schon von Anfang an spürte sie instinktiv, dass sie mit ihrem bloßen Dasein das Leben ihrer Mutter erschwerte. Daher versuchte sie mit allen Mitteln, die ihr damals zur Verfügung standen, ihrer Mutter keine größere Last zu sein. Früh lernte sie, ihre eigenen Bedürfnisse zu unterdrücken und stattdessen die Gefühle ihrer Mutter hochsensibel zu deuten, um ihr Verhalten je nach dem emotionalen Zustand ihrer Mutter anzupassen. Dieser Anpassungsprozess, der in der frühen Kindheit beginnt, kann langfristig zu einem tief verwurzelten Verhaltensmuster werden. Dies kann dazu führen, dass die Person auch im Erwachsenenalter Schwierigkeiten hat, ihre eigenen Gefühle zu erkennen und konstruktiv zu regulieren, gesunde Grenzen zu setzen, und dazu neigt, sich übermäßig an andere anzupassen, um Konflikte zu vermeiden und

Anerkennung zu erhalten. So akzeptierte auch Sophie über Jahrzehnte die Affären ihres Mannes und sein sonstiges Desinteresse an ihrer Ehe. Sie hatte gelernt, sich selbst und ihre Bedürfnisse zu ignorieren, um Konflikten aus dem Weg zu gehen. Auch bei ihrem Chef stand sie nie für die Ungerechtigkeiten ein, die ihr angetan wurden. Zu sehr fürchtete sie sich vor den Konsequenzen, wenn sie anfangen würde, gesunde Grenzen zu setzen. Stattdessen betäubte sie ihren Kummer und ihren Frust heimlich mit Schokolade, in der Hoffnung, so den inneren Schmerz zu lindern, ohne sich der Realität stellen zu müssen.[23]

Menschen, die seit der Kindheit unter einem erhöhten Cortisolspiegel leiden und diesen durch die ständige Anpassung an ihr Umfeld auch im Erwachsenenalter aufrechterhalten, und die nie gelernt haben, diesen Stress konstruktiv eigenständig zu regulieren, sind anfällig dafür, nach externen Mitteln Ausschau zu halten, um ihren Stress zu kompensieren. Für viele Menschen ist dieses Mittel der übermäßige Konsum von stark zuckerhaltigen oder fettigen Lebensmitteln. Zwar sind die langfristigen Konsequenzen mit zusätzlichem Stress verbunden, dennoch empfinden die Betroffenen im Moment des Essens kurzfristig Erleichterung.[24] Das erklärt, warum es Menschen, die unter Überanpassung leiden, schwerer fällt, auf Schokolade oder Pommes zu verzichten, als Menschen, die nicht aufgrund ihrer Überanpassung unter einem chronisch erhöhten Cortisolspiegel leiden. Zwar genießt jeder Mensch den guten Geschmack und den leichten Dopaminrausch, der durch den Konsum von Zucker oder Fett entsteht, aber die Person, die unter einem konstant erhöhten Cortisolspiegel leidet, verspürt gleichzeitig noch den beruhigenden Effekt der Stressreduktion. Der gesenkte Stresspegel, den viele meiner Klienten durch das Essen für einen kurzen Moment erreichen, ist für andere Menschen der Normalzustand. Das Essverhalten hat also nichts mit mangelnder Disziplin zu tun, sondern das starke Verlangen hat viel tiefgreifendere Ursachen.

Kontrollstreben

Die Überlebensstrategie Kontrollstreben entwickeln häufig Kinder, die in instabilen Familienverhältnissen aufwachsen. Dies trifft besonders zu, wenn ein oder beide Eltern drogen- oder alkoholabhängig sind, oder unter schweren psychischen Erkrankungen wie Depressionen, Borderline-Persönlichkeitsstörung, Narzissmus oder Schizophrenie leiden. Diese

Erkrankungen treten oft schubweise und unerwartet auf, und das Verhalten der betroffenen Eltern kann je nach Tagesform stark variieren. Dadurch erleben Kinder keine regelmäßige Alltagsstruktur, die für eine gesunde Entwicklung notwendig ist, und lernen auch nicht, dass sie sich auf die Menschen in ihrem Umfeld verlassen können. Kinder brauchen Stabilität, Struktur und feste Routinen, um ein Gefühl von Sicherheit und Vorhersehbarkeit zu entwickeln. Diese klaren Erwartungen und regelmäßigen Abläufe helfen Kindern dabei, ihre Emotionen besser zu regulieren und Stress zu reduzieren. Zusätzlich fördern stabile und strukturierte Verhältnisse die kognitive Entwicklung eines Kindes. Durch wiederholte Erfahrungen in einer stabilen Umgebung können sie effektiver lernen, sich besser konzentrieren und ihre sozialen sowie kreativen Fähigkeiten besser ausbauen. Routinen wie feste Essens- und Schlafenszeiten helfen Kindern, gesunde Lebensgewohnheiten zu entwickeln und später auch einen gesunden Lebensstil beizubehalten. Zuletzt fördert eine strukturierte Umgebung auch die soziale Entwicklung eines Kindes. Hier lernen sie, wie man in einer Gruppe interagiert, sich an Regeln hält und Verantwortung übernimmt. Dies bildet die Grundlage für gesunde zwischenmenschliche Beziehungen und eine positive Integration in die Gesellschaft. Wenn ein Kind wie Sophie in unbeständigen, instabilen Familienverhältnissen aufwächst, entwickelt es starke Unsicherheiten und emotionale Instabilität. Über die Strategie des Kontrollstrebens versuchen die Betroffenen, ihr großes Bedürfnis nach Sicherheit zu stillen. Sie beginnen, ihre eigenen strengen Regeln aufzustellen und sich penibel daran zu halten, haben Schwierigkeiten, anderen Menschen zu vertrauen, und somit auch, Aufgaben zu delegieren.[25] Betroffene leiden unter zwanghafter Selbstdisziplin, und diese schreit förmlich nach einem Ventil. Nicht selten leiden die sonst so disziplinierten Menschen unter regelmäßigen Essanfällen. Das maßlose Essen gibt ihnen das Gefühl, endlich einmal loslassen zu dürfen und frei zu sein. Die kurzen Momente des maßlosen Essens sind für viele die einzige Möglichkeit, Entspannung zu empfinden.

Der Prozess des maßlosen Essens vermittelt den kontrollbedürftigen Betroffenen jedoch paradoxerweise auch ein Gefühl von Kontrolle und Vorhersehbarkeit, denn sie können sich darauf verlassen, dass sie durch das Essen unangenehme Gefühle wie Schmerz, Angst, Einsamkeit oder Traurigkeit für einen kurzen Moment betäuben und die ersehnte Entspannung erreichen können. Diese Vorhersehbarkeit befriedigt bei den Betroffenen ihr großes Bedürfnis nach Kontrolle. Genau aus diesem Grund fühlte sich Essen auch für Sophie wie ihr einziger zuverlässiger Begleiter im Leben an. Nie konnte sie sich in ihrem Leben auf andere Menschen verlassen, nie wusste sie, in welchem Zustand ihr Vater nach Hause kam oder wie es um das Nervenkostüm ihrer Mutter bestellt war. Worauf sie sich jedoch immer verlassen konnte, war das angenehme Gefühl, das das heimliche Essen ihr bescherte – auch wenn es nie von langer Dauer war. Doch der kurze Moment, in dem sie sich durch den Verzehr des Essens sicher und geborgen fühlte, konnte ihr niemand auf der Welt nehmen. Diesen Moment konnte sie sich selbst zu jeder Zeit geben, wann immer es ihr danach verlangte. Es war ihre eigene Art, Kontrolle in einer sonst so unvorhersehbaren Welt zu behalten. Auch hier ist das Essen also nicht auf Disziplinlosigkeit zurückzuführen. Vielmehr sind es die zwanghafte Selbstdisziplin und das ausgeprägte Bedürfnis nach Kontrolle, die letztlich den Kontrollverlust beim Essen auslösen.

Helfersyndrom

Das Helfersyndrom, eine Neigung, anderen intensiv und oft auf Kosten der eigenen Bedürfnisse zu helfen, kann in der Kindheit durch verschiedene familiäre Umstände gefördert werden. Kinder, die in Umgebungen aufwachsen, in denen Hilfeleistung stark belohnt wird, können lernen, dass ihr Selbstwertgefühl von ihrer Fähigkeit abhängt, anderen zu helfen. Übermäßige Verantwortung für das Wohlergehen anderer Familienmitglieder, sei es für jüngere Geschwister oder für kranke und bedürftige Angehörige, kann dazu führen, dass Kinder ihre eigenen Bedürfnisse hintanstellen und sich stark auf die Bedürfnisse anderer fokussieren. Auch wenn Eltern oder andere nahe Bezugspersonen häufig selbst anderen helfen und dies als eine wichtige Tugend darstellen, können Kinder dieses Muster übernehmen. Zudem kann das Fehlen klarer Grenzen innerhalb der Familie dazu beitragen, dass Kinder Schwierigkeiten haben, zwischen angemessener Hilfe und übermäßiger Selbstaufopferung zu unterscheiden. Diese familiären Voraussetzungen, kombiniert mit individuellen Persönlichkeitsmerkmalen, schaffen oft die Grundlage für die Entwicklung eines Helfersyndroms im späteren Leben. Menschen mit Helfersyndrom fühlen sich oft nur dann wertvoll, nützlich und geliebt, wenn sie gebraucht werden und andere Menschen auf ihre Hilfe angewiesen sind. Bei dem Versuch, anderen zu helfen, verlieren die Betroffenen nicht selten ihre eigenen seelischen und körperlichen Bedürfnisse völlig aus den Augen. Das ständige Überschreiten ihrer Grenzen und die mangelnde Selbstfürsorge führen zu einem hohen Stresspegel, den sie durch emotionales Essen zu kompensieren versuchen. Zuletzt kann das Essen auch als Ersatzbefriedigung dienen, um das Belohnungssystem im Gehirn zu aktivieren, denn oft erhalten die Betroffenen nicht die Anerkennung und Dankbarkeit, die sie sich für ihren unermüdlichen Einsatz erhoffen und auch verdient hätten. Du siehst, auch in diesem Fall liegt das starke Verlangen nach Essen nicht an einem Mangel an Disziplin, sondern hat weit komplexere psychologische und emotionale Ursachen.[26]

Fazit: Du bist ganz und gar nicht undiszipliniert

Möglicherweise erkennst du dich in einigen familiären Umständen und den daraus resultierenden Überlebensstrategien wieder. Wenn das der Fall ist, ist es besonders wichtig, dass du erkennst, dass es sich bei diesen Verhaltensweisen um Überlebensstrategien handelt und nicht um deinen Charakter. Denn genau das wird dir dein Ego erzählen und gleichzeitig alles dafür tun, an diesen vermeintlichen Charaktereigenschaften festzuhalten. Es ist nämlich davon überzeugt, dass du, nur wenn du alles perfekt machst, das brave Mädchen oder der brave Junge bist, alles unter Kontrolle hast oder anderen helfen kannst, geliebt wirst und auf dieser Welt überleben kannst. Doch das, was du für deinen Charakter hältst, ist vielmehr eine Identifikation, die durch die Angst, nicht gut genug zu sein, entstanden ist. Diese Identifikation mit einem Selbstbild, das auf einer Überlebensstrategie basiert, versperrt dir den Zugang zu deiner wahren Natur. Als Kind hast du gelernt, dich in eine Rolle zu zwängen und dich den Umständen zu Hause anzupassen. Was bei einem Kind ein überlebenswichtiger Anpassungsversuch ist, wird im Erwachsenenalter zu einem anhaltenden Stressfaktor, der wiederum emotionales Essen auslösen kann. Solange du diese »Rolle« als Teil deiner Identität verstehst, wird es schwer bis unmöglich sein, diese Verhaltensweisen langfristig zu verändern. Wenn du beispielsweise denkst, dass du übergewichtig bist, weil du undiszipliniert bist, wirst du immer versuchen, dein Gewicht durch Disziplin zu kontrollieren, ohne zu bemerken, dass das die falsche Stellschraube ist.

Damit du dich von emotionalem Essen befreien kannst, muss zunächst der Entzündungsherd gelöscht werden, der dich immer wieder zum Essen greifen lässt. Wie soll eine Diät die Lösung deines Problems sein, wenn sie dafür sorgt, dass du dich emotional noch mehr überfordert fühlst, während sie dir gleichzeitig dein emotionales Ventil entzieht? Eine Diät ändert nichts an der Tatsache, dass du dich verausgabst, keine gesunden Grenzen setzt, dich verbiegst und deine eigenen Bedürfnisse übergehst. Wenn du nur eine Diät machst, ohne dir einmal die Zeit zu nehmen, dich mit den Ursachen für dein Essverhalten auseinanderzusetzen, dann sorgt die Diät bloß für einen weiteren großen Stressfaktor in deinem Leben, der das emotionale Essen zusätzlich verstärkt. Über kurz oder lang wird der Essensdruck so übermächtig, dass du gar nicht anders kannst, als nachzugeben. Dadurch, dass du nachgibst, fühlst du dich erneut als Versager, willensschwach und undiszipliniert. Diese negativen Gefühle lösen wiederum weiteren emotionalen Hunger aus und bestärken gleichzeitig dein negatives Selbstbild.

Um aus diesem Teufelskreis auszusteigen, darfst du lernen, dich von diesen Überlebensstrategien zu lösen, und erkennen, dass du sie heute nicht mehr brauchst, auch wenn dein Ego dir das Gegenteil erzählt. Du musst weder ständig perfekt, brav und angepasst sein, noch musst du die Welt retten oder kontrollieren, um eine Daseinsberechtigung auf diesem Planeten zu haben. In einer gesunden Familie muss ein neugeborenes Baby nichts leisten und nichts sein, um von seinen Eltern bedingungslos geliebt zu werden. Nicht weil es ein Baby ist und sich nicht selbst versorgen kann, sondern weil jeder Mensch Liebe und Wertschätzung verdient hat, einfach nur weil er existiert. Wahres Selbstwertgefühl entsteht daraus, zu erkennen, dass du von Natur aus Liebe und Zugehörigkeit verdienst, dass du wertvoll bist, einfach so, wie du bist. Nicht aufgrund deiner Fähigkeiten, Leistungen oder Erfolge, sondern einfach so, wie du jetzt bist. »Ich bin wertvoll, weil ich bin.« Du und jeder andere Mensch sind wertvoll, genau so, wie sie sind. Dieser Wert ist uns, ohne dass wir etwas dafür tun mussten, in die Wiege gelegt worden, und unsere Aufgabe ist es, uns wieder daran zu erinnern und mehr auf diese Tatsache zu vertrauen anstatt auf die gegenteiligen Aussagen unseres Egos. Wenn du bisher geglaubt hast, dass du einfach undiszipliniert bist, hoffe ich, dass diese Ausführungen dir zeigen konnten, dass, auch wenn es dir schwerfällt, beim Essen ein gesundes Maß einzuhalten, nicht mangelnde Disziplin der Grund dafür ist.

Podcast-Empfehlung:

Den Podcast findest du unter dem Namen »Lifestyle Schlank« auf allen Podcast-Apps und auf meiner Webseite shinecoaching.de.

01 Du bist nicht undiszipliniert

2. ICH BIN EIN HOFFNUNGSLOSER FALL

Ein weiterer Glaubenssatz, den ich täglich von meinen Followern, Podcast-Hörern und Seminarteilnehmern höre, ist: »Ich bin ein hoffnungsloser Fall.« Besonders häufig höre ich diesen sabotierenden Glaubenssatz, kurz bevor mein zehnwöchiges Online-Coaching-Programm startet. Zu dieser Zeit erhalte ich viele E-Mails von Menschen, die sich nicht sicher sind, ob sie am Programm teilnehmen sollen, weil sie sich als hoffnungslosen Fall betrachten. Diese Nachrichten enthalten oft endlose Auflistungen von verschiedenen Diäten und Sportprogrammen, die diese Personen ausprobiert haben, ohne jemals damit erfolgreich gewesen zu sein. Sie fürchten, wieder einmal Zeit und Geld in etwas zu investieren und am Ende, WIE IMMER, erfolglos zurückzubleiben. Ihre größte Angst besteht darin, sich selbst erneut zu enttäuschen. Auch von Teilnehmenden, die diese Hürde überwunden haben und sich trotz ihrer Ängste und Selbstzweifel zum Programm angemeldet haben, höre ich in den ersten Wochen des Programms oft: »Julia, ich habe Angst, dass das Programm bei allen anderen funktioniert, nur bei mir nicht.« Oder: »Julia, wenn ich meine Ziele formuliere, fühlt es sich an, als würde ich mich selbst belügen ... Ich glaube mir selbst nicht.«

Wahrscheinlich kennst auch du diesen Gedanken, ein hoffnungsloser Fall zu sein, und die damit verbundenen Ängste und Selbstzweifel. Ich kann diesen Gedanken sehr gut nachvollziehen und werde dir auch erklären, wie er entstanden ist und warum er sich so wahr anfühlt. Aber vor allem möchte ich dir im Folgenden verdeutlichen, dass genau dieser Gedanke die Ursache dafür ist, dass das, wovor du dich fürchtest, am Ende tatsächlich eintritt. Denn Glaubenssätze haben leider die unangenehme Eigenschaft, zu selbsterfüllenden Prophezeiungen zu werden. Das liegt daran, dass unser Gehirn ständig nach Mustern sucht und Informationen entsprechend interpretiert, um unsere Überzeugungen zu bestätigen. Glaubenssätze sind Gedanken, und wie wir gelernt haben, haben diese einen direkten Einfluss auf unsere Gefühle. Unsere Gefühle beeinflussen dann wiederum unser Verhalten. Lass uns diesen Kreislauf anhand des Gedankens »Ich bin ein hoffnungsloser Fall« einmal gemeinsam durchspielen. Welche Gefühle löst dieser Gedanke in dir aus? Wie fühlt es sich an, zu glauben, dass du ein hoffnungsloser Fall bist? Ich bin mir sicher, dass dieser Gedanke keine positiven Gefühle wie Motivation, Euphorie, Tatendrang, Selbstvertrauen oder Freude in dir auslöst. Stattdessen wirst du wahrscheinlich eher Gefühle wie Traurigkeit, Ohnmacht, Demotivation, Resignation, vielleicht sogar Wut oder Ungerechtigkeit verspüren. Stell dir nun vor, wie sich diese negativen Gefühle auf dein Verhalten auswirken. Siehst du dich voller Tatendrang und Motivation dich gesund ernähren und Sport treiben oder eher demotiviert und resigniert mit einer Tüte Chips und Schokolade auf der Couch sitzen? Sehr wahrscheinlich das Letztere.

Ein Mensch, der sich hoffnungslos fühlt, wird natürlich anders handeln als jemand, der voller Zuversicht in die Zukunft blickt. Genau dieses Verhalten bestätigt dann wiederum den Glaubenssatz, ein hoffnungsloser Fall zu sein. Wenn du keine Hoffnung hast, fehlt dir der Antrieb, etwas zu ändern. Warum solltest du auch den Aufwand betreiben, wenn doch alles am Ende beim Alten bleibt? Solange du fest davon überzeugt bist, ein hoffnungsloser Fall zu sein, wirst du dies auch bleiben! Denn wie du weißt, erschaffst du über deine Gedanken deine Realität. Wie Henry Ford so schön gesagt hat: »Ob du denkst, du kannst es oder du kannst es nicht: Du wirst auf jeden Fall recht behalten.« Und das ist kein Hokuspokus oder Esoterik, sondern lässt sich durch die Wechselwirkung von Gedanken, Gefühlen und Verhalten, wie du siehst, logisch erklären.

Wenn ich in meinem Programm mit meinen Teilnehmenden an ihren Glaubenssätzen arbeite, bitte ich sie als Erstes immer, den Glaubenssatz um ein Komma und ein »weil …« zu ergänzen. Das können wir jetzt auch mal gemeinsam machen.

Ich bin ein hoffnungsloser Fall, weil …? Warum glaubst du, ein hoffnungsloser Fall zu sein? Nimm dir einen Augenblick Zeit, darüber nachzudenken. Sehr wahrscheinlich lautet deine Antwort in etwa so:

…, weil ich in der Vergangenheit schon so viel probiert habe und immer wieder gescheitert bin.

…, weil nichts von dem, was ich versucht habe, funktioniert hat.

Ich bin mir sicher, dass diese Annahme darüber, dass du denkst, ein hoffnungsloser Fall zu sein, auf vergangenen Erfahrungen beruht. Wir machen Erfahrungen, und aufgrund dieser Erfahrungen stellen wir Annahmen darüber auf, was in Zukunft passieren wird. Und weil wir aufgrund dieser Erfahrungen prognostizieren, was in der Zukunft passieren wird, geschieht durch die Wechselwirkung von Gedanken, Gefühlen und Verhalten in der Zukunft auch genau das. Dadurch machst du die nächste Erfahrung, die deinen Glaubenssatz, ein hoffnungsloser Fall zu sein, weiter verstärkt. Dieser Teufelskreis setzt sich so lange fort, bis du etwas an diesem Gedanken änderst und einen neuen Gedankensamen in den Garten deines Unterbewusstseins einpflanzt.

Fakt ist: Die Vergangenheit ist nicht die Zukunft! Wenn das der Fall wäre, würden wir alle noch in Höhlen leben, es gäbe keinen Fortschritt, und die Welt sähe seit jeher gleich aus. Doch warum erlebt unsere Welt ständig Fortschritt? Weil Menschen den Mut hatten, Fehler zu machen, zu scheitern und dennoch weiterzumachen, bis sie eine Lösung gefunden haben. Deshalb existieren Glühbirnen, Autos, Flugzeuge, Handys, das Internet und vieles mehr. Man sagt, dass Thomas Edison etwa 9.000 Versuche unternommen hat, bis die Glühbirne wirklich marktfähig entwickelt war. 9.000 Versuche?! Hast du schon 9.000 Versuche unternommen, um dein Essverhalten zu ändern oder abzunehmen? Wahrscheinlich nicht. Und wie vielfältig und kreativ waren deine Abnehmversuche in der Vergangenheit? Die meisten Menschen, denen ich in meiner Arbeit begegne, haben ihr Leben lang ausschließlich auf Diäten und Sport gesetzt, um ihr Gewicht mit viel Kraft und Disziplin zu reduzieren, ohne jemals in Betracht zu ziehen, sich mit den Ursachen ihres Essverhaltens auseinanderzusetzen. Da eine Diät ohne das Heilen der zugrunde liegenden Ursachen nicht erfolgreich sein kann, würdest du selbst nach 9.000 Diätversuchen noch nicht alle Möglichkeiten ausgeschöpft haben, um dein Problem zu lösen. Aus diesem Grund ist dein Glaubenssatz, ein hoffnungsloser Fall zu sein, weil du schon ALLES probiert hast, nicht wahr! Du könntest den Glaubenssatz deshalb auch umformulieren und dir ab heute stattdessen sagen: »Ich bin in der Lage, mich zu verändern, weil es noch so viele Möglichkeiten und Ansätze gibt, die ich noch ausprobieren kann.«

Von Intervallfasten über Low Carb, Weight Watchers, Almased und der Kohlsuppendiät hatte auch Sophie über die Jahre etliche Diäten ausprobiert, um endlich abzunehmen. Selbst wenn sie während einer Diät ein paar Kilo verlor, führte keine zu einer dauerhaften Gewichtsabnahme. Stattdessen verankerte sich der Glaubenssatz, ein hoffnungsloser Fall zu sein, immer tiefer in ihr. Bevor sie begann, sich mit den tiefer liegenden Gründen für ihr Essverhalten auseinanderzusetzen, konnte sie nicht erkennen, wie unmöglich es war, ihr Verhalten mit Diäten dauerhaft zu verändern. Denn während einer Diät fehlte es ihr nicht nur an Essen, sondern an der einzigen Form von Liebe, Geborgenheit und Sicherheit, die sie kannte. Solange Sophie nicht lernte, ihre psychischen Grundbedürfnisse auf andere Weise zu befriedigen, würde sie bei jeder Diät irgendwann an den Punkt gelangen, an dem das innere Verlangen nach ihrem Rettungsanker – dem Essen – so groß würde, dass keine Disziplin der Welt ausreichen würde, diesem Drang nicht nachzugeben.

Fazit: Solange du Hoffnung zulässt, gibt es immer einen Weg

Du bist kein hoffnungsloser Fall. Es ist nicht deine Schuld, dass die Diätindustrie dir Methoden an die Hand gibt, die langfristig gar nicht funktionieren können! Alle Methoden, die du bisher versucht hast, haben wahrscheinlich immer nur das Symptom bekämpft, sich jedoch nie mit der Ursache auseinandergesetzt. Wenn du auch unter dem Glaubenssatz leidest, ein hoffnungsloser Fall zu sein, mach den Spruch »Die Vergangenheit ist nicht die Zukunft« zu deinem Mantra. Nur weil du in der Vergangenheit bei Diäten gescheitert bist, bedeutet das nicht, dass du dich nicht verändern kannst. Es bedeutet lediglich, dass du bisher noch nicht den richtigen Ansatz für dich gefunden hast. Jedes Mal, wenn du etwas ausprobierst, das du bisher noch nicht versucht hast, hast du die Chance auf völlig neue Ergebnisse in deinem Leben.

Podcast-Empfehlung:

Den Podcast findest du unter dem Namen »Lifestyle Schlank« auf allen Podcast-Apps und auf meiner Webseite shinecoaching.de.

282 Abnehmen für hoffnungslose Fälle: Was du tun solltest, wenn du schon alles probiert hast

3. ICH BIN ZU ALT, UM ABZUNEHMEN

Immer wieder höre ich nicht nur von meinen Klienten, sondern auch von vielen meiner Freunde den Glaubenssatz: »In meinem Alter nimmt man nicht mehr so schnell ab, der Stoffwechsel funktioniert einfach nicht mehr so wie früher.« Erstaunlicherweise sagen dies sogar Menschen, die gerade erst 30 oder 40 Jahre alt geworden sind. Hinter diesem weitverbreiteten Glauben stehen zum einen persönliche Erfahrungen, zum anderen eine Vielzahl von falschen Informationen, die von der Diätindustrie geschickt verbreitet werden. Produkte, die das vermeintliche Problem des verlangsamten Stoffwechsels ansprechen, sind aufgrund der älteren und damit zahlungskräftigen Zielgruppe ein lukratives Geschäft. Unserem Ego, das sich nicht nur grundsätzlich gegen Veränderung wehrt, sondern auch gerne die Verantwortung für Probleme abgibt, kommen solche Informationen natürlich gelegen. Denn wenn der Stoffwechsel ab einem gewissen Alter sowieso nicht mehr richtig funktioniert, müssen wir schließlich auch nichts ändern, weil es ja ohnehin nichts bringen würde. Was das Ego jedoch leider wie immer außer Acht lässt, ist, dass wir weiterhin unglücklich mit unserem Essverhalten oder Gewicht bleiben werden, wenn wir nichts ändern. Deshalb erhältst du nun ein paar wissenschaftliche Fakten, die zwar dein Ego im ersten Moment wahrscheinlich mal wieder Rumpelstilzchen spielen lassen, die aber in Wahrheit eine sehr gute Nachricht sind.

Vielleicht zunächst einmal als kurze Erklärung am Rande, was der Stoffwechsel eigentlich ist: Unter dem Begriff Stoffwechsel versteht man alle biochemischen Vorgänge, bei denen der Körper aus Nahrung Energie gewinnt. Diese Energie ist notwendig, damit der Körper all seinen lebenswichtigen Funktionen nachgehen kann. Der individuelle Kalorienbedarf eines Menschen hängt von verschiedenen Faktoren wie Geschlecht, Tätigkeit, Bewegung, Schlaf, Gewicht und Alter ab. Ja, das Alter spielt eine Rolle, jedoch nicht in dem Maße, wie uns die Industrie oft glauben macht. Entscheidend für unseren Energiebedarf sind vor allem unsere Körpermasse und unsere Aktivität. Diese Faktoren haben einen weit größeren Einfluss auf unseren Kalorienbedarf als das Alter. Muskelmasse verbraucht beispielsweise mehr Energie als Fettmasse, und eine kleinere, leichtere Person benötigt weniger Energie als eine größere, schwerere Person. Auch die Art der Tätigkeit beeinflusst den Energieverbrauch erheblich – körperlich arbeitende Menschen verbrauchen mehr Energie als beispielsweise Büroangestellte.

Inwieweit das Alter einen Einfluss auf unseren Kalorienbedarf hat, haben Wissenschaftler der amerikanischen Duke-Universität mit neuen Methoden nachgemessen und sind zu überraschenden Ergebnissen gekommen: Während viele davon ausgehen, dass sich der Körper nach dem 30. Lebensjahr deutlich verändert und es leichter wird zuzunehmen, haben die Forscher herausgefunden, dass sich bis zum 60. Lebensjahr die Stoffwechselprozesse nicht wesentlich verändern. Erst nach dem 60. Lebensjahr setzen langsam Veränderungen ein, und der Kalorienverbrauch sinkt etwa um 0,7 Prozent jährlich. Das bedeutet im Klartext, dass eine 60-jährige Frau mit beispielsweise einem Kalorienbedarf von 1.800 Kalorien pro Tag gerade einmal 12,5 Kalorien weniger verbrennt, als sie das noch im Alter von 20 Jahren tat. Das bedeutet, sie müsste etwa auf den Verzehr eines Radieschens pro Tag verzichten.[27] Ist es also wirklich realistisch zu glauben, dass aufgrund dieser 0,7 %, also ca. 12,5 Kalorien pro Tag, so viele Menschen im Alter signifikante Zunahmen erleben? Selbst im Alter von 70 Jahren sprechen wir hier lediglich von 125 Kalorien pro Tag, was etwa einer Milchschnitte entspricht. Der Grund, warum so viele Menschen im Alter zunehmen, ist also nicht der Stoffwechsel, sondern – wer hätte es gedacht – viel häufiger der Gedanke »Ich bin zu alt, um abzunehmen«.

Denn wenn du davon überzeugt bist, dass du aufgrund deines Alters nicht abnehmen kannst, gibt es zwei Möglichkeiten, wie du reagierst: Entweder wagst du erst gar nicht den Versuch abzunehmen, weil du denkst, es hat sowieso keinen Sinn, oder du versuchst es und interpretierst jeden kleinen normalen Rückschlag auf dem Weg als Bestätigung deiner Überzeugung.

Dein Gehirn funktioniert ähnlich wie eine Suchmaschine im Internet. Egal, was du in die Suchleiste eingibst, du wirst passende Ergebnisse finden. Wenn du glaubst, dass man im Alter nicht abnehmen kann, wirst du wahrscheinlich nach Gründen suchen, warum das so ist, und du wirst darauf auch tausend Antworten finden. Auch wirst du deine eigenen Erfahrungen entsprechend interpretieren. Hast du beispielsweise in einer Woche »nur« 500 Gramm abgenommen anstatt des gewünschten Kilogramms, wirst du wahrscheinlich nicht denken, »Ich habe mich wohl zu wenig bewegt oder falsch gegessen«, sondern eher, »Wusste ich doch, das liegt wohl an meinem alten Stoffwechsel«. Das Resultat ist, dass du demotiviert bist und schneller aufgibst. Folglich gehst du, statt dich wie geplant gesund zu ernähren und mehr zu bewegen, wieder alten Gewohnheiten nach. Da du nicht, wie vorgesehen, deine Ernährung und Bewegung änderst, nimmst du natürlich auch nicht weiter ab oder vielleicht sogar zu. Genau in diesem Moment bestätigst du dir wieder einmal deinen Glaubenssatz »Ich bin zu alt zum Abnehmen«. Dieser verankert sich daraufhin noch tiefer in deinem Gehirn und erschwert dir den nächsten Abnehmversuch. So entsteht ein Teufelskreis, den du nur durchbrechen kannst, indem du diesen sabotierenden Gedanken durch einen neuen, motivierenden Gedanken ersetzt.

Deshalb verbanne den Gedanken aus deinem Kopf. Denke stattdessen an das, was du über den Stoffwechsel im Alter in diesem Kapitel gelernt hast, und übe dich darin, zuversichtlich zu denken, anstatt dein Abnehmvorhaben mit solchen demotivierenden Gedanken selbst zu sabotieren. Wenn das Abnehmen im Alter schwieriger erscheint, liegt das in den meisten Fällen vielmehr an Veränderungen im Lebensstil als an einem kaputten Stoffwechsel. Wenn der stressige Alltag im Berufsleben an Dynamik gewinnt, neigt die körperliche Aktivität oft dazu abzunehmen. Lange Arbeitstage, sitzende Tätigkeiten vor dem Computer und kurze Wege im Büro führen zu einem verringerten Energieverbrauch. Auch die Wochenenden gestalten sich im Erwachsenenalter bei vielen Menschen weniger aktiv als in der Jugend. Statt in Klubs zu tanzen und danach zu Fuß nach Hause zu laufen, genießt man als Erwachsener vielleicht lieber ein leckeres Essen mit gutem Wein und nimmt dann ein Taxi nach Hause. Anstatt selbst im Sportverein aktiv zu sein, verbringt man die freie Zeit am Wochenende möglicherweise damit, die Kinder bei einem Fußballspiel anzufeuern, oder liest eine Zeitschrift, während die Kinder oder Enkelkinder sich auf dem Spielplatz austoben. Mit zunehmendem Alter bewegen sich die meisten Menschen weniger, was nicht nur den Energieverbrauch senkt, sondern auch den Verlust an Muskelmasse zur Folge hat, die normalerweise zusätzlich Energie verbrennt.

Dass Gewichtszunahmen im Alter eher auf einen veränderten Lebensstil als auf einen verlangsamten Stoffwechsel zurückzuführen sind, ist eine gute Nachricht. Denn während wir den Stoffwechsel nicht beeinflussen können, haben wir die Möglichkeit, unseren Lebensstil aktiv zu verändern – auch wenn diese Erkenntnis unserem Ego zunächst nicht gefallen mag. Unabhängig vom Alter gilt immer das gleiche Grundprinzip: Abnehmen erfolgt durch ein Kaloriendefizit. Wenn du mehr Kalorien verbrennst, als du durch Nahrung aufnimmst, wirst du Gewicht verlieren. Dieses Prinzip ist unumstößlich und basiert auf den fundamentalen Gesetzen der Physiologie, die auch das Alter nicht außer Kraft setzen können. Anstatt nach Stoffwechsel-Boostern zu suchen, die deinen vermeintlich kaputten Stoffwechsel reparieren sollen, ist es viel sinnvoller, deine Zeit und Energie darauf zu verwenden, diesen Gedanken aufzulösen und einen aktiven Lebensstil trotz des Älterwerdens aufrechtzuerhalten.

Um dich abschließend weiter zu motivieren und dir zu zeigen, dass du dein Wunschgewicht unabhängig von deinem Alter erreichen kannst, möchte ich einige Erfahrungsberichte meiner Teilnehmenden mit dir teilen.

Dieses Programm war eine so wunderbare Erfahrung, dass ich mir für mich gewünscht hätte, es hätte Julia schon vor 50 Jahren gegeben. Aber auch im Jahr 2023 habe ich gelernt, dass es nie zu spät ist, sich zu verändern, und dass es auch mit über 70 möglich ist, einen Zuwachs an Lebensfreude, Wohlbefinden und Selbstliebe zu erreichen.

Almut -8 kg

Ich bin 51 Jahre alt und habe durch das LIFESTYLE SCHLANK Programm in den letzten 14 Monaten 23 kg abgenommen. Ohne Quälerei und dafür mit viel Lust und Selbstliebe! Das hätte ich niemals für möglich gehalten!

Michaela -23 kg

In den zehn Wochen habe ich für mich überraschend viele Tools und Heran gehensweisen bekommen und erlernt, an meiner persönlichen Weiterentwicklung zu arbeiten. Das habe ich nicht erwartet, mit 50 noch mal so positiv überrascht zu werden. Scheinbar ganz nebenbei habe ich dabei sieben Kilos abgenommen, ohne dass es für mich anstrengend war.

Dorothea -7 kg

Podcast-Empfehlung:

Den Podcast findest du unter dem Namen »Lifestyle Schlank« auf allen Podcast-Apps und auf meiner Webseite shinecoaching.de.

259 Abnehmen ab 40: Was du ab jetzt anders machen solltest

4. DAS IST UNFAIR, ANDERE KÖNNEN AUCH ESSEN, SO VIEL SIE WOLLEN

Unser Ego ist ständig damit beschäftigt, sich mit anderen Menschen zu vergleichen. Das ist auch kein Wunder, denn von klein auf werden wir für fast alles, was wir tun, verglichen, benotet, gemessen, be- und verurteilt. Warum kannst du nicht so ordentlich wie dein Bruder, so brav wie deine Schwester, so fleißig wie deine Freundin, so sportlich wie dein Cousin, so musikalisch wie deine Klassenkameradin oder so höflich wie der Nachbarsjunge sein? Und da wir durch unsere Vorbilder lernen, beginnen wir natürlich auch, uns selbst mit anderen zu vergleichen und auch sie zu be- und verurteilen. So wird das Leben zu einem ewigen Wettkampf: mein Haus, mein Auto, mein Boot, mein Bauch, meine Schenkel, meine Nase und so weiter. Wo auch immer du hinschaust, findest du Menschen bzw. Egos im Wettkampf und demnach auch immer Gewinner und Verlierer. Wenn du nicht die besten Noten, das größte Haus, die schönsten Haare, die schlanksten Schenkel, die größten Brüste hast, den ersten Platz machst oder das meiste Geld verdienst, gehörst du zu den Verlierern. Mark Twain hat mal gesagt: »Der Vergleich ist der Tod von Freude.« Und das ist so wahr! Das Problem beim Vergleichen ist, dass wir dazu neigen, uns immer nur in eine Richtung zu vergleichen, nämlich die Richtung, in der wir als Verlierer dastehen. Wir vergleichen uns nicht mit denen, die weniger haben, weniger können, schlechter aussehen, mehr Kilos auf die Waage bringen etc., sondern immer mit denen, die mehr haben, mehr können, besser sind, besser aussehen oder schlanker sind. Obwohl zur gleichen Zeit auf der anderen Seite genauso die Möglichkeit besteht, aus dem Vergleich als Gewinner herauszugehen. Du kannst dich mit Bill Gates vergleichen und dich arm fühlen, oder du kannst dich mit einer armen Frau in Bangladesch vergleichen und dich reich fühlen.

Da die allermeisten Menschen geprägt durch ihre Kindheit unter dem Glaubenssatz leiden, nicht gut genug zu sein, neigt das Ego dazu, den Vergleich immer nur in die Richtung zu lenken, in der es uns besonders wehtut. Denn wie wir gelernt haben, möchten wir unsere Glaubenssätze unbewusst immer wieder bestätigen. Dieses ständige Vergleichen bezeichne ich als selbstverletzendes Verhalten, das letztlich dazu führt, dass wir uns noch minderwertiger fühlen. Das Empfinden, bei jedem Vergleich schlechter abzuschneiden, führt außerdem zu einem ständigen Gefühl der Ungerechtigkeit. Man fragt sich, warum Tina einen so schlanken Bauch hat,

Markus so viel Geld besitzt und Anna eine so harmonische Beziehung führt, während man selbst nicht in ähnlicher Weise gesegnet ist. Eine bequeme Schlussfolgerung lautet: Das Leben oder Gott hat Lieblinge, und ich gehöre nicht dazu. Wie bereits erwähnt, trägt das Ego ungern die Verantwortung, sondern sucht lieber bei anderen Menschen oder den Umständen die vermeintliche Schuld. Anstatt zu denken, dass man genauso wenig essen und genauso viel Sport treiben müsste wie Tina, um einen flachen Bauch zu haben, neigt das Ego dazu zu glauben, dass Tina ihren flachen Bauch von der Natur geschenkt bekommen hat, während man selbst mit einem dicken Bauch bestraft wurde. Statt zu denken: »Wenn mein Konto genauso voll sein soll wie das von Markus, dann muss ich mir einen Job suchen, in dem ich ähnliche Verdienstmöglichkeiten habe, und genauso fleißig und hart arbeiten wie er«, glaubt das Ego lieber, dass Markus mit Geld gesegnet wurde und deshalb für einen selbst weniger übrig blieb. Glaubst du wirklich, dass das Schicksal (oder was auch immer) da seine Finger mit im Spiel hat? Es ist zutiefst menschlich, die Schuld eher im Außen als bei sich selbst zu suchen. Doch wenn wir das Leben unserer Träume verwirklichen wollen, ist es entscheidend, unser Ego zu zähmen und anzuerkennen, dass sowohl unsere bewussten als auch unbewussten Gedanken die Ergebnisse in unserem Leben beeinflussen. Natürlich können im Leben auch Dinge passieren, auf die wir keinen Einfluss haben, wie der Tod geliebter Menschen, eine Wirtschaftskrise oder eine Naturkatastrophe. Wie wir jedoch auf diese Schicksalsschläge reagieren und was wir daraus machen, liegt wieder in unserer Verantwortung.

Aber nicht nur Statussymbole, Bankkonten oder das äußere Erscheinungsbild werden verglichen. In meiner Arbeit als Coach für emotionales Essen erlebe ich es auch sehr häufig, dass Menschen ihr Essverhalten mit dem anderer Menschen vergleichen. Oft höre ich: »Das ist unfair, andere können essen, was sie wollen.« Viele sehen schlanke Menschen, die scheinbar ohne Einschränkungen genießen können, und denken, dass diese ein Privileg hätten, das ihnen selbst verwehrt sei. Fakt ist, dass jeder Mensch dem im vorherigen Kapitel besprochenen Naturgesetz der Energiebilanz unterliegt. Niemand kann dauerhaft mehr Kalorien zu sich nehmen, als er verbrennt, ohne dabei zuzunehmen. Wirklich niemand. Dieser Mythos basiert auf oberflächlichen Beobachtungen oder unüberlegten Behauptungen von schlanken Menschen und führt zu Unmut, Frustration und einem starken Gefühl der Ungerechtigkeit bei denjenigen, die mit ihrem Gewicht oder ihrem Essverhalten zu kämpfen haben. Vielleicht siehst du deine Freundin, wie sie sich beim Italiener nach der umfangreichen Antipasti noch eine Pizza und ein Tiramisu bestellt, was bei dir den Eindruck erweckt, dass sie maßlos essen könnte. Tatsächlich bist du jedoch nicht 24 Stunden an ihrer Seite und siehst nicht, dass sie vielleicht an diesem Tag nicht gefrühstückt hat, heute Morgen schon zwei Stunden im Fitnessstudio war oder generell einfach im Alltag weniger isst. Viele schlanke Menschen behaupten auch, dass sie essen könnten, was sie wollen, ohne zuzunehmen, und damit haben sie vielleicht sogar recht. Aber Achtung: Der Unterschied liegt nicht an ihrem Stoffwechsel oder den Genen, sondern an ihrem Wollen. Sie haben einfach grundsätzlich weniger das Bedürfnis zu essen als jemand, der unter emotionalem Essen leidet. Denn anders als emotionale Esser kompensieren sie ihre Gefühle nicht mit Essen, sondern verfolgen andere Strategien, um mit ihren Emotionen umzugehen. Auch diese Strategien müssen nicht zwangsläufig immer gesund und konstruktiv sein; vielleicht rauchen, trinken sie, arbeiten zu viel oder betreiben exzessiv Sport. Essen ist für sie jedoch lediglich Nahrungs- und Genussmittel.

Oft wird das aber so verstanden, als gäbe es Menschen, die mehr essen könnten als andere und dabei einfach nicht zunehmen. Und das ist ein riesengroßer Mythos, der hartnäckig in den Köpfen vieler Menschen verankert ist. Der entscheidende Punkt ist, dass der Körper als physiologisches System auf Kalorien reagiert. Wenn zwei Menschen die gleiche Menge Kalorien zu sich nehmen und verbrauchen, erleben sie ähnliche Ergebnisse in Bezug auf Gewichtszu- oder -abnahme. Wenn zum Beispiel deine schlanke Freundin dein Ess- und Bewegungsverhalten exakt übernehmen würde, würde sie höchstwahrscheinlich innerhalb eines Jahres ähnliche Herausforderungen mit dem Gewicht erleben wie du. Der einzige Unterschied ist vielleicht, wo sich das Fett ansetzt – bei einem eher in den Beinen, beim anderen im Po, am Bauch oder im Gesicht etc. Und wenn die beste Freundin noch einen Kopf größer oder kleiner ist, würde das auch einen kleinen Unterschied machen, weil ein größerer Mensch einen höheren Grundbedarf hat als ein kleiner Mensch. Die Vorstellung, dass einige Menschen essen könnten, was sie wollen, ohne Konsequenzen zu tragen, ist ein weitverbreiteter Irrglaube, der oft zu innerem Widerstand führt. Das liebe Ego fühlt sich ungerecht behandelt und rebelliert gegen die vermeintliche Ungerechtigkeit, was dazu führt, dass du, anstatt dich gesund und kalorienbewusst zu ernähren, aus Trotz noch mehr isst. Aus diesem Grund ist es wichtig, dass du dich von diesem blockierenden Gedanken befreist, dir bewusst machst, dass es sich bei diesem Gedanken um einen Irrglauben handelt, und dass du Verantwortung für dein eigenes Essverhalten übernimmst.

Podcast-Empfehlung:

Den Podcast findest du unter dem Namen »Lifestyle Schlank« auf allen Podcast-Apps und auf meiner Webseite shinecoaching.de.

58 Warum wir aufhören sollten, uns zu vergleichen

5. WENN ICH ABNEHME, VERLIERE ICH AN LEBENSQUALITÄT

Auch dieser Gedanke blockiert deine Abnahme maßgeblich. Denn wer möchte schon an Lebensqualität verlieren? Wir Menschen sind Gewohnheitstiere, und unser Ego liebt unsere Routinen und Rituale, weil sie die Notwendigkeit ständiger Entscheidungen verringern und für Vorhersehbarkeit sorgen, was ihm ein Gefühl von Sicherheit gibt. Wenn wir alte Gewohnheiten und Rituale loslassen, fühlt es sich deshalb immer so an, als würden wir an Lebensqualität verlieren. Zum einen müssen wir wieder vermehrt bewusste Entscheidungen treffen, was wir als anstrengend empfinden, und zum anderen können wir das Leben ab diesem Zeitpunkt nicht mehr so einfach vorhersehen, was unserem Ego Angst macht. In Wahrheit verwechselt das Ego also Vertrautheit mit Lebensqualität. Was das Ego allerdings ausblendet, ist, dass du durch dein Essverhalten bereits viel an Lebensqualität einbüßt. Vielleicht fühlst du dich unwohl in deinem Körper, verurteilst dich selbst für dein unkontrolliertes Verhalten, bist beim Spielen mit deinen Kindern schnell außer Atem, quälst dich täglich die Treppen hoch, schämst dich dafür, baden zu gehen oder im Sommer bei Hitze kurze Hosen oder ärmellose Shirts zu tragen, findest selten Kleidung in deiner Größe, die dir gefällt, und der Anblick im Spiegel macht dich regelmäßig traurig. Würdest du das als hohe Lebensqualität beschreiben? Wahrscheinlich nicht. Statt dich darauf zu konzentrieren, was du beim Abnehmen verlierst, solltest du deinen gedanklichen Fokus ausschließlich darauf setzen, was du gewinnst.

Ein neues Essverhalten zu erlernen, bedeutet am Anfang sicherlich ein Gefühl der Einschränkung, allein schon deshalb, weil du nicht mehr uneingeschränkt das tun kannst, was du immer getan hast. Es wird sich jedoch nicht immer so anfühlen, denn wir Menschen sind wie gesagt Gewohnheitstiere. Mit der Zeit wirst du deine neuen Gewohnheiten genauso schätzen und lieben lernen wie die alten. Versprochen! Veränderung erfordert anfangs immer einen gewissen Energieeinsatz, aber dieser Einsatz ist eine Investition, bei der du am Ende mehr zurückbekommst, als du eingesetzt hast. Also, anstatt dich auf das zu konzentrieren, was du vielleicht verlieren könntest, öffne dich für das, was du durch Veränderung gewinnen wirst: ein aktiveres Leben, körperliches Wohlbefinden, das Gefühl, dass du mit dir selbst im Reinen bist, sprich mehr Selbstliebe, freie Gedanken, die sich nicht mehr ständig um das Essen oder deine Figur drehen, und das Wissen, dass du in der Lage bist, deine Zukunft aktiv selbst zu gestalten.

Podcast-Empfehlung:

Den Podcast findest du unter dem Namen »Lifestyle Schlank« auf allen Podcast-Apps und auf meiner Webseite shinecoaching.de.

86 Vier Schritte, mit denen du deine Lebensqualität erhöhst

6. ICH MUSS ABNEHMEN

Was ich in meiner Arbeit als Coach auch häufig höre, ist der Glaubenssatz »Ich MUSS abnehmen«. Ich frage dann immer: Wer sagt das? Niemand zwingt dich, abzunehmen, Sport zu machen oder dich gesünder zu ernähren. Du kannst dein Leben lang so weitermachen, und es wird keinen Menschen geben, der dich davon abhalten kann. Du solltest dir also bewusst machen, dass du das freiwillig tust. Du MUSST nicht abnehmen.

»Müssen« ist ein Wort, das unser Ego automatisch in einen Rebellen verwandelt. Sobald du glaubst, etwas zu müssen, wirst du dich instinktiv dagegen wehren. Wenn du in dir das Bedürfnis nach Veränderung spürst, bedeutet das, dass du abnehmen WILLST. Du hast lediglich das Gefühl zu müssen, weil dein Ego dir erzählt, dass du so, wie du bist, nicht gut genug bist oder noch besser sein könntest, wenn du unserem gesellschaftlich total absurden Schönheitsideal entsprechen würdest. Die Wahrheit ist jedoch, dass du schon immer gut genug warst, so, wie du bist, und dass du nicht abnehmen musst, um diesen Zustand zu erreichen. Du solltest nicht abnehmen, weil du denkst, dadurch deinen Wert als Mensch zu steigern, sondern um dich von destruktiven Verhaltensweisen zu befreien, die dich davon abhalten zu erkennen, wer du wirklich bist. Sobald nicht mehr deine ganze Energie darauf geht, dir Gedanken um das Essen und deine Figur zu machen, kannst du dein wahres Potenzial entfalten und das Leben leben, das du dir wünschst. Du nimmst nicht ab, um »schön« zu sein, sondern um frei, gesund und du selbst zu sein. Du stellst deine Ernährung nicht um, um anderen Menschen etwas zu beweisen, sondern um die Verantwortung und Kontrolle über dein eigenes Leben zu übernehmen. Sobald du es schaffst, deine Einstellung diesbezüglich zu verändern, und erkennst, dass du nicht musst, sondern es aus Liebe zu dir selbst willst, wird dir das Abnehmen plötzlich viel leichter fallen. Denn, wie meine Kollegin Karin Kuschik so schön sagt: »Wollen ist wie müssen, nur freiwillig.«

Podcast-Empfehlung:

Den Podcast findest du unter dem Namen »Lifestyle Schlank« auf allen Podcast-Apps und auf meiner Webseite shinecoaching.de.

145 Wie du es schaffst, Abnehmen nicht mehr als Kampf zu empfinden

Das waren die sechs häufigsten Glaubenssätze, die mir in meiner Arbeit mit Menschen, die unter emotionalem Essen leiden, immer wieder begegnen. Solltest du dich in einem oder mehreren dieser Glaubenssätze wiedererkannt haben, mach dir in Zukunft immer wieder bewusst, dass es sich dabei lediglich um Gedanken handelt, die dich von der Erreichung deines Ziels abhalten.

Als Sophie endlich erkannte, dass der Gedanke, undiszipliniert und folglich ein hoffnungsloser Fall zu sein, der Samen war, aus dem ihr Übergewicht weiter wuchs, und dass sie diesen Gedanken nicht länger akzeptieren musste, begann ein wahrhaft magischer Prozess. Der Entschluss, sich nicht länger als undiszipliniert zu sehen, ließ sie aufhören, sich in Selbstvorwürfen und Selbstzweifeln zu verstricken. Stattdessen stellte sie sich eine neue Frage: »Wenn es mir nicht an Disziplin fehlt, was fehlt mir dann wirklich?« Diese neue, urteilsfreie und lösungsorientierte Frage ließ sie zum ersten Mal tief in sich selbst blicken und erkennen, welche Bedürfnisse sich hinter ihrem starken Verlangen zu essen verbargen. Dieser Moment markierte den Wendepunkt ihrer Geschichte. Ohne dieses Verständnis hätte sie weiterhin im Dunkeln getappt, nicht gewusst, wo sie ansetzen sollte, um ihr Essverhalten nachhaltig zu verändern, und weiterhin die Lösungen in den neuesten Diäten gesucht. Doch durch das Erkennen, was ihr wirklich fehlte, wusste sie, dass die Antwort nicht in einer weiteren Diät lag, sondern darin, zu lernen, wie sie ihre Bedürfnisse auf gesunde und konstruktive Weise stillen konnte. Anstatt sich weiterhin in der Spirale von Selbstkritik und Diäten zu verlieren, entschied sie sich, einen neuen Weg einzuschlagen – den Weg zu sich selbst.

»Dein schlimmster Feind kann dich nicht so sehr verletzen wie deine eigenen unbewachten Gedanken. Aber wenn du sie einmal gemeistert hast, kann dir niemand so hilfreich zur Seite stehen wie sie – nicht einmal dein Vater und deine Mutter.«

(Buddha)

Wahrscheinlich hast du jedoch auch noch ganz individuelle Glaubenssätze, die dich innerlich blockieren. Um diesen auf die Schliche zu kommen, frage dich:
Warum glaube ich, dass ich nicht abnehmen kann?
Nimm dir einen Stift und notiere mindestens fünf Gedanken, die dir dabei in den Sinn kommen.

Die Antworten, die du auf diese Frage bekommst, sind deine ganz persönlichen Glaubenssätze. Und auch wenn sie sich für dich absolut logisch und wie die einzige Wahrheit anfühlen, mach dir bewusst, dass es einfach nur Gedanken sind – und dass du die Macht hast, deine Gedanken frei zu wählen. Erinnerst du dich daran, wie du dir zu Beginn des Buches das Auto, den Baum und den Hund vorgestellt hast? So wie du die Macht hattest, dir bewusst diese Dinge vorzustellen, besitzt du immer die Fähigkeit, aus den Zigtausenden Gedanken, die wie am Fließband kontinuierlich durch deinen Kopf ziehen, diejenigen auszuwählen, die dich bei der Erreichung deines Ziels unterstützen. Das erfordert jedoch die Fähigkeit, deine Gedanken und ihre Auswirkungen kontinuierlich achtsam zu reflektieren. Ab dem Moment, in dem du die Position eines Beobachters einnimmst und deine Gedanken bewusst betrachtest, kannst du sie auch verändern. Den ersten großen Schritt in diesem Prozess hast du mit dieser Übung gerade getan: Du bist dir einiger deiner sabotierenden Gedanken bewusst geworden, die dich in der Vergangenheit daran gehindert haben, dein Ziel zu erreichen. Nun ist es an der Zeit, diese Gedanken zu verändern. Wie könntest du die fünf persönlichen Glaubenssätze, die du gerade enttarnt hast, umformulieren? Was könntest du stattdessen denken? Zum Beispiel: Anstatt zu denken, »Ich kann nicht abnehmen, weil es noch nie funktioniert hat«, könntest du denken »Ich kann abnehmen, weil ich mich diesmal sowohl mit der Ernährung als auch mit den Ursachen für mein Essverhalten auseinandersetze«. Oder anstelle von »Ich kann nicht abnehmen, weil ich zu alt bin«, könntest du denken »Ich kann in jedem Alter abnehmen, wenn ich meinen Kalorienbedarf nicht überschreite«. Schreibe diese positiven Formulierungen unbedingt auf, damit sie sich einprägen.

Versuche ab jetzt im Alltag, wenn Ängste, Zweifel oder das Gefühl der Demotivation in dir aufkommen, einen Schritt zurückzutreten und deine Gedanken aus der Position deines wahren Selbst – dem Beobachter dieser Gedanken – zu betrachten. Wähle dann ganz bewusst neue Gedanken, die dir Mut machen, dich motivieren und stärken. Mach dir immer wieder bewusst, dass du nicht deine Gedanken bist, sondern Gedanken hast – und dass du die Fähigkeit besitzt, selbst zu bestimmen, welche Gedanken du in den Garten deines Unterbewusstseins pflanzen möchtest.

WUNDER-RITUAL #3: TÄGLICHE WUNDERSÄTZE

Wann: Fünfmal über den Tag verteilt
Wie oft: Täglich

Wir denken täglich etwa 60.000 Gedanken – leider ist der Großteil davon negativ. Diese negativen, täglichen, sabotierenden Gedanken kannst du dir wie negative Affirmationen vorstellen, mit denen du den Garten deines Unterbewusstseins kontinuierlich mit Samen für Unkraut bepflanzt. Mit der vorherigen Übung im Wunder-Workbook hast du bildlich gesprochen bereits fleißig Unkraut gejätet. Jetzt ist es an der Zeit, deinen Garten mit den Samen zu bepflanzen, aus denen die Blumen wachsen werden, die du dir wünschst. Eine wunderbare und sehr wirkungsvolle Methode, um selbstsabotierenden Gedanken entgegenzuwirken, sind positive Affirmationen. Positive Affirmationen sind selbstbejahende, klar und positiv formulierte Sätze. Laut oder leise wiederholt ausgesprochen, versorgen sie das Unterbewusstsein mit neuen, positiven Informationen und helfen dabei, es Schritt für Schritt umzuprogrammieren. Deshalb solltest du ab heute beginnen, dein Unterbewusstsein täglich mit positiven Affirmationen neu auszurichten.

Erweitere dafür dein Morgenritual um eine zusätzliche Minute: Formuliere eine positive Affirmation und schreibe sie in deinem Tagebuch unter die positive Intention für den Tag. Diese Affirmation soll dich über den Tag begleiten, deshalb solltest du sie mindestens fünfmal wiederholen. Um dich an deine Affirmation zu erinnern, kannst du dir beispielsweise einen Handywecker stellen und im Betreff die Affirmation eintragen. Eine weitere Möglichkeit ist, sie auf Post-its zu schreiben und an Orten anzubringen, an denen du häufig vorbeikommst, sei es am Kühlschrank, am Spiegel, am Computerbildschirm, an der Süßigkeitenschublade oder im Autoradio.

Achte wie bei der positiven Intention auch hier darauf, die Affirmation positiv zu formulieren:

- Ich bin stark und weiß, dass ich das kann.
- Ich verdiene es, mich wohl in meinem Körper zu fühlen.
- Ich vertraue auf meine Fähigkeit, neue Gewohnheiten zu etablieren.

- Ich bin auf dem Weg, meine Ziele zu erreichen, und genieße jeden Schritt.
- Ich entscheide mich für Ruhe und Gelassenheit.
- Ich habe die Kraft und den Willen, auch in schwierigen Zeiten durchzuhalten.
- Ich liebe und akzeptiere mich so, wie ich bin.

WUNDER-RITUAL #4: DAS WUNDER DER EMOTIONALEN FREIHEIT (EFT)

Wann: Immer, wenn du an deiner Fähigkeit, dein Ziel zu erreichen, zweifelst
Wie oft: So oft wie nötig

Die Klopftechnik (EFT, Emotional Freedom Technique) ist eine wundervolle Methode, um neue Glaubenssätze zu verankern oder positive Affirmationen zu verstärken. Die Methode basiert auf der sogenannten Energiepsychologie, die davon ausgeht, dass das menschliche Energiesystem eine zentrale Rolle für das körperliche und seelische Wohlbefinden spielt. Körperliche und seelische Probleme stören den natürlichen Energiefluss im Körper, und die blockierte Energie erschwert wiederum die Heilung. Solange die Energie im Körper frei fließt, ist der Mensch gesund. Blockaden im Energiesystem können zu physischen und emotionalen Problemen führen. EFT setzt an diesen Blockaden an, indem es bestimmte Akupunkturpunkte (Meridiane) mit sanftem Klopfen stimuliert und den Energiefluss wiederherstellt. Durch das Klopfen werden Spannungen im Körper gelöst, der Parasympathikus wird aktiviert, was wiederum das Nervensystem beruhigt und das emotionale Gleichgewicht fördert. In einem solch entspannten Zustand können negative Glaubenssätze, Ängste und andere blockierende Energien leichter transformiert werden. Zusätzlich unterstützt EFT den Prozess der positiven Veränderung, indem es neue, positive Gedanken und Gefühle in das Körpergedächtnis integriert. Während des Klopfens wird Oxytocin, das sogenannte Bindungs- und Kuschelhormon, ausgeschüttet. Dieses Hormon fördert das Gefühl von Vertrauen und Wohlbefinden und trägt dazu bei, dass sich die neuen positiven Glaubenssätze oder Affirmationen tiefer in deinem Körper verankern und langfristig im Unterbewusstsein verfestigen. EFT hat sich als effektive Methode erwiesen, um emotionale Blockaden zu lösen und eine positive Veränderung zu fördern, da es nicht nur auf der kognitiven, sondern auch auf der körperlichen Ebene wirkt.

Um die Klopftechnik gleich auszuprobieren, habe ich eine kostenlose Videoanleitung aufgenommen, in der wir die positive Affirmation »Ich glaube an mich und an meine Fähigkeit, mein Wunschgewicht zu erreichen« klopfen und damit tief in deinem Unterbewusstsein verankern.

EFT-Videoanleitung

Du findest die EFT-Videoanleitung im Bonusmaterial zum Buch – über diesen Link oder QR-Code.
https://shinecoaching.de/ww-bonus

Suche dir einen Ort, an dem du ungestört und in Ruhe für eine Weile verweilen kannst. Sieh dir das Video an und folge meinen Anweisungen. Sei offen und neugierig und spüre die wunderbare Wirkung, die sich mit jeder Runde der Klopftechnik entfaltet.

WUNDERWOCHE TAG 3: ERLAUBE DIR ZU FÜHLEN

»Du bist das, was du deinem Gefühl nach bist, und du bekommst das, was du bist. Also fühle das, was du fühlen würdest, wenn du schon im Besitz dessen wärst, was du dir wünschst, dann muss sich dein Wunsch verwirklichen. Lebe in dem Gefühl, der zu sein, der du sein willst, dann wirst du dieser Mensch sein.«

(Neville Goddard)

Damit aus einem Samen eine gesunde Pflanze werden kann, braucht es nicht nur einen fruchtbaren Boden, sondern auch die richtigen Wachstumsbedingungen wie Sonnenlicht und Regen. Damit aus dem Samen deines Traums, der nun auf dem fruchtbaren Boden deines Glaubens gepflanzt ist, Realität werden kann, braucht es noch eine entscheidende Bedingung: deine Gefühle. Diese sind wie das Sonnenlicht und der Regen, die für das Wachstum und die Verwirklichung unerlässlich sind. Dabei solltest du wissen, dass die Energie, die von deinen Gefühlen ausgeht, um ein Vielfaches stärker ist als die Energie, die ausschließlich durch deine Gedanken erzeugt wird. Untersuchungen des HeartMath Institutes haben gezeigt, dass die elektrische Kraft des Herzsignals (EKG) bis zu 60-mal stärker ist als das elektrische Signal des Gehirns (EEG). Das magnetische Feld des Herzens ist sogar 5.000-mal stärker als das des Gehirns. Wir senden über unser Herz also wesentlich mehr Energie aus als über unser Gehirn.[28] Solltest du in der Vergangenheit bereits eifrig geträumt und an der Auflösung deiner Glaubenssätze gearbeitet haben, sich deine Wünsche jedoch trotzdem nicht erfüllt haben, liegt es wahrscheinlich daran, dass du zwar mit dem Verstand theoretisch daran glaubst, deinen Traum verwirklichen zu können, dich aber noch nicht mit dem Gefühl verbinden konntest, als hätte sich dein Traum bereits erfüllt. Ohne dass du dich hier und heute bereits so fühlst, als wäre das, was du dir wünschst, schon eingetreten, kann sich dein Wunsch nicht erfüllen. Was du jetzt deshalb lernen darfst, ist, dich in deiner Vorstellung so zu fühlen, als hättest oder wärst du bereits das, was du dir wünschst.

DER VORSTELLUNGS-REALITÄTSEFFEKT

Dein Gehirn kann nicht zwischen Realität und Vorstellung unterscheiden. Das liegt daran, dass beim intensiven Vorstellen dieselben Gehirnareale aktiviert werden wie bei einer tatsächlichen Erfahrung. Das Gehirn funktioniert durch neuronale Muster, die elektrische und chemische Signale zwischen Nervenzellen übermitteln, und diese Muster unterscheiden sich nicht, ob du dir etwas vorstellst oder tatsächlich erlebst. Auch dein limbisches System, das für Emotionen zuständig ist, wird bereits beim Denken aktiviert, wodurch sich die Vorstellung genauso real anfühlen kann wie das tatsächliche Erlebnis.[29] Dieses Phänomen kennst du zum Beispiel, wenn du vollkommen in einen Film oder ein Buch vertieft bist und so stark mit den Hauptdarstellern mitfühlst, dass du in einer traurigen Szene selbst Tränen in den Augen hast oder in einem spannenden Moment vor Angst den Atem anhältst. Aber auch im positiven Sinne kennst du dieses Phänomen. Bestimmt hast du schon einmal einen Urlaub gebucht oder eine Karte für ein Konzert gekauft und warst ab dem Moment des Kaufs aufgeregt und voller Freude, obwohl das Ereignis noch gar nicht eingetreten ist. Oft ist die Vorfreude sogar ein stärkeres Gefühl als der Moment, in dem du tatsächlich das erhältst, was du dir wünschst. Nicht umsonst sagt man, Vorfreude ist die schönste Freude.

Genauso solltest du das auch mit deinem Abnehmwunsch machen. Du darfst dich heute schon so sehr freuen, als hättest du dein Wunschgewicht bereits erreicht. Wenn dir das bisher nicht gelungen ist, liegt das möglicherweise daran, dass du dir selbst dem Leben nicht genug vertraust. Denn warum empfindest du intensive Vorfreude, sobald du einen Urlaub buchst oder ein Konzertticket bestellst? Weil du absolut sicher bist, dass diese Erlebnisse, obwohl sie in der Zukunft liegen, definitiv eintreten werden. Du würdest zum Beispiel weniger Vorfreude empfinden, wenn du den Urlaub zwar planst, dein gewünschtes Hotel jedoch ausgebucht ist und du lediglich auf der Warteliste stehst und nur dann verreisen wirst, falls ein anderer Gast absagt. Die damit einhergehende Unsicherheit würde deine Vorfreude trüben. Ähnlich verhält es sich, wenn es dir bisher schwerfällt, dein Wunschgewicht voller Vorfreude zu erwarten, weil du an der Erreichung dieses Ziels zweifelst.

Denke jetzt einmal an deinen Wunsch, abzunehmen und dein Gewicht anschließend zu halten, und frage dich ganz ehrlich: Glaubst du nur vom Verstand her, dass es theoretisch möglich ist, oder bist du auch mit deinem Herzen zu 100 % überzeugt, dass du dieses Ziel definitiv erreichen wirst? Wenn du gefühlstechnisch nicht zu 100 % von der Erreichung deines Ziels überzeugt bist, sendet nur dein Gehirn elektromagnetische Wellen aus, während dein Herz – das Gefühlszentrum – deine wirkliche Überzeugung, also deine Ängste und Zweifel, mit 5.000-mal größerer Stärke ins Universum sendet. Wenn du innerlich zweifelst oder Angst vor Enttäuschung hast, kannst du dir wünschen, was du willst: Die Kraft dieser tief schwingenden Emotionen, die aus deiner Herzregion ausgestrahlt werden, wird immer erheblich stärker sein als der Wunsch, den du vom Verstand her sendest. Dein Unterbewusstsein hält deine Befürchtungen und Zweifel fälschlicherweise für einen Arbeitsauftrag und macht sich daran, die »gewünschten« Hindernisse, Verzögerungen, Einschränkungen und Enttäuschungen herbeizuführen. Wenn du von der Erfüllung deines Wunsches träumst und schon nach ein paar Sekunden deine Ängste und Zweifel das Ruder übernehmen, ist das vergleichbar damit, einen Samen zu pflanzen und ihn nach nur wenigen Minuten wieder auszugraben. Du musst deinen positiven Gedanken die Chance geben, in deinem Herzen Wurzeln zu schlagen und zu wachsen. Es kann sich also nur das in deinem Leben erfüllen, woran du nicht nur mit dem Verstand, sondern auch aus tiefstem Herzen glaubst.

DAS GESETZ DER SCHWINGUNG

Diese Tatsache lässt sich durch ein weiteres der sieben universellen Gesetze erklären: das Gesetz der Schwingung. Es besagt, dass alles in einem ständigen Fluss der Veränderung und Bewegung ist. Diese Bewegung nennen wir Schwingung, und die Geschwindigkeit dieser Schwingung wird

Frequenz genannt. Deine Gedanken und Gefühle erzeugen bestimmte Schwingungen und sorgen dafür, dass du Schwingungen auf der gleichen Frequenz wieder empfängst. Die elektromagnetischen Wellen, die durch deine Gedanken und Gefühle erzeugt werden, sind nicht nur auf deinen Körper beschränkt, sondern reichen weit in dein Umfeld hinein und interagieren mit allem, was dich umgibt.[30] Alle potenziellen Erfahrungen existieren als elektromagnetische Möglichkeiten im Quantenfeld. Das bedeutet, es gibt unzählige potenzielle elektromagnetische Möglichkeiten für dein Leben, die bereits als energetische Frequenzmuster existieren. Aus der Perspektive der Quantenphysik müssen wir als Beobachter unseren Seinszustand und unsere elektromagnetische Frequenz an die potenzielle Realität im Quantenfeld anpassen. Sobald unsere eigene Frequenz und Schwingung mit diesem elektromagnetischen Potenzial im Feld übereinstimmen, ziehen wir diese potenzielle Realität an und manifestieren sie in unserem Leben.[31] Das bedeutet, wenn es dir gelingt, deinen Seinszustand im Hier und Jetzt so zu verändern, dass du dich bereits heute so fühlst, als wäre dein Wunsch schon erfüllt, dann befindest du dich auf der richtigen Frequenz, um dein Ziel im wirklichen Leben zu manifestieren. Sogar Einstein sagte: »Gleiche dich der Frequenz der Realität an, die du möchtest, und du kreierst diese Realität. Das ist keine Philosophie, das ist Physik!«

WIE ICH, OHNE ES ZU WISSEN, MEINEN BERUFLICHEN ERFOLG MANIFESTIERTE

Als ich anfing, mich mit der Kunst des Manifestierens zu beschäftigen, und immer wieder las, dass man sich so fühlen sollte, als hätte man seinen Wunsch bereits verwirklicht, fiel es mir anfangs schwer, zu begreifen, was damit gemeint war. Doch plötzlich, während einer Autofahrt, erinnerte ich mich an die Anfangsphase meiner Selbstständigkeit als Coach. Als ich mein Unternehmen Shinecoaching gründete, hatte ich noch keine Ahnung von der Kunst des Manifestierens. Dennoch war ich damals aus irgendeinem Grund felsenfest davon überzeugt, dass mein Ansatz, emotionales Essen aufzulösen, indem man sich mit den Ursachen des eigenen Essverhaltens auseinandersetzt, sein inneres Kind heilt und seine Selbstliebe stärkt, Menschen, die jahrelang in der Diätfalle gefangen waren, helfen würde. Meine

Überzeugung war so stark, dass ich keinen einzigen Moment daran zweifelte. Wenn ich mit Freunden über die Anfangsphase meiner Selbstständigkeit spreche, vergleiche ich sie oft mit dem Gefühl, frisch verliebt zu sein. Meine Aufregung und Begeisterung waren so groß, und ich war so dankbar für die Idee, die sich mir eröffnet hatte, dass ich jeden Morgen schon vor meinem Wecker um 6 Uhr aufwachte und es kaum erwarten konnte, dass der Tag begann, damit ich weiter an meinem Konzept arbeiten konnte. Bevor ich im wahren Leben jemandem mit meiner Methode überhaupt weitergeholfen hatte, fühlte ich mich allein durch die Idee zu meinem Konzept so, als hätte ich die Diätindustrie bereits revolutioniert.

Wenn ich heute daran zurückdenke, finde ich es selbst erstaunlich, aber ich fühlte mich damals wirklich so, als hätte ich bereits Tausenden Menschen geholfen, sich von emotionalem Essen zu befreien. Und das, obwohl ich weder sicher sein konnte, dass meine Methode funktionieren würde, noch wusste, wie ich diese große Zahl an Menschen überhaupt erreichen sollte. Ich hatte keinerlei Erfahrung mit Social Media, wusste nicht, wie man eine Website oder einen Podcast erstellt, wie man ein Buch schreibt und veröffentlicht oder Live-Webinare hält. Ich hatte damals wirklich keine Ahnung und wusste nicht, welche Schritte erforderlich waren, um dorthin zu gelangen, wo ich heute bin. Was ich jedoch zum Glück hatte, war Vertrauen. Ich war sicher, dass ich alle Fähigkeiten, die ich brauchte, Schritt für Schritt und zur richtigen Zeit erlernen würde. Dieses Vertrauen gab mir Halt und ließ meine Ängste und Zweifel gar nicht erst aufkommen, und so konnte die Energie meines Herzens frei fließen. Meine Vision fühlte sich nicht wie ein mögliches Ereignis in der Zukunft an, sondern wie die gegenwärtige Realität. Ich habe damals nicht gehofft, irgendwann an diesen Punkt zu kommen, sondern fühlte mich so, als wäre dies schon geschehen.

Und nichts und niemand konnte mich von dieser Überzeugung abbringen. Viele Menschen in meinem Umfeld haben damals tatsächlich versucht, mich davon zu überzeugen, dass meine Idee Quatsch sei, oder zumindest, dass es schier unmöglich wäre, sie zu realisieren. Zwar habe ich ihre Worte gehört, aber sie konnten nichts an meinem Gefühl ändern. Da ich mein Ziel gedanklich und emotional schon erreicht hatte, wunderte ich mich nur darüber, dass sie nicht das Gleiche sehen konnten wie ich. Als man mir sagte, dass nur 10 % der Menschen, die eine Coaching-Ausbildung machen, es auch schaffen, ihren Lebensunterhalt durch Coaching zu verdienen, wusste ich, dass das für mich nicht galt. Denn in meiner Vorstellung war ich ja bereits ein erfolgreicher Coach. Erst vor Kurzem erzählte mir eine gute Freundin, dass sie damals erstaunt war, wie unbeirrbar ich in meinem Glauben war, dass ich erreichen würde, was ich mir wünschte. Sie gab zu, dass auch sie anfänglich an meiner Idee gezweifelt hatte, doch ihre Bedenken verflogen in dem Moment, als sie spürte, dass meine Vision für mich bereits eine Tatsache war. Um ehrlich zu sein, waren meine Gefühle damals sogar noch intensiver als die tatsächlichen Gefühle, als dann alles genauso oder noch besser kam, wie ich es mir vorgestellt hatte.

Heute, nachdem ich mit meinem Coaching-Konzept tatsächlich schon Zehntausenden Menschen geholfen habe, nachhaltig und ohne Diät ihr Wunschgewicht zu erreichen, vier Bücher veröffentlicht und einen der erfolgreichsten Podcasts in Deutschland gelauncht habe, fühle ich mich tatsächlich weniger erfolgreich als damals, als ich noch davon geträumt habe. Denn um dort anzukommen, wo ich heute bin, habe ich ja einen Weg zurückgelegt. Ich bin nicht plötzlich aufgewacht, und alles war so, wie ich es mir gewünscht habe. Nein, ich bin die Schritte, die sich mir auf dem Weg aufgetan haben, Schritt für Schritt gegangen. Dadurch waren die Ergebnisse schließlich keine Überraschung mehr, sondern die logische Konsequenz aus meinem Handeln. Das heißt nicht, dass ich nicht unendlich dankbar und glücklich darüber bin, dass sich mein Wunsch erfüllt hat. Was ich damit einfach nur deutlich machen möchte, ist, dass die Fantasie davon, wie es sein wird, sogar noch intensivere Gefühle hervorrufen kann als das eigentliche Eintreten eines Ereignisses. Vielleicht kennst du das noch aus der Schule: Während der Prüfungsphase hast du ständig vom Ende der Klausuren und dem Beginn der Sommerferien geträumt und konntest diesen Moment kaum erwarten. Als die Ferien dann endlich anfingen, hast du dich natürlich gefreut, aber ich wette, dass dieses Gefühl nie so intensiv war wie in deiner Vorstellung während der Prüfungsphase.

Auch als ich dabei war, mein erstes Buch zu schreiben, fühlte ich mich bereits wie eine echte Autorin, obwohl das Buch noch nicht einmal fertig war und ich auch noch keinen Verlag gefunden hatte, der es veröffentlichen würde. Und auch wenn mir das etwas peinlich ist zuzugeben, war ich damals, während ich die ersten paar Zeilen meines ersten Buches schrieb, schon stolz auf die Tatsache, eine echte Autorin zu sein, obwohl diese Tatsache im damaligen Moment noch gar nicht der äußeren Realität entsprach. Auch damals war ich im Vergleich zu heute, nachdem ich bereits vier Bücher veröffentlicht habe und einige davon sogar Bestseller wurden, stolzer auf mich als heute. Jetzt, da ich weiß, welche Schritte erforderlich sind, um erfolgreich zu manifestieren, erkenne ich, dass genau diese Fähigkeit, mich bereits damals erfolgreich zu fühlen, der Grund dafür ist, dass ich mittlerweile auch erfolgreich mit meinem Unternehmen und als Autorin bin. Auch ohne genaues Wissen über die Prinzipien der Manifestation habe ich damals instinktiv die richtige Vorgehensweise gewählt. Das bedeutet nicht, dass ich nicht auch schon Dinge manifestiert habe, die ich ganz und gar nicht wollte, aber in diesem Fall habe ich intuitiv alles richtig gemacht. Das intensive und uneingeschränkte Träumen, der unerschütterliche Glaube an meine Idee, das große Vertrauen in meine Lernfähigkeit und die Tatsache, dass ich mich damals bereits so fühlte, als wäre all das, was ich mir wünschte, schon eingetreten, waren die grundlegenden Voraussetzungen, ohne die ich niemals überhaupt für meinen Traum losgegangen wäre.

SETZE DEINEN KÖRPER UND GEIST AUF SEINE WERKSEINSTELLUNGEN ZURÜCK

Alles, was mit unserer Energie resoniert, verwirklicht sich in unserem Leben. Sobald du es schaffst, dich heute schon schlank zu fühlen, wirst du schlank werden. Da du gelernt hast, dass die Realität nur aus den 0,00001 % manifestierter Materie besteht – also dem, was du mit deinen fünf Sinnen wahrnehmen kannst – und die 99,99999 % Energie, aus der alles besteht, außer Acht lässt, könnte es sein, dass die Tatsache, dass du im gegenwärtigen Moment in der äußeren Welt noch nicht schlank bist, Widerstände in dir auslöst, die es dir erschweren, dich heute schon schlank zu fühlen. Wenn du dich nur auf deinen Verstand, also dein Ego, verlässt, das die Welt ausschließlich über deine Sinne wahrnimmt, wirst du im gegenwärtigen Moment nur einen Körper sehen, der dir nicht gefällt und der deine gegenwärtigen Gedanken und Gefühle negativ beeinflusst. Erinnere dich deshalb daran, dass Materie – also auch dein Körper – nichts anderes ist als eine Form von Energie, deren Schwingung so stark verlangsamt wurde, dass sie für die Sinne sichtbar und greifbar geworden ist. Dein Körper ist also kein statischer Zustand, sondern vielmehr Energie, die momentan auf einer bestimmten Frequenz schwingt – einer Frequenz, die du durch deine Gedanken und Gefühle erzeugst.

Um dir dies zu verdeutlichen, schau nun einmal an dir selbst herunter. Ist das exakt der gleiche Körper wie vor 10, 15 oder – je nachdem, wie alt du bist – 20 oder sogar 30 Jahren? Stell dir vor, wie viele Körper du seit deiner Geburt bereits bewohnt hast. Als du auf die Welt gekommen bist, hattest du den Körper eines Babys, der sich stark von dem Körper unterschied, den du während deiner Zeit im Kindergarten bewohnt hast. Dieser wiederum hatte wenig mit dem Körper zu tun, in dem du deine Pubertät verbracht hast, und noch weniger mit dem Körper, den du heute bewohnst. Der Körper, den du heute bewohnst, ist ein völlig anderer. Fast jede Zelle deines Körpers ist neu und hat nichts mehr mit den Zellen zu tun, die deinen Körper als Baby, Kleinkind oder Jugendlichen ausmachten. Die Mehrheit der Zellen in deinem Körper hat die Fähigkeit, sich selbst zu erneuern. Unser Körper befindet sich in ständiger Veränderung, und jedes Gewebe im Körper erneuert sich nach seinem eigenen Zeitplan. Dein Skelett erneuert sich etwa alle zehn Jahre. Deine Magenschleimhaut erneuert sich alle fünf Tage, die oberste Hautschicht etwa alle zwei bis vier Wochen. Unsere Geschmacksknospen erneuern sich alle ein bis zwei Wochen, und unser Blut erneuert sich alle paar Monate. Unsere Hornhautzellen im Auge regenerieren sich etwa alle sieben Tage. Die DNA in unseren Zellen wird ständig repariert und erneuert.[32] Es gibt also eine unsichtbare Intelligenz in deinem Körper, die ständig alte Zellen austauscht und durch neue ersetzt. Das bedeutet, dass du im Prinzip ständig einen neuen Körper herstellst. Um was es mir bei diesen Ausführungen geht, ist, dir bewusst zu machen, dass du offensichtlich nicht identisch mit deinem jetzigen Körper bist. Dein »Ich« bleibt bestehen, während du durch verschiedene Körper gehst, die sich im Laufe deines Lebens ständig erneuern und verändern. Wo ist dein 16-jähriger Körper heute? Er ist aus der physischen Welt verschwunden, genauso wie jeder Körper, den du im Verlauf deines Lebens bewohnt hast. Und so wird auch dein jetziger Körper bald nur noch eine Erinnerung sein. Welche Form er in der Zukunft annimmt, entscheidest du heute, denn dein Körper und dein Geist sind nicht voneinander getrennt, sondern bilden eine untrennbare Einheit. Die beiden Systeme können entweder getrennt oder miteinander arbeiten.

Die Wechselwirkung zwischen Geist und Körper lässt sich sehr vereinfacht so erklären: Wenn du einen Gedanken hast, wird dieser durch das zentrale Nervensystem (Gehirn und Rückenmark) verarbeitet und weitergeleitet. Diese Gedanken beeinflussen das autonome (unbewusste) Nervensystem, das für die Regulierung vieler körperlicher Funktionen zuständig ist. Das autonome Nervensystem wird also durch emotionale Reaktionen auf Gedanken aktiviert. Auf diese Weise manifestiert sich jeder Gedanke und jedes Gefühl, und je häufiger bestimmte Gedanken und Gefühle auftreten, desto eher manifestieren sie sich schließlich als körperliche Symptome. Wenn du zum Beispiel an etwas denkst, was das Gefühl von Stress in dir auslöst, kannst du bemerken, wie sich deine Muskeln anspannen, deine Herzfrequenz steigt und sich deine Atmung verändert. Denkst du regelmäßig solche stressigen Gedanken, führen diese körperlichen Reaktionen auf lange Sicht zu Symptomen wie Magengeschwüren, chronischen Muskelverspannungen oder Erkrankungen wie Diabetes, Migräne oder auch Übergewicht.[33] Gedanken und Emotionen haben also einen direkten Einfluss auf unseren Körper. Ein anschauliches Beispiel, das du sicherlich kennst und das die Verbindung von Körper und Geist perfekt verdeutlicht, ist die Vorstellung, in eine saure Zitrone zu beißen. Schon der bloße Gedanke daran lässt dich möglicherweise das Gesicht verziehen oder mehr Speichel produzieren. Allein der Gedanke ruft also eine körperliche Reaktion hervor. Auch der Placeboeffekt verdeutlicht, wie stark Gedanken unseren Körper beeinflussen können.[34]

Dein Körper ist also nicht die Ursache für dein Gewicht, sondern verkörpert lediglich die Auswirkung deiner Gedanken. Dein Körper und dein Geist sind als perfektes Ökosystem auf die Welt gekommen. Das Problem ist, dass dein Verstand aufgrund äußerer Einflüsse und der Erfahrungen, die du in deinem Leben gesammelt hast, seine Werkseinstellung vergessen und sich im Laufe der Jahre fehlprogrammiert hat. Deshalb ist der Schlüssel zur Heilung, deinen Geist wieder auf seine Werkseinstellung zurückzusetzen. Dadurch wird automatisch auch dein Körper auf seine Werkseinstellungen, Vitalität und Gesundheit zurückgesetzt. Während du exzessiv Süßigkeiten, Fast Food oder Alkohol konsumierst, bist du einfach nicht der Mensch, der du eigentlich bist. Aus diesem Grund fühlen wir uns in solchen Momenten auch oft wie ferngesteuert. Wir fühlen uns wie Marionetten, die Dinge tun, von denen wir eigentlich wissen, dass sie uns schaden. Und das liegt daran, dass du irgendwann in deinem Leben, wahrscheinlich schon ziemlich früh, vergessen hast, wer du wirklich bist, und dich mit lauter destruktiven

Gedanken identifizierst wie zum Beispiel »Ich bin nicht gut genug / nicht liebenswert / nicht sicher / nicht geliebt« etc. Um die negativen Gefühle, die diese Gedanken auslösen, zu ertragen, hast du im Essen Hilfe gesucht. Dein impulsgesteuertes Essverhalten, das dich dazu führt, wie ferngesteuert eine Tüte Chips zu öffnen, die dann in einem Essanfall endet, ist ein Zeichen dafür, dass du dich selbst verloren hast. Denn wenn du in dem Moment du selbst wärst, würdest du nicht etwas tun, von dem du genau weißt, dass es dir schadet. Weil du nicht bei dir bist, sondern auf Rettung im Außen wartest, glaubst du dem Essen, das sich gerade als dein Freund ausgibt, dass es dich retten wird. Die Dysfunktionalität besteht also zunächst in deinem Kopf, wirkt sich dann auf deine Gefühle aus und schließlich auf dein Verhalten, was sich als Übergewicht an deinem Körper manifestiert. Dein Körper ist immer ein Spiegel deiner Seele. Dein wahres Ich wurde von der Natur perfekt programmiert und weiß genau, was dein Körper braucht, um gesund und vital zu sein. Deine Aufgabe ist es also, zu deinem natürlichen Zustand zurückzufinden und dich an dein wahres Ich zu erinnern. Dein wahres Ich ist bereits schlank und gesund. Sobald du dich an dein wahres Ich erinnerst, werden sich auch deine Zellen wieder an ihre Werkseinstellungen erinnern. Dann bist du, wer du wirklich bist und schon immer warst: ein perfektes, vollkommenes, liebenswertes, wertvolles und heiles Ökosystem.

Als ich die Idee zu Shinecoaching hatte, war ich in der äußeren Welt auch noch nicht Coach oder Autorin. Auch ich hätte Millionen von Argumenten finden können, warum ich das nicht bin oder jemals sein werde. Doch mein Wunsch war so groß, dass ich beschloss, die aktuellen Umstände, die ich über meine Sinne wahrnehmen konnte, zu ignorieren und stattdessen in eine neue Dimension außerhalb meiner Sinne einzutreten. In dieser Dimension, sprich in meiner inneren Welt, war ich bereits das, was ich mir wünschte zu sein. Weil ich mich aktiv dafür entschieden habe, spürte ich, dass das, was ich mir vorstellte, nicht erst in der Zukunft geschehen würde, sondern bereits jetzt meine Realität war. Mein Traum für die Zukunft war für mich schon ein Fakt.

Genauso sicher, wie du dir bist, dass du einen Flug, den du heute buchst, auch tatsächlich antreten wirst, war ich mir sicher, dass ich mit meiner Methode einmal ein erfolgreicher Coach sein werde. Auch wenn du beim Ticketkauf noch nicht im Flugzeug sitzt, sondern vielleicht auf deinem Schreibtischstuhl oder der Couch, ist deine bevorstehende Reise für dich dennoch bereits eine feststehende Tatsache, oder? Die Tatsache, dass meine Zukunft als Coach und Autorin für mich in der damaligen Gegenwart bereits ein Fakt war, ist der Grund dafür, warum sie sich heute in meiner äußeren Welt verwirklicht hat. Eine neue Realität beginnt damit, dass du etwas in deiner Vorstellung verankerst und dein Leben ab diesem Moment so gestaltest, dass es dieser neuen Sichtweise entspricht. Da ich mich damals bereits wie ein erfolgreicher Coach fühlte, habe ich mich auch so verhalten, wie es ein erfolgreicher Coach tun würde. Denn wir wissen, nichts hat so einen großen Einfluss auf unser Verhalten wie unsere Gefühle. Da ich mich ab diesem Moment wie ein erfolgreicher Coach verhielt, führte das dazu, dass ich heute auch tatsächlich ein erfolgreicher Coach bin.

Wenn du dich heute wirklich von ganzem Herzen schon schlank fühlst, kannst du dir sicher sein, dass du dich ab sofort auch wie ein schlanker Mensch verhalten wirst. Diese Tatsache wird dazu führen, dass du bald auch in der äußeren Welt schlank sein wirst. Deshalb solltest du deine Vorstellungskraft ab heute darauf trainieren, zu akzeptieren, dass alles, was du dir vorstellst, nicht erst in der Zukunft geschieht, sondern bereits jetzt deine Realität ist. Lerne, den Anschein, die Umstände, alle Beweise deiner Sinne und die Argumente deines Egos zu missachten, die dich von der Erfüllung deines Wunsches abbringen. Ignoriere deine Sinne vorübergehend, damit sie dir nicht länger einreden, dass das, was du für deine Realität hältst, auch tatsächlich deine Realität ist. Das bedeutet nicht, dass du anderen etwas vormachst oder dich selbst belügst. Vielmehr fordert es deinen Geist heraus, seine schöpferische Kraft zu entfalten, anstatt dich auf physische Beweise zu verlassen. Genau darum geht es, wenn wir von Transformation sprechen. Das Wort »Transformation« setzt sich aus »Form« und »trans« zusammen, wobei »trans« bedeutet, über die Form hinauszugehen. Mach dir bewusst, dass die Person, die du werden möchtest, ab dem Moment existiert, ab dem du sie in einer Dimension außerhalb deiner fünf Sinne erschaffst. Sobald du sie in dieser Dimension, also in deiner Fantasie, erschaffen hast, ist es nur noch eine Frage der Zeit, bis du sie auch in der Dimension deiner fünf Sinne wahrnehmen kannst.

WUNDER-WORKBOOK TAG 3: ERSTELLE DEIN PERSÖNLICHES WUNDERBOARD

Ein Wunderboard ist mein persönlicher Begriff für ein Visionboard, denn es ist für mich viel mehr als eine Sammlung von Bildern, Zitaten, Worten und Symbolen. Es ist eine wundervolle Möglichkeit, deinem Traum schon heute eine sichtbare Form zu geben und ihn für deine Sinne erlebbar zu machen. Es unterstützt dich beim Manifestieren, indem es eine Brücke zwischen deiner inneren Welt und der äußeren Realität schlägt. Es macht deine Vision sichtbar und greifbar, was dich dabei unterstützt, dich emotional mit deinem Ziel zu verbinden. Wie du bereits erfahren hast, »denkt« dein Unterbewusstsein in Bildern. Deshalb haben auch externe Bilder eine starke Wirkung auf dein Unterbewusstsein. Wenn du auf ein Bild schaust, das dich inspiriert oder einen bestimmten Zustand wie Freude, Selbstbewusstsein oder Freiheit darstellt, reagiert dein Gehirn automatisch, indem es sich an ähnliche positive Erlebnisse erinnert und die damit verbundenen Gefühle weckt. Das Wunderboard zeigt dir, wie dein Leben aussieht, und ermöglicht es dir, deine mentale Vorstellung bereits heute in der physischen Welt zum Ausdruck zu bringen. Jedes Mal, wenn du dein Wunderboard ansiehst, wirst du dich sofort wieder mit dem Gefühl verbinden, dein Ziel bereits erreicht zu haben. Dieses Gefühl steigert deine Motivation und hilft dir, inspiriert und voller Zuversicht in Aktion zu bleiben. Deshalb lass uns gleich mit der Erstellung deines Visionboards beginnen!

DAS BENÖTIGST DU, BEVOR DU ANFÄNGST:

Einen wunderbaren Raum:

Suche dir einen ruhigen Ort, an dem du dich wohlfühlst und kreativ sein kannst. Sorge dafür, dass du genug Platz hast, um deine Materialien auszubreiten und zu arbeiten.

Wundermaterialien:

- Ein großes Blatt Papier, ein Plakat, ein Holzbrett oder Karton, eine Leinwand, ein großer Bilderrahmen oder einfach nur Platz an einer Wand.
- Zeitschriften, Bilder, Fotos oder Ausdrucke aus dem Internet.
- Schere und Kleber oder Pinnnadeln.
- Marker, Stifte oder Post-its für persönliche Notizen und Zitate.

Schritt 1: Definiere dein wundervolles Ziel

Dein Ziel hast du bereits am ersten Tag definiert. Wichtig ist es, dass du es dir vor der Erstellung deines Wunderboards noch einmal vor Augen führst. Lies dir dafür deine Wunderworkbook-Notizen von Tag 1 noch einmal durch.

Schritt 2: Wähle wundervolle Worte und Bilder aus

Jetzt ist es Zeit, kreativ zu werden und deine Ziele und Visionen in Form von Bildern, Zitaten, Texten, Fotos und Illustrationen zu sammeln. Hier kannst du nach Herzenslust alles verwenden, was deine Ziele nach deinem Gefühl visuell widerspiegelt. Achte darauf, dass die Bilder und Worte dich inspirieren und emotional berühren. Suche nach Zitaten, Affirmationen oder Texten, die deine Wünsche verstärken und dir ein Gefühl der Erfüllung vermitteln.

Schritt 3: Füge wundervolle persönliche Elemente hinzu

Füge gerne auch persönliche Elemente hinzu, wie zum Beispiel alte Fotos, Erinnerungen an gesunde Gewohnheiten oder Aktivitäten sowie Momente, in denen du dich besonders selbstbewusst gefühlt hast. Schreibe auch eigene Affirmationen, Sprüche oder positive Gedanken auf dein Wunderboard.

Schritt 4: Erschaffe dein Wunderboard

Beginne damit, die Bilder und Zitate auf deine gewählte Basis für das Visionboard zu kleben oder zu pinnen. Achte darauf, eine Anordnung zu finden, die sich für dich stimmig anfühlt. Es geht nicht um Perfektion, sondern darum, deine Vision sichtbar zu machen und mit positiven Gefühlen zu verbinden.

Schritt 5: Finde einen magischen Ort für dein Wunderboard

Nachdem du dein Wunderboard erstellt hast, finde einen wunderbaren Platz, an dem du es aufstellen oder aufhängen kannst. Es sollte ein Ort sein, an dem du täglich vorbeikommst, sodass du deine Ziele und Visionen immer vor Augen hast und sie sich tief in deinem Unterbewusstsein verankern können. Du wirst merken, wie sich dein Leben auf wundersame Weise verändert.

Bonus-Wundermittel Dankbarkeit: Jedes Mal, wenn du an deinem Visionboard vorbeigehst, bedanke dich in Gedanken dafür, dass deine Vision und deine visualisierten Träume für dich in Erfüllung gehen.

Schritt 6: Aktualisiere dein Wunderboard von Zeit zu Zeit

Wenn du im Alltag neue Bilder, Zitate oder Affirmationen entdeckst, die dich inspirieren und emotional ansprechen, kannst du dein Wunderboard jederzeit ergänzen oder Elemente austauschen. Auch wenn du dein Wunderboard auf zeitliche Ziele ausgerichtet hast, kann eine regelmäßige Aktualisierung sinnvoll sein, um die Entwicklung deiner Visionen stets aktuell und lebendig zu halten.

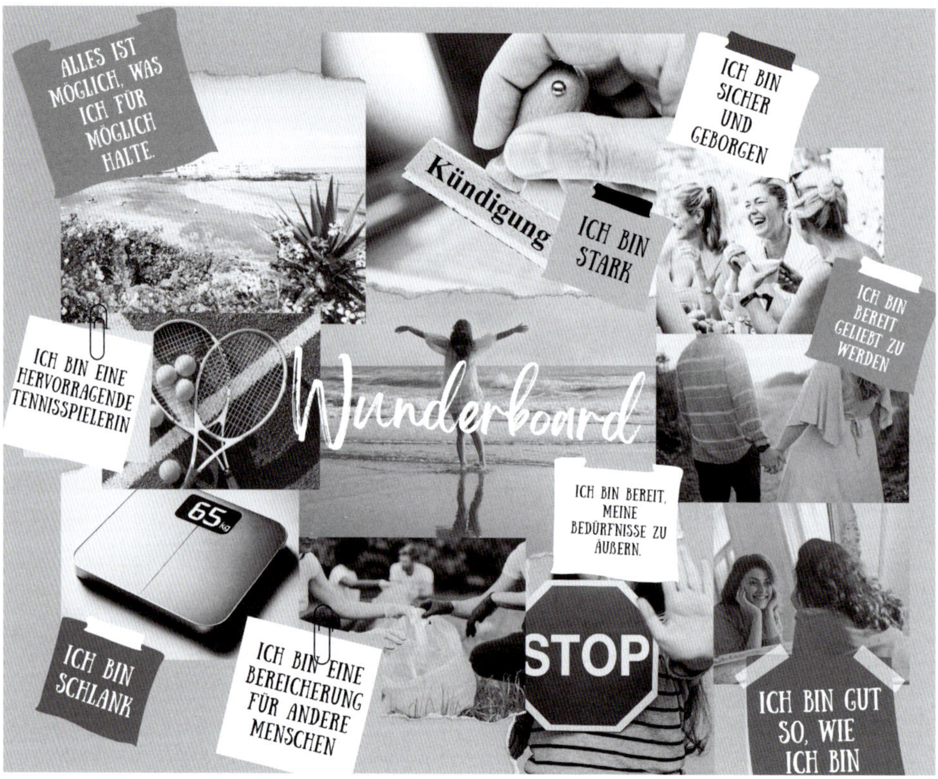
ALLES IST MÖGLICH, WAS ICH FÜR MÖGLICH HALTE.
Kündigung
ICH BIN SICHER UND GEBORGEN
ICH BIN STARK
ICH BIN BEREIT GELIEBT ZU WERDEN
ICH BIN EINE HERVORRAGENDE TENNISSPIELERIN
Wunderboard
ICH BIN BEREIT, MEINE BEDÜRFNISSE ZU ÄUßERN.
65 kg
ICH BIN SCHLANK
ICH BIN EINE BEREICHERUNG FÜR ANDERE MENSCHEN
STOP
ICH BIN GUT SO, WIE ICH BIN

*Sophie war so lieb, ihr persönliches Wunderboard als Inspiration für die Leserinnen und Leser meines Buches zur Verfügung zu stellen.

WUNDER-RITUAL #5: VISUALISIERE DEINE WUNDER-VOLLE ZUKUNFT

Wann: Immer, wenn du Motivation benötigst
Wie oft: Mindestens einmal pro Woche

Eine weitere sehr effektive Methode, um dich mit deinen Gefühlen zu verbinden, ist die Technik der Visualisierung. Visualisierung ist eine Meditationstechnik, bei der du deine Fantasie aktiv nutzt, um dir zukünftige Ereignisse in ihrem optimalen Verlauf vorzustellen. Während du visualisierst, betrittst du eine neue Dimension – die Dimension deines neuen Ichs. Du versetzt dich gedanklich und emotional in einen neuen Seinszustand. Wie du bereits erfahren hast, kann dein Körper nicht zwischen Gedanken und Realität unterscheiden. Aus diesem Grund schüttest du während der Visualisierung deiner Träume die gleichen Botenstoffe aus, die du auch ausschütten würdest, wenn du dein Ziel bereits erreicht hättest, was dazu führt, dass du dich während der Visualisierung auch genauso fühlen wirst. Das Schöne daran ist, dass dieses Gefühl nicht mit dem Ende der Visualisierungsübung stoppt, sondern darüber hinaus bestehen bleibt.

Wie du mittlerweile gut weißt, verhalten wir uns immer entsprechend unseren Gefühlen. Wenn du dich also nach der Visualisierungsübung glücklich, selbstbewusst, schlank und gesund fühlst, wirst du dich auch automatisch anders verhalten, als wenn du dich demotiviert, pessimistisch oder ängstlich fühlst. Der durch die Visualisierungsübung erzeugte neue Gefühlszustand führt zu neuen Entscheidungen. Diese Entscheidungen bewirken wiederum neue Erfahrungen und Resultate, die schließlich eine neue Realität erschaffen. Wenn du dich deiner Fantasie wirklich voll hingibst, dir alles genau so vorstellst, wie du es dir wünschst, es schaffst, keine Ängste und Zweifel aufkommen zu lassen, und dich hier und heute schon so fühlst, als hättest du dein Wunschgewicht bereits erreicht, wirst du dein Ziel erreichen. Die lebhafte Vorstellung deines Wunsches erzeugt im Hier und Jetzt die Gefühle, die entscheidend für den Erfolg deiner Manifestation sind. Um das Visualisieren zu üben, habe ich eine kostenlose Audio-Visualisierungsübung für dich aufgenommen.

Audio-Visualisierungsübung

Du findest die Audio-Visualisierungsübung im Bonusmaterial zum Buch – über diesen Link oder QR-Code.
https://shinecoaching.de/ww-bonus

Suche dir einen Ort, an dem du für eine Weile ungestört bist. Lass dich von meinen Worten dazu anleiten, dich so zu fühlen, als hättest du dein Ziel bereits erreicht. Wiederhole die Visualisierungsübung mindestens einmal pro Woche und zusätzlich immer dann, wenn du merkst, dass deine Motivation nachlässt.

WUNDER-RITUAL #6: WUNDER-MANIFESTATIONSSONG – ICH STRAHLE HELL WIE EIN STAR

Wann: Immer, wenn du Motivation benötigst
Wie oft: Mindestens einmal täglich

Nichts hat eine so magische Wirkung auf unsere Stimmung wie Musik. Sie besitzt die wundervolle Fähigkeit, uns von einem Moment auf den anderen in einen positiven Zustand zu versetzen. Wissenschaftliche Studien zeigen, dass Musik direkt auf das limbische System wirkt, das für unsere Emotionen zuständig ist. Besonders Musik mit positiven, aufbauenden Melodien kann unser Gehirn stimulieren, Endorphine und andere Glückshormone freizusetzen, was uns ein Gefühl von Freude und Zufriedenheit vermittelt. Wenn diese Musik nun auch noch mit kraftvollen Worten begleitet wird, erreichen diese auf direktem Weg unser Unterbewusstsein und verankern die positiven Gedanken und Affirmationen dort.[35] Musik hat somit die Kraft, uns in die richtige emotionale Stimmung zu versetzen, um unsere Ziele zu manifestieren und das gewünschte Ergebnis zu visualisieren. Aus diesem Grund habe ich einen wundervollen Manifestationssong für dich aufgenommen, der dir helfen soll, dich täglich mit dem Gefühl zu verbinden, dein Ziel bereits erreicht zu haben.

Wunder-Manifestationssong

Du findest den Song im Bonusmaterial zum Buch – über diesen Link oder QR-Code.
https://shinecoaching.de/ww-bonus

Höre den Manifestationssong mindestens einmal täglich und zusätzlich immer dann, wenn du merkst, dass deine Motivation nachlässt.

Podcast-Empfehlung:

Den Podcast findest du unter dem Namen »Lifestyle Schlank« auf allen Podcast-Apps und auf meiner Webseite shinecoaching.de.

215 Wie du dir das Leben deiner Träume manifestierst

WUNDERWOCHE TAG 4: ERLAUBE DIR HEUTE SCHON, DER MENSCH ZU SEIN, DER DU SEIN WILLST

DIE MAGISCHE WIRKUNG DER WORTE »ICH BIN«

Da wir alle aus einer schöpferischen Quelle stammen, tragen wir auch alle einen Teil dieser Essenz in uns – und damit die Fähigkeit, selbst zu erschaffen. Du bist der Schöpfer deines Lebens, und durch die Worte, die du wählst, um dich selbst zu beschreiben, erschaffst du dich selbst. Deshalb sind die zwei mächtigsten Worte, die du beim Manifestieren verwenden kannst, die Worte »Ich bin«. Jedes Wort, das du wählst, um »Ich bin« fortzuführen, bestimmt darüber, wer du bist. Dein ganzes Leben lang warst du einem Konditionierungsprozess ausgesetzt, der eine Denkweise mit vielen »Ich bin nicht«-Formulierungen geprägt hat: Wenn du keine Einsen nach Hause gebracht hast, hast du geschlussfolgert »Ich bin nicht intelligent genug«. Warst du beim Sport nicht der oder die Beste, kam der Gedanke auf »Ich bin nicht sportlich«. Warst du nicht so schlank wie deine beste Freundin, dachtest du »Ich bin dick«. Hast du mehr gegessen als deine Schwester, folgerte daraus »Ich bin ein Vielfraß«. Wurdest du viel kritisiert, glaubtest du »Ich bin nicht richtig«. Bekamst du zu wenig Aufmerksamkeit von deinen Eltern, dachtest du »Ich bin nicht gut genug«. Du schaust in den Spiegel, vergleichst dich mit Influencerinnen auf Instagram und denkst »Ich bin nicht schön genug«. Zerbricht deine Beziehung, kommt der Gedanke »Ich bin nicht liebenswert«. Dies sind nur einige Beispiele von konditionierten »Ich bin nicht«-Formulierungen, die die meisten von uns nutzen, um sich selbst zu beschreiben.

Diese »Ich bin nicht«-Sätze wiederholst du im Laufe deines Lebens unzählige Male, sodass sie fester Bestandteil deiner Realität werden. Ein Großteil deines Selbstbildes ist eine Fiktion, beruhend auf Überzeugungen, die unwahr sind. Die Welt, so wie du sie kennst und erlebst, basiert auf unendlich vielen Illusionen, die dir total real erscheinen, aber nur, weil du dich mit diesen Illusionen einverstanden zeigst und dein Leben danach ausrichtest. Doch dass du dieses Buch in den Händen hältst, zeigt, dass du dich nicht länger mit diesen Illusionen abfindest, sondern tief in dir spürst, dass du weit mehr bist, als du bisher von dir gedacht hast. Mach dir bewusst, dass du immer das bist, was du denkst, zu sein. Schon Buddha sagte sinngemäß: »Das, was du heute denkst wirst du morgen sein.« Das bedeutet, wenn du heute beginnst, neue Gedanken über dich zu denken, wirst du schon morgen jemand anderes sein. Deshalb ist es eigentlich egal, wer du heute bist, wer du warst oder woher du kommst. Die einzige wichtige Frage, die du dir stellen solltest, ist: Wer willst du auf dieser Welt sein? Denn das ist das Einzige, was du beeinflussen kannst.

Als Kinder haben wir nicht das Privileg, uns diese Frage zu stellen. Von Tag eins unserer Geburt an werden wir bombardiert mit bereits bestehenden Meinungen, Glaubenssätzen, Wertvorstellungen, Erwartungen, Regeln und Normen. Wir werden vielleicht von unseren Eltern gefragt, was wir werden wollen, wenn wir groß sind. Doch wenn unsere Antwort Sängerin, Schauspieler oder Schriftstellerin war, erlebten vermutlich viele, wie unsere Eltern dies als unsinnig abgetan haben, gefolgt von einer ausführlichen Erklärung, warum wir das niemals erreichen werden. Im Unterschied zu deiner Kindheit hast du als Erwachsener die Freiheit, bewusst zu wählen, wer du in dieser Welt sein möchtest. Und dieser Prozess beginnt damit, dass du ab heute damit anfängst, die Worte »Ich bin« achtsam zu wählen, und dir bewusst machst, dass alles, was diesen Worten folgt, zu deiner Realität wird. Denn Menschen handeln stets im Einklang mit ihrem Selbstbild. Unser Gehirn ist rund um die Uhr damit beschäftigt, Eindrücke und Erfahrungen zu analysieren, zu bewerten und ihnen eine Bedeutung zu geben – immer basierend auf den eigenen inneren Überzeugungen.

Wenn du den Glaubenssatz hast, »Ich bin nicht gut genug«, wird dein Gehirn ständig nach Beweisen suchen, die diesen Glauben bestätigen. Wenn dein Chef deine Arbeit aufgrund eines eigenen Fehlers kritisiert, wirst du die Situation nicht objektiv betrachten können. Stattdessen wirst du dich in deinem Glaubenssatz, nicht gut genug zu sein, bestätigt fühlen. So wie Sophie wirst auch du unbewusst immer wieder Menschen anziehen, die dich nicht ausreichend wertschätzen, wodurch sich dein Glaubenssatz weiter festigt. Ebenso wirst du deinen Körper entsprechend dieser Überzeugung behandeln, was dazu führt, dass auch deine aktuelle körperliche Verfassung dir selbst beweist, dass du anscheinend nicht gut genug bist. Stell dir vor, in deinem Gehirn gibt es einen Scheinwerfer, der nur auf die Aspekte Licht wirft, die du für wahr hältst, während alles andere im Dunkeln bleibt. Informationen, die im Widerspruch zu deinem Selbstbild stehen, werden von deinem Gehirn ausgeblendet und existieren daher nicht in deiner Realität. Das bedeutet jedoch nicht, dass sie nicht existieren – du kannst sie nur nicht sehen.

Die gute Nachricht ist, dass du selbst der Lichttechniker hinter dem Scheinwerfer bist und bestimmen kannst, auf welche Aspekte du das Licht richten möchtest. Alles, was du bisher nicht wahrgenommen hast, war die ganze Zeit schon da – du hast es nur nicht gesehen, weil dein Scheinwerfer kein Licht darauf gerichtet hat. Entscheide dich heute, deinen Scheinwerfer weg von dem zu richten, was du anscheinend nicht bist, und stattdessen auf alles zu richten, was du sein möchtest. Auf diese Weise erschaffst du eine neue Realität. Mach dir bewusst, dass du bereits alles bist, was du erreichen möchtest. Wenn du heute damit beginnst, neue Formulierungen zu nutzen, um dich selbst zu beschreiben, richtest du den metaphorischen Scheinwerfer deiner Gedanken auf das, was du wirklich sein willst. So entstehen eine neue Wahrnehmung und letztendlich eine neue Realität.

Wie kraftvoll es ist, sich gedanklich und gefühlstechnisch in einen »Als-ob-Zustand« zu versetzen, zeigt auch ein Experiment der Harvarduniversität, das 1979 von der Psychologin Ellen Langer durchgeführt wurde. In diesem Experiment sollten zehn 75-jährige Männer in einem Erholungszentrum so tun, als wäre das Jahr 1959, also 20 Jahre früher. Sie wurden mit entsprechender Kleidung aus dieser Zeit ausgestattet, erhielten Zeitschriften aus dieser Zeit und sogar einen Ausweis mit ihrem Foto als 55-Jährige. Man wollte herausfinden, ob die Art, wie wir uns wahrnehmen, unseren Alterungsprozess tatsächlich beeinflussen kann. Die Probanden wurden sowohl vor dem Experiment gründlich ärztlich untersucht als auch danach. Das Erstaunliche ist, dass sich bereits nach einer Woche die Körperhaltung, Wahrnehmung, Kognition und das Kurzzeitgedächtnis beim überwiegenden Teil der Männer verbessert hatten. Sie waren gelenkiger, und Bewegungen fielen ihnen leichter. Auch ihre Handkraft und Körperhaltung hatten sich merklich verbessert. Ihr durchschnittliches Sehvermögen stieg um zehn Prozent, ebenso verbesserten sich ihre Leistungen bei Gedächtnistests und ihr Intelligenzniveau. Zudem sahen sie im Durchschnitt drei Jahre jünger aus als noch vor einer Woche.[36]

Das Experiment zeigt, wie stark unsere Vorstellungskraft unsere Realität beeinflussen kann – nicht nur unsere Psyche, sondern auch unseren Körper. Wenn all diese körperlichen Veränderungen innerhalb einer Woche auftreten, in der die Teilnehmer sich als 20 Jahre jünger ausgaben, sei gespannt, was passiert, wenn du dich offen und voll und ganz auf die Wunderwoche einlässt.

Podcast-Empfehlung:

Den Podcast findest du unter dem Namen »Lifestyle Schlank« auf allen Podcast-Apps und auf meiner Webseite shinecoaching.de.

219 Teil 1: So findest du dein wahres Selbst und erfüllst dir deine Träume

WUNDER-WORKBOOK TAG 4: ERLEBE DAS WUNDER DES LOSLASSENS DEINES FALSCHEN SELBST

Mach dir heute zunächst alle deine »Ich bin nicht«-Gedanken bewusst.
Was denkst du jeden Tag darüber, wer du nicht bist? Schreibe im ersten Teil alles auf, was dir einfällt. Im zweiten Teil ersetzt du diese Formulierungen dann mit dem Gegenteil.
Beispiel:

- »Ich bin nicht gut genug« wird zu »Ich bin genau richtig«
- »Ich bin nicht liebenswert« wird zu »Ich bin geliebt«
- »Ich bin nicht schlank genug« wird zu »Ich bin schlank«
- »Ich bin nicht schön genug« wird zu »Ich bin schön so, wie ich bin«
- »Ich bin undiszipliniert« wird zu »Ich bin frei«

Streiche alle gedanklichen und ausgesprochenen »Ich bin nicht«-Formulierungen für immer aus deinem Kopf und konzentriere dich stattdessen auf das, was du sein willst. Sobald du mit neuen Formulierungen beschreibst, wer du bist, und beschließt, auf dieser Basis zu leben, wird sich deine Realität verändern.

Ich bin nicht ...	Stattdessen bin ich ...

WUNDER-RITUAL #7: ICH BIN – ERWECKE DAS WUNDER DEINES WAHREN SELBST

Wann: Morgens, direkt nach dem Aufstehen
Wie oft: Täglich

Diese Übung gehört zu meinem persönlichen Morgenritual, und ich liebe sie von Herzen. Sie weckt nicht nur jeden Morgen positive Gefühle in mir und lässt mich gut gelaunt in den Tag starten, sondern hat auch dazu beigetragen, viele Verhaltensweisen, mit denen ich früher unzufrieden war, dauerhaft zu verändern. Da ich selbst so begeistert von dieser Übung bin, habe ich auch meine Freunde dazu ermutigt, sie auszuprobieren. Und wirklich alle, die sich darauf eingelassen haben, sind genauso begeistert wie ich.

Ein Bereich, in dem ich mich zum Beispiel verbessern wollte, war Geduld. Früher gehörte sie nicht zu meinen Stärken. Deshalb schreibe ich täglich in mein Tagebuch: »Ich bin geduldig.«

Manchmal kann ich selbst kaum fassen, wie viel geduldiger ich geworden bin. Selbst wenn das Gefühl von Ungeduld wieder aufkommt, etwa wenn ich im Supermarkt in einer langen Schlange stehe und die Verkäuferin die Artikel in Zeitlupe scannt, kommt mir automatisch meine »Ich bin«-Formulierung in den Kopf. Sobald ich mir dann innerlich sage, »Ich bin geduldig«, ist das Gefühl der Ungeduld sofort wieder verflogen. Ich mache diese Übung auch mit den Teilnehmern meiner sechsmonatigen Ausbildung zum Shine-Coach für emotionales Essen. Vom ersten Tag der Ausbildung an sagen sich meine zukünftigen Coaches: »Ich bin ein ausgezeichneter Coach.« In all den Coaching-Ausbildungen, die ich persönlich gemacht habe, habe ich festgestellt, dass 90 % der Teilnehmenden nach der Ausbildung nicht als Coaches arbeiten. Wenn ich meine ehemaligen Ausbildungskolleginnen frage, warum sie in diesem Bereich nicht tätig sind, sagen die meisten, dass sie sich noch nicht bereit fühlen, weil sie noch nicht gut genug seien. Als Coach wirst du jedoch nicht besser, indem du 20 Ausbildungen absolvierst, sondern indem du anfängst zu coachen und Erfahrungen mit echten Menschen sammelst. Wenn du dir täglich sagst, »Ich bin als Coach noch nicht gut genug«, wirst du wahrscheinlich nie damit anfangen zu coachen und somit deine Fähigkeiten auch nicht verbessern. Deshalb trainieren meine Auszubildenden vom ersten Tag an, sich als ausgezeichnete Coaches zu betrachten. Schließlich haben sie sich mit der Anmeldung zur Ausbildung bereits entschieden, eines Tages genau das zu sein. Alles, was sie dafür benötigen, werden sie in den sechs Monaten der Ausbildung lernen. Es steht also schon vor Abschluss der Ausbildung fest, dass sie hervorragende Coaches sind.

Alle meine Absolventen berichten, dass diese Übung ihnen dabei geholfen hat, ihre Identität als Coach zu stärken und ihre Ängste sowie Selbstzweifel zu überwinden. Aus diesem Grund sind, im Gegensatz zu den Teilnehmern der Ausbildungen, die ich selbst durchlaufen habe, alle Shine-Coaches bereits während oder spätestens nach der Ausbildung tatsächlich auch als Coaches tätig. Dieses Wunder-Ritual wird dich also zu dem »Ich« machen, das du sein möchtest. Schreib einfach alles auf, was du gerne sein möchtest: »Ich bin ...« Du wirst sehen, dass du dich plötzlich ganz anders fühlst und dementsprechend auch anders verhältst. Achte darauf, dass du bei diesen neuen Formulierungen keine Worte wie »ich wünschte«, »ich hoffe«, »hoffentlich«, »bald«, »sobald« oder »wenn« nutzt, sondern stattdessen in der Gegenwart bleibst. Anstatt zu sagen: »Ich werde sein«, »Ich hoffe, dass«, »Irgendwann werde ich« oder »Sobald sich mein Traum erfüllt«, sage: »Ich bin!« Du möchtest dich mit dieser Übung emotional in einen Als-ob-Zustand versetzen, um möglichst starke positive Gefühle im Hier und Jetzt zu erzeugen. »Ich bin gesund« löst ein stärkeres Gefühl aus als »Ich werde gesund sein«. »Ich werde sein« bedeutet im Grunde: »Ich bin nicht.« Das Gefühl, etwas zu sein, ist immer stärker als das Gefühl, etwas sein zu wollen.

Auch hier war Sophie so großzügig, einige Beispiele aus ihrem täglichen »Ich bin«-Ritual mit uns zu teilen:

- Ich bin schlank.
- Ich bin gesund.
- Ich bin eine hervorragende Tennisspielerin.
- Ich bin liebenswert und werde von den Menschen in meinem Umfeld geschätzt.
- Ich bin bereit, meine Bedürfnisse zu äußern.
- Ich bin lernfähig.
- Ich bin mutig und selbstbewusst.
- Ich bin sicher und geborgen.
- Ich bin stark.
- Ich bin gut so, wie ich bin.
- Ich bin eine Bereicherung für andere Menschen.
- Ich bin bereit, geliebt zu werden.
- Ich bin bereit, den richtigen Menschen Liebe zu schenken.
- Ich bin bereit, mich selbst zu lieben.

Damit richtete Sophie ihren Scheinwerfer auf all das, was sie bereits war. Dieses Licht ermöglichte ihr, diese Tatsachen selbst zu erkennen und sie somit auch für die Menschen in ihrem Umfeld sichtbar zu machen.

Es kann gut sein, dass du all das als Selbstbetrug betrachtest. Diese Skepsis ist ganz normal, besonders wenn du glaubst, dass nur das real ist, was du über deine Sinne wahrnehmen kannst. Aber du möchtest ja etwas verändern – wäre es dann nicht einen Versuch wert? Dir selbst täglich einzureden, dass du nicht gut genug, dumm oder hässlich bist, ist ebenfalls eine Form von Selbstbetrug. Jedoch führt dieser zu negativen Resultaten in deinem Leben. Die Beweise für diese negativen Manifestationen findest du in den Bereichen deines Lebens, mit denen du unzufrieden bist. Denn ich wette mit dir, dass kein Bereich deines Lebens, in dem du glücklich bist, auf einer negativen »Ich bin«-Formulierung basiert. Genauso überzeugt bin ich davon, dass die Ursache für deine Unzufriedenheit in anderen Bereichen eine negative »Ich bin«-Formulierung ist. Wenn du beispielsweise mit deinem Gewicht unzufrieden bist, liegt das daran, dass du dir Gedanken wie »Ich bin zu dick«, »Ich bin hässlich«, »Ich bin undiszipliniert«, »Ich bin zu alt«, »Ich bin willensschwach« usw. machst. Warum dann nicht einmal ausprobieren, was passiert, wenn du anfängst, dir zu erzählen, was du noch alles bist? Lass dich einfach mal darauf ein und entscheide dann, ob du dich immer noch so fühlst, als würdest du dich selbst belügen, oder ob du dich nicht einfach viel besser mit diesen Gedanken fühlst. Wir pflanzen täglich so viele negative Gedanken in unseren Kopf. Meiner Meinung nach kann es nie schaden, auch mal ein paar positive Gedanken zu säen. Schließlich gilt: Das, was wir in den Garten unseres Unterbewusstseins pflanzen, wächst. Fang gleich damit an und schreibe mindestens zehn positive »Ich bin«-Formulierungen auf.

1. ______________________________

2. ______________________________

3. ______________________________

4. ______________________________

5. ______________________________

6. ______________________________

7. ______________________________

8. ______________________________

9. ______________________________

10. ______________________________

Erweitere dein Morgenritual um eine weitere Minute und formuliere ab jetzt jeden Morgen fünf positive »Ich bin«-Formulierungen und schreibe sie in deinem Tagebuch unter die positive Intention und Affirmation.

WUNDER-RITUAL ALTERNATIVE: DAS WUNDER DER NEUROPLASTIZITÄT

Sollten deine neuen »Ich bin«-Formulierungen jedoch zu große Widerstände in dir auslösen, dann versuche es mit einer anderen Methode. Wenn Menschen mir erzählen, sie hätten sich Wochen oder Monate lang jeden Tag gesagt: »Ich bin gut, so wie ich bin. Ich bin schlank. Ich bin willensstark.«, und es hätte sich nichts verändert, dann liegt das wahrscheinlich daran, dass sie ihre Sinne noch nicht vollständig ignorieren konnten. Sie sagen zwar diese Sätze, denken dabei jedoch an ihre aktuelle Situation. Wenn du aufgrund deines Verstandes beim Aufsagen dieser positiven Formulierungen jedes Mal an Übergewicht denkst, während du beispielsweise von Schlanksein sprichst, dann können sich diese Sätze nicht verwirklichen. Denn in diesem Fall lehnt dein Unterbewusstsein den Inhalt deiner Worte ab, da es sich stets nach dem vorherrschenden Gefühl richtet. Wenn du in den Widerstand gehst, produzierst du im Hier und Jetzt nicht die Gefühle, die du bei der Erreichung deines Wunsches fühlen würdest, sondern die Frustration über dein aktuelles Gewicht. Diese Sätze können sich nur dann verwirklichen, wenn sie einen klar umrissenen Gedanken zum Ausdruck bringen und keinen inneren Widerstreit hervorrufen. Solltest du nach mehreren Versuchen merken, dass dein innerer Widerstand zu groß ist, dann kannst du diese Übung leicht anpassen. Mach dir zunächst bewusst, dass das menschliche Gehirn dank der Neuroplastizität ein Leben lang lernfähig ist. Es besitzt die Fähigkeit, seine Struktur und Funktion durch neue Erfahrungen und Lernprozesse zu verändern. Egal in welchem Alter, unser Gehirn kann neue neuronale Verbindungen herstellen und bestehende verstärken, was uns ermöglicht, neue Fähigkeiten zu erlernen und uns an Veränderungen anzupassen.[37] Das bedeutet, dass du alles, was du noch nicht kannst, noch lernen kannst. Anstatt dir die positiven »Ich bin«-Formulierungen täglich vorzubeten, ohne wirklich an sie zu glauben und ihre Wahrheit zu spüren, formuliere anfangs Sätze wie zum Beispiel:

- Ich bin in der Lage, mich selbst neu kennenzulernen.
- Ich bin in der Lage, mich selbst in einem neuen Licht zu betrachten.
- Ich bin lernfähig.
- Ich bin offen für Veränderung.
- Ich bin bereit, neue Erfahrungen zu machen.

Sobald du diese Technik für eine Weile zu deinem Ritual gemacht hast, gib der »Ich bin«-Übung immer mal wieder eine Chance und beobachte, ob die Widerstände geringer geworden sind. Beim Auflösen von alten Glaubenssätzen verhält es sich manchmal wie bei einem Magneten. Zu Beginn haften sie noch stark an dir, aber wenn du erst einmal weit genug davon entfernt bist, lässt die magnetische Kraft nach, und du wirst schnell und mühelos zu deinem neuen Glaubenssatz gelangen. Deshalb ist es wichtig, in den ersten Schritten dranzubleiben, um dich aus dem Magnetkreis zu lösen.

Podcast-Empfehlung:

Den Podcast findest du unter dem Namen »Lifestyle Schlank« auf allen Podcast-Apps und auf meiner Webseite shinecoaching.de.

220 Teil 2: Mit diesen Übungen manifestierst du dein neues Selbst

WUNDER-RITUAL #8: EIN WEITERES WUNDER FÜR DEIN NERVENSYSTEM

Wann: Immer dann, wenn emotionaler Hunger aufkommt
Wie oft: So oft wie nötig

Ein weiteres Wundermittel, das dir hilft, dein Nervensystem zu beruhigen, und das du immer dann einsetzen kannst, wenn dich emotionaler Hunger überkommt, ist das somatische Wadenheben, auch bekannt als Heeldrop-Übung. Diese Übung ist besonders praktisch, da du sie theoretisch überall ausführen kannst, ohne große Aufmerksamkeit zu erregen. Die Heeldrop-Übung wirkt erdend und eignet sich besonders gut bei Stress, Angstzuständen, Niedergeschlagenheit und Schlafstörungen. Sie fördert die Verbindung zum Körper und stärkt das Bewusstsein für dessen Bedürfnisse.

Schritt 1: Verbindung zum Körper herstellen

- Stell dich aufrecht hin und richte deine Aufmerksamkeit auf deinen Körper.
- Nimm die Empfindungen wahr, die mit deinem emotionalen Hunger verbunden sind.
- Frage dich: Wo in meinem Körper spüre ich das starke Bedürfnis zu essen?
- Atme tief und bewusst in diese Stelle hinein. Lass deinen Atem Ruhe und Präsenz in diesen Bereich bringen.

Schritt 2: Heeldrops ausführen

- Atme erneut tief ein und komme dabei auf die Zehenspitzen.
- Wenn es sich gut anfühlt, kannst du deine Arme nach oben strecken, um die Bewegung zu intensivieren.
- Lass dich beim Ausatmen sanft auf die Fersen fallen und spüre, wie die Vibration durch deinen Körper fließt.
- Diese Vibration wirkt beruhigend und unterstützt die Freisetzung angestauter Energie.

Dauer

Führe die Bewegung, das Heben und Fallenlassen, etwa **eine Minute lang** aus. Bewege dich in einem entspannten Rhythmus, der dir angenehm ist.

Bonus: Sanftes Ausschütteln

Wenn du möchtest, kannst du nach der Minute deinen Körper sanft ausschütteln.

- Schüttle Arme, Beine oder den ganzen Körper aus.
- Diese Bewegung unterstützt die Freisetzung von Flucht-oder-Kampf-Energie und hilft deinem Nervensystem, sich selbst zu regulieren.

Wiederholung

Wiederhole die Übung immer dann, wenn dich emotionaler Hunger überkommt. Denn sie bewirkt genau das, was du dir durch das Essen erhoffst: Sie reguliert dein Nervensystem, entspannt dich und vertreibt unangenehme Gefühle.

WUNDERWOCHE TAG 5: ERLAUBE DIR, GLÜCKLICH ZU SEIN

Um das zu manifestieren, was du dir wünschst, musst du auch bereit sein, die Erfüllung deiner Wünsche anzunehmen. Wenn du dir nicht erlaubst, glücklich zu sein, ist das wie eine Bestellung bei Amazon aufzugeben, ohne eine Lieferadresse anzugeben. Du kannst beim Universum bestellen, was du willst, aber wenn du nicht zu Hause bist, um die Lieferung anzunehmen, wird es dir herzlich wenig nutzen. »Zu Hause sein« bedeutet, dass du bei dir selbst angekommen bist und dir selbst zugestehst, alles Glück der Welt ohne schlechtes Gewissen zu verdienen. Denn nur wenn du dir dieses Glück erlaubst, bist du bereit, die Geschenke des Universums zu empfangen.

GLÜCK IST DEIN GEBURTSRECHT

Wenn ich dich heute fragen würde, was der Sinn deines Lebens ist, was würdest du antworten? Wenn es dir wie den meisten Menschen geht, fällt dir die Beantwortung dieser Frage wahrscheinlich schwer. Was wäre, wenn ich dir vorschlagen würde, anstatt darauf zu warten, dass sich dir der Sinn deines Lebens irgendwann einmal offenbart, deinem Leben ab heute selbst einen Sinn zu geben? Und zwar: glücklich sein. Einfach ganz simpel: Der Sinn meines Lebens ist es, glücklich zu sein. Reflektiere einmal, welche Gedanken und Gefühle in dir aufsteigen, wenn du dich jetzt dafür entscheidest, dass der Sinn deines Lebens ganz einfach darin besteht, glücklich zu sein. Nimm dir einen Moment Zeit und spüre mal in dich hinein, welche Gefühle dieser Gedanke in dir auslöst. Ich könnte wetten, dass bei dem Gedanken nicht nur positive Gefühle in dir entstehen. Was ja eigentlich komplett absurd ist, denn was könnte es Schöneres geben, als am Ende seines Lebens behaupten zu können, dass man ein glückliches und zufriedenes Leben gelebt hat? Trotzdem bin ich mir sicher, dass einige bei der Vorstellung sofort einen Widerstand in sich fühlen und Gedanken aufkommen wie: Das ist doch egoistisch, hedonistisch, oberflächlich oder unrealistisch. Dieser Widerstand ist nicht verwunderlich, da wir in einer Kultur aufwachsen, die stark von Konzepten wie Schuld, Scham und Buße geprägt ist.

Seit unserer Geburt akzeptieren wir, dass Leid ein unvermeidlicher Teil des Lebens ist, und wir hinterfragen diesen Gedanken selten. Häufig fügen wir uns sogar selbst Leid zu, um die Freude oder den Erfolg, den wir erleben, zu rechtfertigen. »Erst die Arbeit, dann das Vergnügen.« »Wer schön sein will, muss leiden.« »Ohne Fleiß kein Preis.« »Liebe muss man sich verdienen.« Diese Sprichwörter verdeutlichen, wie tief verwurzelt in unserer Gesellschaft der Glaube ist, dass Glück, Erfolg oder Liebe nur durch harte Arbeit und Leiden erlangt werden können. Wenn es richtig gut läuft, denken wir nicht selten: »Das ist zu schön, um wahr zu sein.« Wir bekommen Angst und befürchten, dass es bald wieder bergab gehen wird. Dieser Gedanke ist ein beliebter Trick unseres Egos, das sich durch zu viel Glück bedroht fühlt, weil es Angst hat, seinen Job zu verlieren, wenn wir zu glücklich sind. Deshalb sucht es Wege, um unser Glück zu sabotieren, indem es uns ein schlechtes Gewissen einflößt, wenn es uns »zu gut« geht. In Wirklichkeit gibt es kein »zu gut, um wahr zu sein«! Glück und Wohlbefinden sind dein natürlicher Zustand und das, was du verdienst. Angst, Schuldgefühle und Leid gehören nicht zu deinen Werkseinstellungen, sondern werden dir nachträglich von außen in die Wiege gelegt. Es ist Zeit, dass du aufhörst, dir selbst wehzutun, und dir erlaubst, glücklich zu sein!

HÖR AUF, DICH SELBST ZU BESTRAFEN

Ich erlebe immer wieder, dass Menschen, die abnehmen wollen, es sich viel schwerer machen, als sie müssten. Ganz nach dem Motto »Wer schön sein will, muss leiden« quälen sie sich zum Sport und verzichten auf alles, was ihnen schmeckt und Freude bereitet. Dabei ist das, wie du später noch erfahren wirst, in dieser Form und Härte überhaupt nicht nötig. Meiner Erfahrung nach greifen Menschen, die zuvor im Übermaß gegessen haben, oft zu besonders strengen Diäten, weil sie unbewusst das Bedürfnis verspüren, sich selbst für ihr vergangenes Essverhalten zu bestrafen. Wen wundert's? Wird uns doch von klein auf beigebracht, dass wir uns durch Schmerz und Leid von unseren »Sünden« freikaufen können. Hast du als Kind etwas falsch gemacht, bekamst du Hausarrest, und alles war wieder gut. Hast du in der Schule Ärger gemacht, musstest du nachsitzen, und schon war die Sache geklärt. Gehst du in der Kirche beichten, bist du sofort frei von Sünde. Wenn du falsch parkst, zahlst du den Strafzettel ... Hast du übermäßig gegessen, setzt du dich auf eine strenge Diät und quälst dich zum Sport. Wir glauben fest daran, dass wir unsere vermeintlichen Sünden mit Strafen ausgleichen können. Das Ego glaubt, dass wir durch Selbstbestrafung die Bestrafung durch andere mildern können.

Dein Essverhalten ist mit Gefühlen von Scham und Schuld behaftet und wird von dir als eigenes Versagen interpretiert. Eine besonders strenge Diät soll der Wiedergutmachung dienen. Auf diese Weise verstehst du einen gesunden Lebensstil nicht mehr als Mittel der Selbstfürsorge, sondern als Form der Selbstbestrafung. Kein Wunder also, dass du das Abnehmen als ein MUSS empfindest statt als etwas, das du wirklich willst. Der Kreislauf aus Überessen und extremen Diäten kann niemals zu einem gesunden Essverhalten, körperlichem Wohlbefinden und wahrem Glück führen. Im Gegenteil, diese Selbstkasteiung führt zwangsläufig dazu, dass du intensiven Heißhunger verspürst, schließlich zusammenbrichst und einen erneuten Essanfall erleidest, für den du dich dann wieder hart verurteilst. Auch Sport wird so lange eine Qual bleiben, bis du aufhörst, ihn als Mittel zur Selbstbestrafung zu nutzen. Immer wieder erlebe ich, dass Klienten sich, statt auf die Suche nach einer Form der Bewegung zu machen, die ihnen wirklich Freude bereitet, dazu zwingen, Sportarten auszuüben, von denen sie gehört haben, dass sie besonders viele Kalorien verbrennen. Sport sollte niemals nur als Mittel zum Zweck gesehen werden, sondern als eine Chance, ein besseres Verständnis und eine tiefere Beziehung zum eigenen Körper aufzubauen, über sich selbst hinauszuwachsen, neue Freundschaften zu knüpfen und vor allem einfach Spaß zu haben.

Was ich jetzt sage, wird dich vielleicht überraschen, aber die Wahrheit ist: Du musst keinen Sport machen, um abzunehmen. Abnehmen funktioniert zu 90 % über die Ernährung. Wenn du dich gegen Sport sträubst und dieser Widerstand dich sogar davon abhält, mit dem Abnehmen zu beginnen, kann es oft besser sein, dir zunächst diesen Druck zu nehmen und dich vorerst nur auf die Ernährung zu konzentrieren. Versteh mich nicht falsch, ich bin selbst ein großer Fan von Sport und würde jedem Menschen wünschen, dass er Freude daran findet. Aber diese Freude wird nie aufkommen, solange Sport als Pflicht empfunden wird. Deshalb ist es für viele Menschen hilfreich, diesen Aspekt zunächst einmal außen vor zu lassen und sich die Chance zu geben, ein natürliches Bedürfnis nach Bewegung zu entwickeln. Denn in Wahrheit hat jeder Mensch das Bedürfnis, sich zu bewegen. Wir sind nicht dazu bestimmt, nur am Schreibtisch zu sitzen oder auf dem Sofa zu entspannen. Unser Körper verlangt nach Bewegung. Dieses Verlangen wird jedoch nicht wahrgenommen, solange Bewegung als Zwang empfunden wird. Bevor du dich also quälst und zu etwas zwingst, worauf du absolut keine Lust hast, befreie dich von dem Gedanken, dass du dich sportlich betätigen musst, um abzunehmen. Sei stattdessen offen für jede Form von Bewegung und probiere Neues aus, wenn sich die Gelegenheit ergibt. Wenn dir jemand von einem interessanten Hobby oder einer Sportart erzählt, sei neugierig und frag, ob du mal mitmachen kannst. Viele Vereine und Klubs bieten kostenlose Schnupperkurse an – warum also nicht die Chance nutzen? Bewegung muss auch nicht immer harter Sport sein – alles, bei dem du dich körperlich betätigst, zählt dazu. Vielleicht macht es dir Spaß, spazieren zu gehen, Federball zu spielen, durch die Wohnung zu tanzen, Rollschuh zu fahren, eine Fahrradtour zu machen, Yoga auszuprobieren oder mit Freunden eine Runde Frisbee zu spielen. Wahres Glück bedeutet, etwas zu finden, das dir Freude bereitet und dich in Bewegung hält, anstatt dich zu bestrafen und auf zwanghafte Weise Kalorien zu verbrennen. Es ist also entscheidend, diesen Mechanismus zu erkennen und zu verstehen, dass nachhaltige Veränderungen nicht durch Selbstbestrafung, sondern durch Selbstfürsorge und Selbstmitgefühl entstehen.

Auch Sophie war Meisterin darin, sich mit strengen Diäten und einem unrealistischen Sportprogramm selbst zu bestrafen. Jedes Mal, wenn sie ein bestimmtes Gewicht erreicht hatte – meist nach Phasen, in denen sie von einer neuen Affäre ihres Mannes erfuhr, oder es in der Arbeit besonders chaotisch zuging und ihr Chef ihr täglich die Schuld für alles zuschob –, wurde der Leidensdruck, in einem Körper zu leben, den sie verabscheute, so stark, dass sie es nicht mehr aushielt und erneut eine strenge Diät begann. Mit eiserner Härte zwang sie sich, sich penibel an die strikten Vorgaben zu halten. Gelang es ihr an einem Tag nicht, alles exakt so umzusetzen, wie es die jeweilige Diät vorgab, machte sie sich selbst nieder. Sie nannte sich »Versagerin«, »fette Sau«, »Nichtsnutz« – um nur einige der grausamen Dialoge zu wiederholen, die in ihrem Kopf abliefen. Die Härte, mit der sie sich selbst begegnete, hatte zur Folge, dass sie sich so klein, hilflos und hoffnungslos fühlte, dass sie sich nicht anders zu helfen wusste, als sich wieder einmal in ihrem Schlafzimmer zurückzuziehen, um nach dem Motto »Jetzt ist es auch schon egal« große Mengen ihrer Lieblingsschokolade zu verschlingen. Am nächsten Tag verschärfte sie ihre ohnehin schon strenge Diät noch weiter. Manchmal aß sie überhaupt nichts und zwang sich stattdessen aufs Laufband im Fitnessstudio, obwohl sie sowohl das Laufen als auch Fitnessstudios schon immer gehasst hatte.

LASS SCHAM UND SCHULDGEFÜHLE LOS

Auch ein übergewichtiger Körper ist für viele Menschen unbewusst eine Form der Selbstbestrafung, die das Glück in anderen Lebensbereichen ausgleichen soll. Nicht selten stellen die Teilnehmer während der intensiven Auseinandersetzung mit ihrem Innenleben in meinem Programm fest, dass die Vorstellung, »jetzt auch noch schlank zu sein«, ein schlechtes Gewissen in ihnen auslöst. Oft höre ich Aussagen wie: »Wenn ich jetzt noch schlank wäre, wäre mein Leben perfekt.« Anstatt das als etwas Positives zu betrachten, löst der Gedanke Schuldgefühle aus. Diese wiederum stellen eine innere Blockade dar, die verhindert, dass sie ihre Ziele erreichen. Gerne kannst du einmal in dich hineinhorchen und dich fragen, ob der Gedanke, schlank, frei von Essanfällen und gesund zu sein, bei dir ein schlechtes Gewissen hervorruft. Solange das der Fall ist, wirst du die Erfüllung deiner Wünsche nicht annehmen können. Schuldgefühle sind eine unnötige Vorauszahlung, um unser Glück auszugleichen. Durch das Konzept von Schuld und Buße hast du auch erfahren, wie befreiend es ist, wenn die Bestrafung endlich endet. Der Kontrast zwischen Schmerz und Erlösung hat eine sehr berauschende Wirkung. Stell dir das erleichternde Gefühl vor, wenn der Schmerz nachlässt, nachdem du dir mit einem Messer in den Finger geschnitten hast. Aber musst du dir wirklich erst mit einem Messer in den Finger schneiden, um dich gut zu fühlen? Nein, du brauchst dir nicht erst selbst Schaden zuzufügen, um das Recht zu haben, glücklich zu sein. Du musst auch weder übergewichtig sein noch unter deinem Essverhalten leiden, um in anderen Lebensbereichen das Recht auf Glück zu haben. Genauso wie du dich für einen schlanken Körper nicht schuldig fühlen musst, gibt es auch keinen Grund, dich für dein vergangenes Essverhalten zu schämen oder schuldig zu fühlen.

Du hast dir nicht ausgesucht, unter emotionalem Essen zu leiden. Dieses Verhalten hast du unbewusst entwickelt, weil du damals keine andere Möglichkeit gesehen hast, mit deinen Gefühlen umzugehen.

Was denkst du, wie es Sophie in ihrer Kindheit ergangen wäre, hätte sie sich nicht wenigstens für kurze Momente mit Schokolade unter ihrer Bettdecke verkrochen und ein bisschen Halt und Geborgenheit über dieses Ritual erfahren? Was würdest du der kleinen Sophie als erwachsener Mensch raten, wenn ihr Vater sie wieder einmal demütigt und sie sich Hilfe suchend an ihre Mutter wendet, die sie mit Worten wie »Reiß dich zusammen« oder »Stell dich nicht so an« abweist? Denke wirklich einen Moment darüber nach, was du einem kleinen Mädchen raten würdest, das niemanden anders hat als seine Eltern. Ich bin mir sicher, dass dir so schnell keine einfache Antwort einfallen wird. Stell dir dann vor, welche Chance ein Kind in einer solchen Situation hat. Es ist wichtig, dein Essverhalten als eine damals notwendige Kompensationsstrategie zu erkennen und zu würdigen und den tieferen Sinn zu begreifen. Mach dir bewusst, dass dir Essen in schwierigen Situationen oft tatsächlich geholfen hat, auch wenn es nur kurzfristig war. Indem du den tieferen Sinn hinter deinem Verhalten begreifst und Mitgefühl für deine damalige Situation entwickelst, kannst du lernen, nachsichtiger mit dir zu sein. Je besser du dich und die Mechanismen hinter deinem Essverhalten verstehst, desto mehr Mitgefühl kannst du für dich und deine Geschichte entwickeln. Mitgefühl für sich selbst zu entwickeln, anstatt sich für ihr vermeintlich disziplinloses Verhalten zu verurteilen, war letztlich auch der Schlüssel, der Sophie half, ihr Essverhalten nachhaltig zu verändern. Dieses Mitgefühl schenkt ihr die Erlaubnis, ihre Gefühle anzunehmen, Schwäche zuzulassen und Fehler zu machen, ohne sich dafür zu schämen oder sich zu verurteilen – und dennoch ihren Weg unbeirrt weiterzugehen. Sobald du eines Tages wirklich begreifst, was du als Kind, Jugendlicher und auch als Erwachsener schon alles durchgestanden, erlitten, geschafft und ertragen hast, wird es dir hoffentlich unmöglich sein, dich für dein Essverhalten zu verurteilen. Du brauchst also absolut keine Reue für dein vergangenes Verhalten zu empfinden. Hättest du es damals besser gewusst, hättest du dich anders verhalten. Quäle dich nicht mit Schuldgefühlen oder Bedauern über dein früheres Verhalten, denn es basierte auf dem Wissen und den Fähigkeiten, die dir in dem Moment zur Verfügung standen. Wenn du dir damals anders zu helfen gewusst hättest, hättest du andere Entscheidungen getroffen.

Jeder Mensch trifft zu jeder Zeit die bestmöglichen Entscheidungen für sich, basierend auf seinen Umständen, seinem emotionalen Zustand und seinem verfügbaren Wissen. Statt dich rückblickend zu verurteilen und selbst zu bestrafen, ist es hilfreicher, zu akzeptieren, dass du in jedem Moment dein Bestes gegeben hast – auch wenn du heute mit mehr Erfahrung anders handeln würdest oder, besser gesagt, gerade dabei ist, dies zu lernen. Alles, was in deinem Leben geschehen bist, hat dich an den Punkt gebracht, an dem du heute stehst: bereit, dich nicht länger mit Diäten zu quälen, sondern die Ursachen deines Essverhaltens zu erkennen und von innen heraus zu heilen. Jeder einzelne Schritt war notwendig, um hier anzukommen. Denke mal an die Zeit zurück, in der du Fahrradfahren gelernt hast. Wahrscheinlich hast du oft das Gleichgewicht verloren und bist hingefallen. Trotzdem bist du immer wieder aufgestanden und hast weiter geübt. Schaust du heute auf diese Zeit zurück und denkst: »Wie dumm von mir, dass ich so oft hingefallen bin«? Wohl kaum! Denn du weißt, dass das Hinfallen ein Teil des Lernprozesses war und keineswegs umsonst. Genauso verhält es sich mit deinem Leben und deinem Essverhalten. Du hast in der Vergangenheit mit dem Wissen und den Fähigkeiten gehandelt, die dir zur Verfügung standen. Es ist nicht fair und auch nicht zielführend, dich selbst dafür zu bestrafen. Und im Gegensatz zum Fahrradfahren hat dir in diesem Prozess wahrscheinlich niemand Stützräder an die Seite gestellt oder dir die Hand gehalten. Im Gegenteil – eine milliardenschwere Diätindustrie hat dir noch zusätzlich Steine in den Weg gelegt, indem sie dich von dogmatischen Konzepten überzeugen wollte, die einfach nur das Symptom behandeln, ohne die Ursache zu berücksichtigen. Diese starren Regeln führten dazu, dass du sie nicht dauerhaft umsetzen konntest und jedes Mal mit dem Gefühl des Versagens zurückbliebst. Du musstest ganz allein, ohne Hilfe an den Punkt gelangen, an dem du heute bist – und das ist ein Grund, verdammt stolz auf dich zu sein, nicht ein Grund, dich schuldig zu fühlen. Statt dich übertrieben mit strengen Diäten zu bestrafen, mach es wie Sophie und schenke dir heute das, was dir vielleicht als Kind gefehlt hat: Liebe, Fürsorge, Mitgefühl und Geduld. Du kannst die Vergangenheit nicht ändern, aber du kannst lernen, sie aus einer neuen Perspektive zu betrachten und dir selbst zu vergeben. Wobei Vergebung nur dann das richtige Wort ist, wenn du es nicht so verstehst, als hättest du etwas falsch gemacht. Denn in Wahrheit hast du nie etwas falsch gemacht, sondern einfach nur gelernt.

Podcast-Empfehlung:

Den Podcast findest du unter dem Namen »Lifestyle Schlank« auf allen Podcast-Apps und auf meiner Webseite shinecoaching.de.

27 Wie Selbstvergebung beim Abnehmen hilft

WUNDER-WORKBOOK TAG 5, TEIL 1: ERLEBE DAS WUNDER DER SELBSTVERGEBUNG

Ein weiteres der sieben universellen Gesetze ist das Gesetz der Entsprechung, welches besagt, dass deine äußere Welt der Spiegel deiner inneren Welt ist: Wie innen, so außen. Wie oben, so unten. Wie der Geist, so der Körper. Dein Innenleben spiegelt sich in deiner äußeren Erfahrung wider, und diese äußeren Erfahrungen verstärken wiederum deine Überzeugungen im Inneren. Aus diesem Grund widmen wir uns heute dem heilsamen Prozess der Selbstvergebung. Denn solange du an Schuld oder Selbstvorwürfen festhältst, befindest du dich innerlich im Kampf mit dir selbst. Entsprechend diesem Gesetz wirst du dann auch in der Außenwelt das Gefühl haben, ständig kämpfen zu müssen. Weder das Leben noch der Prozess des Abnehmens müssen jedoch ein Kampf sein. Das Leben darf leicht sein; du darfst glücklich sein und die Geschenke des Universums ohne schlechtes Gewissen empfangen. Das kannst du jedoch nur, wenn du dir erlaubst, glücklich zu sein. Solange du dich immer wieder selbst verurteilst und wegen deines vergangenen Verhaltens niedermachst, schwingst du auf einer niedrigen Frequenz. Da wir immer mit Dingen und Menschen in Resonanz gehen, die auf derselben Frequenz schwingen wie wir (Gleiches zieht Gleiches an), kannst du deinen Wunsch, der sich auf einer höheren Frequenz befindet, nicht empfangen. Das, was du im Außen erlebst, ist also stets ein Spiegel dessen, was innerlich in dir vorgeht. Je mehr du innerlich für Balance, Ordnung und Frieden sorgst, desto mehr wird sich das auch in deiner

Außenwelt widerspiegeln. Deswegen ist es nun an der Zeit, dir selbst zu vergeben.

Schritt 1: Notiere alle Vorwürfe, die du dir bezüglich deines Essverhaltens ständig machst.

Schritt 2: Schreibe neben jeden Vorwurf einen Satz, in dem du dir selbst vergibst und Verständnis sowie Mitgefühl für dein Verhalten aufbringst.

Schritt 3: Formuliere eine liebevolle Botschaft an dich selbst, die ausdrückt, was du dir für die Zukunft wünschst.

Vorwurf	Verständnis	Vergebung	Wunsch für die Zukunft
»Wieso hast du ständig Essanfälle, obwohl du genau weißt, dass dir das schadet?«	*»Die Essanfälle waren bisher deine einzige Möglichkeit, den enormen Stress, der auf dir lastet, zu bewältigen.«*	*»Ich vergebe dir, weil ich weiß, dass du dir dieses Verhalten nicht ausgesucht hast und dir große Mühe gibst, dich zu verändern.«*	*»Ich wünsche dir, dass du Wege findest, es gar nicht mehr so weit kommen zu lassen, dass du dich so sehr gestresst und unter Druck fühlst.«*

WUNDER-RITUAL #9: DAS WUNDER DER TÄGLICHEN SELBSTVERGEBUNG

Wann: Jeden Abend vor dem Einschlafen
Wie oft: Täglich

Nutze Tag 5, um alle allgemeinen Selbstvorwürfe aufzuschreiben und dir selbst dafür zu vergeben. Damit ist die Übung jedoch nicht abgeschlossen. Mach es dir zur Gewohnheit, diese Übung jeden Abend als Ritual zu wiederholen, um dir für alles zu vergeben, wofür du dich an diesem Tag selbst verurteilst. Das hilft dir, den Tag in Frieden abzuschließen, alte Lasten loszulassen und dir selbst mit Mitgefühl zu begegnen. So kannst du jeden Morgen frei von negativen Gefühlen und in Harmonie mit dir selbst beginnen.

Podcast-Empfehlung:

Den Podcast findest du unter dem Namen »Lifestyle Schlank« auf allen Podcast-Apps und auf meiner Webseite shinecoaching.de.

28 Selbstvergebung Hypnose

BONUS-WUNDERMITTEL: DAS WUNDER DER VERGEBUNG GEGENÜBER ANDEREN

Dieselbe Übung kannst du auch nutzen, um anderen Menschen zu vergeben. Achtung: Wenn ich über Vergebung spreche, kann es gut sein, dass dein Ego im ersten Moment sofort Rumpelstilzchen spielt und sich gegen den Gedanken wehrt, Menschen zu vergeben, die dich in der Vergangenheit verletzt haben. Bei Vergebung geht es jedoch überhaupt nicht darum, anderen Menschen die Absolution zu erteilen, deine davongetragenen Verletzungen zu bagatellisieren oder das Unrecht, das dir widerfahren ist, zu entschuldigen. Vergebung bedeutet nicht, das Verhalten anderer zu rechtfertigen oder zu vergessen, was geschehen ist. Es geht vielmehr darum, sich selbst von der Last des Grolls und der Wut zu befreien, denn unsere negativen und vorwurfsvollen Gedanken der anderen Person gegenüber schaden lediglich uns selbst. Denn auch hier wirkt das Gesetz der Entsprechung. Diese niedrig schwingenden Gefühle halten uns auf einer Frequenz, auf der wir nur weitere ähnliche, negative Gefühle anziehen. Je länger wir an Groll, Wut oder Enttäuschung festhalten, desto mehr geraten wir in Resonanz mit Situationen und Menschen, die diese Emotionen verstärken.

Es geht bei Vergebung also überhaupt nicht um den anderen, sondern nur um dich, deine gegenwärtigen Gefühle und Gedanken sowie die Zukunft, die du dir mit diesen erschaffst. Wenn du mit Vorwürfen und Groll durchs Leben läufst, vergiftest du damit nur dein eigenes Leben. Buddha hat es treffend formuliert: »Wut festzuhalten ist wie Gift trinken und darauf warten, dass der andere stirbt.« Mit jedem negativen Gedanken pflanzt du einen verdorbenen Samen in den Garten deines Unterbewusstseins. Aus diesem Samen wächst letztendlich Unheil in deinem eigenen Leben, nicht im Leben der Person, die dir geschadet hat. Du konntest dir nicht aussuchen, was dir in der Vergangenheit widerfahren ist, aber du hast jeden Tag die Wahl, zu entscheiden, wie es weitergeht. Deine Vergangenheit existiert nicht mehr. Sie ist vorbei und hat keine Macht über dein Leben, wenn du ihr diese Macht nicht gibst. Die Vergangenheit existiert nur noch in deinen Gedanken. Deshalb ist sie lediglich eine Illusion, die nicht real ist. Wenn du über die Vergangenheit nachdenkst, tust du das JETZT. Die Vergangenheit hat keine eigene Realität, genauso wie der Mond kein eigenes Licht besitzt, sondern nur das Licht der Sonne reflektiert. So ist deine Vergangenheit lediglich eine Reflexion deiner gegenwärtigen Gedanken und Erinnerungen. Sie existiert nur in deinem Bewusstsein im jetzigen Moment. Real ist einzig und allein der gegenwärtige Moment, in dem du dich gerade befindest. Und in diesem Moment, also jetzt gerade, während du diese Worte liest, hast du die Möglichkeit zu wählen, wie du diesen Moment nutzen möchtest. Sei dir bewusst, dass du nie zwei Gedanken gleichzeitig denken kannst. Entweder verbringst du den Moment also damit, an schmerzhafte Erfahrungen aus der Vergangenheit zu denken, die dich im Hier und Jetzt belasten, oder du nutzt ihn, um den Moment einfach zu genießen oder dir konstruktive Gedanken darüber zu machen, wie du deine Zukunft gestalten willst.

Ein weiteres universelles Gesetz, das Gesetz der Polarität, besagt außerdem, dass nichts auf diesem Erdball existiert, ohne einen Gegensatz zu haben. So gibt es beispielsweise oben und unten, links und rechts, männlich und weiblich, groß und klein, dick und dünn oder gut und schlecht. Universell betrachtet sind diese Pole jedoch keine echten Gegensätze, sondern lediglich unterschiedliche Schwingungsebenen derselben Sache. Hitze und Kälte erscheinen dir vielleicht wie Gegensätze, aber beide sind Manifestationen derselben Sache – Temperatur. Es gibt keinen absoluten Punkt, an dem Hitze aufhört und Kälte beginnt; es ist ein kontinuierlicher Übergang. Es existiert also kein »oder«, sondern immer nur ein »und«. Das bedeutet auch, dass in jedem von uns »Gut und Böse« steckt. Keine Person ist nur gut oder nur böse. Jeder, der schon einmal von Herzen geliebt hat, weiß, dass auch Hass ein Teil von Liebe ist, und umgekehrt. Mit unserem menschlichen Bewusstsein können wir das Leben auf der Erde immer nur innerhalb von Gegensätzen erfahren. Du kannst nur Freude empfinden, wenn du weißt, wie sich Leid anfühlt, und umgekehrt. Das bedeutet auch, dass keine Erfahrung, die wir machen, nur gut oder nur schlecht ist. Denn aus jeder noch so schmerzhaften Erfahrung können wir etwas lernen oder daraus etwas Positives für die Zukunft erschaffen. Ich habe zum Beispiel vor vielen Jahren meinen absoluten Traumjob verloren. Ohne diese damals sehr schmerzhafte Erfahrung, die mit vielen Sorgen und Ängsten verbunden war, wäre ich heute allerdings nicht Coach und Autorin. Im Nachhinein bin ich so dankbar für diese Erfahrung, weil sie mich genau dorthin geführt hat, wo ich heute bin – und hier bin ich sehr gerne. Wenn dir etwas scheinbar »Schlechtes« passiert, frage dich, welche Lektionen, Erkenntnisse oder neuen Fähigkeiten du daraus gewinnen kannst oder welche Chancen diese Situation dir eröffnet. Wenn du beispielsweise Groll auf einen Ex-Partner hast, weil er oder sie dich schlecht behandelt hat, könntest du aus dieser Erfahrung vielleicht lernen, deine eigenen Bedürfnisse klarer wahrzunehmen und zu verteidigen. Du hast vielleicht auch erkannt, was du in einer Beziehung wirklich willst und was du nicht mehr akzeptieren wirst. Diese Erkenntnisse können dir helfen, in zukünftigen Beziehungen besser für dich selbst einzutreten und gesündere, respektvollere Verbindungen zu schaffen.

So wie jede vermeintlich schlechte Erfahrung etwas Gutes birgt, hat auch jede gute Erfahrung ihre Kehrseite. Wenn du beispielsweise die gute Erfahrung machst, dein Wunschgewicht zu erreichen, bedeutet das gleichzeitig, dass du einige deiner geliebten Gewohnheiten aufgegeben hast. Auf der einen Seite mag es sich wie Freiheit und Glück anfühlen, uneingeschränkt alles zu essen, worauf du gerade Lust hast. Gleichzeitig führt dies jedoch zu Einschränkungen auf einer anderen Ebene, wie zum Beispiel in Bezug auf Gesundheit, Selbstbewusstsein, Kondition, Vitalität und Wohlbefinden. Jede Erfahrung, die wir machen, hat also immer zwei Seiten. Alles auf der Erde befindet sich innerhalb von zwei scheinbaren Gegensätzen und in allen Abstufungen zwischen diesen beiden Extremen. Wenn wir einen Pol einer Eigenschaft verurteilen oder ablehnen, wird uns das Leben damit so lange konfrontieren, bis wir diesen Pol akzeptieren. Denn deine Energie folgt immer deiner Aufmerksamkeit.[38] Akzeptierst du die vermeintlich schlechten Seiten nicht, sendest du deine ganze Energie in Richtung dieses Pols und ziehst noch mehr davon an. Es ist dein Leben, und wenn ein Mensch dich in der Vergangenheit verletzt hat, ist es schon schlimm genug, dass du damals diesen Schmerz ertragen musstest. Umso weniger verdienst du es, heute noch unter dieser Erfahrung zu leiden. Es gibt unterschiedliche Möglichkeiten, wie wir das Leid unserer Vergangenheit im gegenwärtigen Moment reproduzieren. Entweder spielen wir in unseren Gedanken immer wieder schmerzhafte Erlebnisse in lebhaften Bildern vor unserem geistigen Auge ab. Wie du bereits gelernt hast, erzeugt dein Unterbewusstsein Gefühle basierend auf deinen Gedanken und nicht auf deinen tatsächlichen Erfahrungen. Deshalb rufen diese Gedanken an schmerzhafte Erlebnisse im Hier und Jetzt die gleichen Gefühle hervor wie die ursprünglichen Erlebnisse. Dein Gehirn kann nicht zwischen Realität und Vorstellung unterscheiden. Oder wir wollen nicht akzeptieren, was in der Vergangenheit geschehen ist, und streiten uns somit täglich mit der Realität, anstatt sie als Teil unserer menschlichen Erfahrung anzusehen und zu erkennen, was wir daraus lernen dürfen.

Eine schöne Definition von Vergebung, die sowohl in der Psychologie als auch in verschiedenen spirituellen Kontexten verwendet wird, lautet: Vergebung bedeutet, dass du die Hoffnung aufgibst, dass die Vergangenheit anders ist, als sie war. Indem du akzeptierst, dass das Geschehene nicht mehr verändert werden kann, befreist du dich selbst von dem inneren Widerstand und den wiederkehrenden Gedanken daran, was hätte anders laufen sollen. Vergebung ist somit kein Akt der Zustimmung, sondern der Loslösung. Die Vergangenheit loszulassen, bedeutet auch nicht, sie schönzureden, zu verdrängen oder einfach abzuhaken, sondern sie als wichtigen Teil deiner Entwicklung anzuerkennen. Sich mit der Vergangenheit zu beschäftigen, ist also nicht falsch, sondern oft ein wichtiger Schritt auf deinem

Heilungsweg. Aus diesem Grund widmet sich auch mein Buch »Dein inneres Kind will satt werden« ausführlich diesem Thema. Wichtig zu erkennen ist jedoch, dass du dich nicht selbst finden kannst, indem du dich ausschließlich auf deine Vergangenheit fokussierst. Dich selbst findest du immer nur im gegenwärtigen Moment. Du bist nicht deine Vergangenheit! Du bist heute nicht mehr die Person, die du einmal warst, sondern hast die Möglichkeit, dich frei zu entscheiden, wer du heute sein möchtest. Du kannst die Aufarbeitung deiner Vergangenheit nutzen, um alte Wunden zu heilen oder zumindest den Erfahrungen, die du gemacht hast, einen Sinn zu geben, um sie erfolgreich in deine Biografie zu integrieren. Sodass diese Erfahrungen nicht länger dein Leben bestimmen und du eine bessere Zukunft erschaffen kannst.

Eine Grundemotion, die meine Kindheit und damit auch einen großen Teil meines Erwachsenseins beherrscht hat, war Wut. Erst dank meines Berufes, in dem ich so viel über die menschliche Psyche lernen durfte, konnte ich diese Wut ablegen. Durch all das Wissen, das ich mir über die Jahre angeeignet habe, ist mir bewusst geworden, dass die meisten Menschen immer in bester Absicht handeln, ausgehend von dem Level ihres Bewusstseins. Verletzte oder traumatisierte Menschen, die sich nicht mit sich selbst auseinandersetzen, agieren ihre negativen Emotionen meist unreflektiert aus. Heute kann ich zum Glück ganz klar unterscheiden, dass ihr Verhalten nichts mit mir persönlich zu tun hat, sondern auf ihre eigenen Verletzungen zurückzuführen ist. Aus diesem Grund empfinde ich nur noch selten und, wenn überhaupt, dann nur kurz Wut gegenüber anderen Menschen. Vielmehr dominiert in mir das Gefühl von Mitgefühl für die Verletzungen, die diese Menschen in sich tragen und die sie so handeln lassen. Das bedeutet jedoch nicht, dass ich mir unangemessenes Verhalten gefallen lasse. Nur weil jemand selbst verletzt wurde, gibt ihm das nicht das Recht, andere Menschen zu verletzen. Jeder erwachsene Mensch trägt die Verantwortung dafür, seine eigenen Verletzungen zu heilen und dadurch nicht noch mehr Verletzungen in der Welt zu verursachen. Jeder, der sich selbst heilt, heilt damit also immer auch ein Stück die Welt. Ich habe jedoch verstanden, dass ich nichts dazu beitragen kann, dass jemand seine »Fehler« erkennt, wenn die Person nicht selbst dazu bereit ist.

Eines der schwierigsten Dinge, die wir in unserem Leben lernen dürfen, ist die Tatsache, dass wir manche Entschuldigungen niemals bekommen werden. Egal, wie sehr wir versuchen zu erklären, wie und warum uns eine

Person verletzt hat. Egal, welche Worte wir nutzen oder in welcher Sprache wir sprechen. Manche Entschuldigungen werden wir einfach niemals bekommen. Das bedeutet jedoch nicht, dass wir keine Entschuldigung verdient hätten. Es bedeutet nur, dass die Person nicht die emotionale Reife hat, uns diese Entschuldigung zu geben. Wir können andere Menschen nicht verändern. Was wir jedoch ändern können, ist, wie wir mit ihnen umgehen. Wenn ich beispielsweise spüre, dass jemand meine Gefühle nicht ernst nimmt, bewahre ich einen gesunden Abstand zu dieser Person oder ziehe mich vollständig aus der Beziehung zurück. Denn es ist nicht die Verantwortung des anderen, sich um mein Wohlergehen zu kümmern, sondern meine eigene. Jeder Mensch ist für sein eigenes Glück verantwortlich und hat die Fähigkeit, dieses Glück in seinem Leben zu erschaffen, solange er sich nicht von den Verhaltensweisen anderer abhängig macht. Ich habe außerdem gelernt, dass ich mich nicht schuldig fühlen muss, wenn ich Distanz wahre oder mich zurückziehe. Denn auch mein Gegenüber trägt die Verantwortung für die Konsequenzen seines Handelns selbst.

Wenn du dich dazu entscheidest, dieses Bonus-Wunder-Ritual zu nutzen, dann mach dir bewusst, dass du dir selbst zuliebe vergibst – um dich von negativen Gedanken wie Vorwürfen oder Rache zu befreien. Die andere Person muss niemals erfahren, dass du ihr vergeben hast. Diese Übung hilft dir dabei, weniger negative Samen in den Garten deines Unterbewusstseins zu pflanzen, die möglicherweise unerwünschte Erfahrungen in deinem Leben hervorrufen könnten. Sie dient einzig dazu, deine eigene Schwingung zu erhöhen, damit du auf einer höheren Frequenz das empfangen kannst, was du verdienst. Probiere es einfach aus und achte darauf, wie du dich danach fühlst. Es ist sehr wahrscheinlich, dass du dich durch diese Übung besser fühlen wirst. Falls sie jedoch unerwartet negative Gefühle auslöst, lass sie gerne weg. Vergebung ist ein Prozess, der oft am Ende einer Heilungsreise steht. Wenn im Moment noch Widerstände in dir auftauchen, bist du einfach noch nicht bereit zu verzeihen. Bitte verstehe das jedoch nicht als Wertung deiner persönlichen Entwicklung.

Ein weiteres universelles Gesetz ist das Gesetz des Rhythmus, das besagt, dass alles auf der Welt nach natürlichen Rhythmen und Zyklen funktioniert. Geburt und Tod, Ebbe und Flut, Einatmen und Ausatmen, Sommer und Winter, Tag und Nacht – folglich auch Liebe und Hass, Wut und Vergebung. Für dein Leben ist es wichtig, dass du dich mit dem Rhythmus deines eigenen Prozesses bewegst und nicht dagegen ankämpfst. Du bist bereit zu vergeben, wenn du bereit bist – und nicht vorher. Natürlich kannst du die Übung in der Zukunft immer mal wieder ausprobieren, um zu schauen, ob sich deine Widerstände gelegt haben. Verbeiße dich jedoch bitte nicht darin und versuche nicht, Vergebung zu erzwingen. Es geht bei dieser Übung darum, deine Schwingung zu erhöhen, und nicht darum, dich noch niedriger schwingen zu lassen. Verurteile dich also nicht, wenn du noch nicht bereit bist, sondern vertraue deinem eigenen Prozess. Solltest du in deiner Vergangenheit stark traumatische Erfahrungen gemacht haben, möchte ich dir außerdem dringend ans Herz legen, es dir selbst wert zu sein, therapeutische Hilfe in Anspruch zu nehmen. Wir können und müssen im Leben nicht immer alles allein bewältigen, und wenn es um wirklich tiefgreifende, traumatische Erlebnisse geht, dann braucht es oft professionelle Unterstützung, um Heilung auf einer tieferen Ebene zu ermöglichen.

Podcast-Empfehlung:

Den Podcast findest du unter dem Namen »Lifestyle Schlank« auf allen Podcast-Apps und auf meiner Webseite shinecoaching.de.

30 Warum Vergebung glücklich macht und beim Abnehmen hilft

Vorwurf	Verständnis	Vergebung	Wunsch für die Zukunft
»Wieso hast du mich betrogen und belogen?!«	*»Weil du aufgrund deiner Biografie unter Bindungsängsten leidest und deshalb Schwierigkeiten hast, dich emotional wirklich auf einen Menschen einzulassen.«*	*»Ich vergebe dir und weiß, dass dein Verhalten nichts mit meiner Liebenswürdigkeit zu tun hat, sondern auf deine Biografie zurückzuführen ist.«*	*»Ich wünsche dir, dass du deine Bindungsangst heilen kannst, damit du eines Tages das wunderbare, erfüllende Gefühl wahrer Verbundenheit erleben darfst.«*

GLÜCKLICH SEIN IST NICHT EGOISTISCH

Um wirklich glücklich sein zu können, ist es wichtig, deine eigenen Bedürfnisse von Zeit zu Zeit an erste Stelle zu stellen und zu erkennen, dass dies alles andere als egoistisch ist. Wie oft höre ich von meinen Klienten, wie sie sich für andere Menschen aufopfern und ihre eigenen Bedürfnisse vernachlässigen. Aber warum denken wir, dass wir nur für andere da sein können, wenn wir selbst leiden? Die viel wichtigere Frage ist: Ist es überhaupt möglich, jemandem zu helfen, wenn wir selbst leiden? Kann eine Mutter, die im Flugzeug ohnmächtig wird, weil sie zuerst ihrem Kind die Sauerstoffmaske aufgesetzt hat, ihrem Kind noch helfen? Kannst du Kekse teilen, wenn du keine Kekse hast? Selbst auferlegtes Leid ist kein Zeichen von Altruismus. Und Leid ist keine Tugend. In Wahrheit tanken wir Energie, Gesundheit und Liebe, wenn wir anderen Menschen helfen, nur dann, wenn wir zuerst uns selbst geholfen haben. Wenn du keine Kekse oder nur sehr wenige Kekse hast, um sie zu teilen, ist es verständlich, dass das Teilen dir wehtut. Wenn du jedoch viele Kekse hast und zudem das Vertrauen, dass du immer genug Kekse haben wirst, hast du kein Problem damit, sie zu teilen. Dein Glas muss so voll sein, dass es überläuft, und das, was überläuft, ist für andere. Wenn du anderen etwas gibst, was du selbst nicht hast, machst du sie unfreiwillig zu Dieben.

Du kannst nicht unglücklich sein und jemand anderen glücklich machen! Du kannst nicht arm sein und jemand anderen reich beschenken. Du kannst nicht verloren sein und jemand anderem den richtigen Weg zeigen. Du kannst nicht selbst in Zweifel leben und jemandem Zuversicht geben. Dein Leid kann kein Glück in das Leben eines anderen bringen. Was du tun kannst, um das Leid auf der Welt zu stoppen, ist so einfach und doch so schwer: Hör auf, das zu tun, was dir wehtut, und fang an, das zu tun, was dich glücklich macht! Du verdienst es nicht, zu leiden. Niemand verdient das. Dein Glück und dein innerer Frieden können anderen Menschen so viel mehr helfen, als dass dein Mangel zur Fülle eines anderen wird. Dein Glück stiehlt niemandem sein Glück, im Gegenteil. Wenn einer von uns verliert, verlieren wir alle! Wenn einer von uns gewinnt, gewinnen wir alle! Wenn du heilst, heilst du damit immer auch ein Stück weit die Welt. Dein bestes Werkzeug, um die Welt zu retten, ist also dein eigenes Glück. Um wahres Glück zu erfahren, ist es deshalb wichtig, dass du lernst, gesunde Grenzen zu setzen.

WUNDER-WORKBOOK TAG 5, TEIL 2: DAS WUNDER DER FÄHIGKEIT, GESUNDE GRENZEN ZU SETZEN

Diese Übung soll dir helfen, deine eigenen Bedürfnisse anzuerkennen, gesunde Grenzen zu setzen und zu verstehen, dass dies keine Form von Egoismus ist, sondern eine notwendige Grundlage für wahres Glück – sowohl für dich als auch für dein Umfeld.

Schritt 1: Erkenne deine Bedürfnisse und erlebe das Wunder der Selbstfürsorge

1. Selbstbeobachtung: Nimm dir ein paar Minuten Zeit, um über die letzten Wochen nachzudenken. Schreibe auf, in welchen Situationen du deine eigenen Bedürfnisse zugunsten anderer zurückgestellt hast. Beispiele könnten sein: Um eine Freundin nicht zu enttäuschen, habe ich eine Einladung zu einer Feier angenommen, obwohl ich eigentlich Zeit für mich selbst gebraucht hätte. Um meinem Mann eine Freude zu machen, koche ich regelmäßig Gerichte, die ich selbst nicht mehr essen möchte. Als mein Chef mich bat, eine zusätzliche Aufgabe zu übernehmen, habe ich zugesagt, obwohl ich bereits am Limit bin. Bei einer Einladung meiner Eltern zum Familienessen habe ich einen Nachschlag genommen, um meine Mutter nicht zu verletzen, obwohl ich bereits satt war.

2. **Gefühlserfassung:** Notiere, wie du dich in diesen Situationen gefühlt hast. Warst du gestresst, erschöpft, unzufrieden oder wütend? Hast du dich ungerecht behandelt gefühlt, oder warst du enttäuscht von dir selbst? Welche Emotionen hast du erlebt, als du deine Bedürfnisse vernachlässigt hast?

3. **Werde dir der Konsequenzen bewusst:** Wie hast du dich aufgrund dieser Gefühle verhalten? Hast du beispielsweise deine Unzufriedenheit, den Stress oder deine Wut mit Essen kompensiert? Hast du deine schlechte Laune später an anderer Stelle herausgelassen und damit jemand Unbeteiligten geschadet?

Schritt 2: Erkenne das Wunder des Verständnisses – werde dir bewusst, warum es dir schwerfällt, gesunde Grenzen zu setzen

4. Innere Blockaden identifizieren: Überlege, welche Ängste, Glaubenssätze oder Unsicherheiten dich daran hindern könnten, klare Grenzen zu setzen. Mögliche Blockaden könnten Angst vor Ablehnung, das Bedürfnis nach Anerkennung oder die Sorge, anderen zu schaden, sein. Frage dich selbst: Warum fällt es mir schwer, Nein zu sagen?

5. Ursachen erforschen: Frage dich, woher diese Blockaden kommen. Sind sie in deiner Kindheit verwurzelt? Gab es prägende Erfahrungen, die deine Fähigkeit beeinflussen, Grenzen zu setzen? Schreibe diese Erkenntnisse auf, um ein klareres Bild von den Ursachen zu erhalten.

6. **Muster erkennen:** Analysiere, ob es wiederkehrende Muster gibt, die dir das Setzen von Grenzen erschweren. Gibt es bestimmte Personen oder Situationen, bei denen du besonders oft Schwierigkeiten hast? Dies kann dir helfen, spezifische Herausforderungen besser zu verstehen.

7. **Emotionale Reaktionen erforschen:** Achte darauf, welche Emotionen du empfindest, wenn du versuchst, Grenzen zu setzen. Fühlst du dich schuldig, ängstlich oder unsicher? Diese Emotionen können dir Hinweise darauf geben, warum es dir schwerfällt, gesunde Grenzen zu ziehen.

Schritt 3: Definiere deine Grenzen und erlebe das Wunder der Klarheit

1. Überlege dir, welche Grenzen du in diesen Situationen hättest setzen sollen. Was hättest du anders machen können, um deine eigenen Bedürfnisse besser zu wahren? Zu welchen Dingen möchtest du in Zukunft nicht mehr Ja sagen, obwohl du Nein meinst?

2. Überlege dir zehn gute Gründe, warum es wichtig ist, deine eigenen Bedürfnisse ernst zu nehmen.

Beispiel:

- »Ich fühle mich ausgeglichener und energetischer und bin besser in der Lage, meine täglichen Aufgaben zu bewältigen.«
- »Ich greife seltener auf Essen zurück, um Stress und Frustration zu bewältigen.«
- »Indem ich meine eigenen Bedürfnisse ernst nehme, zeige ich mir selbst, dass ich wichtig bin, was meine Selbstliebe stärkt.«

3. Überlege dir zehn Gründe, warum es nicht egoistisch ist, deine eigenen Bedürfnisse ernst zu nehmen, und wie dies langfristig auch deinem Umfeld zugutekommt.

Beispiel: Ich bin ehrlich zu meinem Gegenüber und spiele nichts mehr vor, was die Grundlage für eine gesunde und vertrauensvolle Beziehung schafft. Wenn ich mit mir selbst zufriedener bin, habe ich mehr Energie, um langfristig für die Menschen in meinem Umfeld da zu sein. Ich bin ausgeglichener und lasse weniger oft meine schlechte Laune an Unbeteiligten aus.

Schritt 4: Das Wunder kleiner Schritte

Setze dir kleine, erreichbare Ziele, um nach und nach besser darin zu werden, gesunde Grenzen zu setzen. Beginne mit weniger herausfordernden Situationen und arbeite dich langsam zu komplexeren vor. Überlege, wo du beginnen möchtest, gesunde Grenzen zu setzen, und setze dir sieben kleine Ziele für die kommende Woche.

Schritt 5: Antwortstrategien: Die wundersame Wirkung guter Vorbereitung

Oft fällt es schwer, in herausfordernden Momenten spontan die richtigen Worte zu finden, insbesondere wenn du dich unter Druck gesetzt oder emotional betroffen fühlst. Deshalb ist es hilfreich, dir schon heute ein paar Sätze zu überlegen, mit denen du in Zukunft auf bestimmte Situationen reagieren möchtest. Erstelle eine Liste von Sätzen, die dir helfen können, klar und bestimmt deine Grenzen zu kommunizieren.

Beispiele:

Berufliche Anforderungen:

- »Ich verstehe, dass dies wichtig ist, aber ich bin aktuell bereits ausgelastet. Lassen Sie uns einen Zeitpunkt finden, an dem ich mich voll und ganz auf diese Aufgabe konzentrieren kann.«
- »Ich benötige eine klare Priorisierung meiner Aufgaben, um sicherzustellen, dass ich meine derzeitigen Projekte ordnungsgemäß abschließen kann.«

Soziale Anforderungen:

- »Ich fühle mich momentan erschöpft und brauche Zeit für mich. Ich werde mich gerne wieder melden, wenn ich mich besser fühle.«
- »Ich schätze die Einladung sehr, doch ich habe bereits andere Verpflichtungen. Ich hoffe, wir finden bald eine andere Gelegenheit, uns zu treffen.«
- »Ich habe bereits andere Pläne, die ich nicht verschieben kann. Vielleicht können wir einen anderen Termin finden, der für uns beide passt.«
- »Ich wünschte, ich hätte mehr Zeit, dann würde ich liebend gern auf dein Angebot eingehen.«
- »Dies ist keine Entscheidung gegen dich, sondern eine Entscheidung für mich.«

Familiäre Anforderungen:

- »Ich fühle mich momentan ein wenig überwältigt von der ganzen Organisation im Familienleben. Es wäre eine große Hilfe, wenn jemand von euch sich um bestimmte Aufgaben kümmern könnte.«
- »Ich fühle mich im Moment ausgebrannt und brauche etwas mehr Zeit für mich. Welche Aufgaben könntet ihr übernehmen, damit ich täglich mindestens eine halbe Stunde mehr für mich habe?«

Gesunde Grenzen in Bezug auf deine Ernährung:

- »Das Essen war wirklich großartig, ich bin schon richtig satt. Ich freue mich aber schon auf das nächste Mal, und vielleicht kann ich dann noch etwas mehr genießen.«
- »Das ist so lieb von dir, aber ich bin gerade dabei, meine Ernährung umzustellen, und versuche, auf Süßes zu verzichten. Ich hoffe, du hast Verständnis dafür.«
- »Mama, der Kuchen sieht fantastisch aus, und ich weiß es sehr zu schätzen, dass du ihn extra für mich gemacht hast. Ich möchte dich auch nicht enttäuschen, weil ich weiß, wie viel Mühe du dir gegeben hast. Gleichzeitig möchte ich mich nicht selbst enttäuschen, indem ich ihn dir zuliebe esse, denn ich leide sehr unter meinem Gewicht und möchte momentan meinen Fokus auf eine gesunde Ernährung richten. Ich wäre dir sehr dankbar, wenn du mich dabei unterstützen könntest.«
- »Nein danke, im Moment möchte ich weder Alkohol trinken noch Süßigkeiten essen. Das soll dich aber nicht davon abhalten, es zu genießen!«
- »Mir bekommt das gerade nicht gut, danke für dein Verständnis.«

Meine Antwortstrategien:

WUNDER-RITUAL #10: DAS WUNDER DER REFLEXION

Wann: Am Ende jeder Woche, Uhrzeit flexibel
Wie oft: Einmal pro Woche

Nimm dir am Ende der Woche Zeit, darüber nachzudenken, wie gut es dir gelungen ist, deine Bedürfnisse wahrzunehmen, sie zu äußern und gesunde Grenzen zu setzen. Notiere, was gut funktioniert hat und was du verbessern möchtest. Überlege dir, was du in der kommenden Woche ändern möchtest, um noch besser für dich selbst zu sorgen. Gehe diese Reflexion ohne Selbstkritik an – sei ehrlich zu dir selbst, aber auch liebe- und verständnisvoll. Jede neue Woche bietet dir die Chance, dich weiterzuentwickeln und aus deinen Erfahrungen zu lernen. Nutze diese Zeit und schenke dir selbst Anerkennung. Mache dir bewusst, wie weit du bereits gekommen bist.

Auch Sophie musste lernen, gesunde Grenzen zu setzen, wenn sie nicht weiterhin ihre Wut, Verletzungen und Frustration mit Essen herunterschlucken wollte. Anfangs fiel es ihr schwer, ihrem Mann zu sagen, dass sie sich nicht geliebt fühlte, wenn er sie wieder ignorierte, oder dass sie seine Affären nicht länger dulden würde. Ebenso schwer fiel es ihr, ihrem Chef zu sagen, dass er sich unfair benahm und dass das Chaos im Unternehmen nicht auf sie und ihre Arbeit zurückzuführen war. Und auch wenn ihr Mann und ihr Chef ihr Verhalten nicht änderten, fühlte Sophie sich trotzdem jedes Mal erleichtert, wenn es ihr gelungen war, ihre wahren Gefühle auszusprechen. Auch wenn die anderen sie nicht sahen, symbolisierte das Aussprechen ihrer eigenen Wahrheit, dass sie sich endlich selbst sah. Zu ihrem Erstaunen hatte das einen magischen Effekt auf ihr Verlangen nach Essen, das sich mit jeder gesetzten Grenze innerhalb von Sekunden in Luft auflöste.

Podcast-Empfehlung:

Den Podcast findest du unter dem Namen »Lifestyle Schlank« auf allen Podcast-Apps und auf meiner Webseite shinecoaching.de.

112 Wie du lernst, gesunde Grenzen zu setzen

WUNDERWOCHE TAG 6: ERLAUBE DIR, DICH SELBST ZU LIEBEN

Um wirkliches Glück zu erfahren, führt kein Weg daran vorbei, die Beziehung zu dir selbst zu verbessern. Selbstliebe bildet die Grundlage für erfolgreiches Manifestieren. Ohne Selbstliebe wirst du nicht das manifestieren, was du dir wünschst, sondern das, was du auf Verstandesebene um jeden Preis vermeiden möchtest. Denn im Leben bekommst du nicht das, was du willst, sondern das, wovon du tief in deinem Inneren überzeugt bist, es zu verdienen.

Lass mich dir eine Frage stellen, und sei dabei ganz ehrlich zu dir selbst – du musst die Antwort mit niemandem teilen. Denke jetzt an eine Person, die du absolut nicht ausstehen kannst. Gönnst du dieser Person ein gesundes, erfolgreiches Leben, einen schlanken Körper oder eine erfüllte Beziehung? Wenn du ganz ehrlich bist, wahrscheinlich nicht, oder? Und dasselbe Prinzip gilt, wenn du dich selbst nicht leiden kannst. Durch die Ablehnung deiner selbst missgönnst du dir unbewusst auch ein gesundes, erfolgreiches, schlankes Leben oder eine glückliche Beziehung. Solange du dir diese Dinge nicht von Herzen selbst zugestehst, kannst du dir auf Verstandesebene wünschen, was du willst – du wirst es nicht bekommen. Erst wenn du dir Glück, Reichtum, Erfüllung und körperliches Wohlbefinden wirklich aufrichtig gönnst, wird sich das auch in deinem Leben zeigen.

Um zu verstehen, warum du dich trotz besseren Wissens oft anders verhältst, als du es eigentlich möchtest, ist es wichtig, die beiden gegensätzlichen Kräfte zu erkennen, die unsere Gefühle und damit unser Handeln beeinflussen: die Kraft der Liebe und die Kraft der Angst. Die Kraft der Liebe spendet uns Kreativität, Gesundheit, Heilung und ein Gefühl der Fülle. Die Kraft der Angst macht uns verrückt, destruktiv, gewalttätig, krank und hinterlässt ein Gefühl des Mangels. Die Angst bzw. das Ego könnte man fast als einen Hochstapler beschreiben, der sich für dich ausgibt und in deinem Namen Dinge tut, die dein wahres Selbst niemals tun würde. Liebe ist eigentlich unser natürlicher Zustand, aber dadurch, dass wir in eine Welt voller Ängste und ungeheilter Seelen hineingeboren werden, adaptieren wir diese Angst und finden unsere eigenen, oft destruktiven, Wege, mit dieser Angst umzugehen. Deshalb ist Angst auch die eigentliche Ursache für dein Essverhalten. Meiner Erfahrung nach ist fast jedes Problem im Kern ein seelisches Problem. Es entsteht, weil wir statt aus Liebe aus Angst agieren. Wenn es uns gelingt, uns wieder mit der Liebe zu verbinden, regeln sich die meisten Probleme im Außen von ganz allein.

Es mag sich vielleicht komisch anhören, dass Angst die Ursache für dein Essverhalten sein soll, und ich erwarte auch nicht, dass du alles, was ich hier sage, sofort glaubst. Ich bitte dich, einfach nur offen für diese Vorstellung zu bleiben. Öffne dich für den Gedanken, dass es eine Macht gibt, die größer ist als dein Verstand und die dir helfen kann, das zu erreichen, was du bisher über deinen Verstand mit all deiner Disziplin und Willenskraft noch nicht erreichen konntest. Beide Kräfte, Angst und Liebe, wirken auf dich ein. Die eine meint es gut mit dir, die andere lässt dich verrückt werden und handeln. Die Auflösung von Angst gelingt nicht durch Disziplin, Diäten oder Willenskraft. Sie transformiert sich jedoch von selbst, sobald du dich wieder mit der Liebe in dir verbindest. Jeder, der schon einmal mit viel Mühe abgenommen hat und dann trotz besseren Wissens wieder zugenommen hat, weiß, wie stark die Wirkmechanismen hinter dem Essverhalten sein können. Die Angst ist eine unbewusste Kraft und so stark, dass sie alles zunichtemacht, uns das Glück aus den Händen reißt und uns mit dem Scherbenhaufen, den sie angerichtet hat, verzweifelt zurücklässt. Es ist, wie von einer bösen Hexe besessen zu sein, die das Gehirn übernimmt und es als Kontrollraum nutzt und dich anweist, selbstzerstörerische Dinge zu tun. Angst ist eine ganz miese Verräterin, die uns erzählt, dass wir uns besser fühlen und glücklich werden, wenn wir jetzt ein Stück Schokolade essen. In Wirklichkeit ist dieses vermeintliche Glück jedoch schon mit dem Herunterschlucken des Stücks wieder verschwunden, was dazu führt, dass wir sofort ein weiteres Stück brauchen. Das bedeutet, dass du ständig auf der Jagd nach einem vermeintlichen Glück bist, das nie von Dauer ist und dich zusätzlich mit noch mehr Unzufriedenheit zurücklässt. Solange du deinem ängstlichen Ego statt der Liebe vertraust, wirst du immer versuchen, Liebe in äußeren Dingen zu finden. Irrationale Angst, also jene Form von Angst, die nicht in realen lebensbedrohlichen Situationen entsteht, um unser Überleben zu sichern, ist eine seelische Krankheit. Dein Essverhalten, Tinas Trinkverhalten,

Toms Workaholismus, Nadias Sportsucht, Anjas Depressionen und Peters Panikattacken sind seelische Krankheiten, die aus Angst entstehen und nicht durch Disziplin und Willenskraft gelöst werden können, sondern durch Liebe. Sich mit deiner Liebe zu verbinden, bedeutet, sich mit einer Macht zu verbinden, die größer ist als du selbst.

Dieser Vorgang ist dir wahrscheinlich gut bekannt, denn auch dein Essverhalten ist eine Macht, die größer scheint als du selbst, mit dem Unterschied, dass dein Essverhalten auf Angst basiert. Jedes Mal, wenn du maßlos isst, bist du abgespalten von deinem eigentlichen Selbst. Dein Essverhalten ist nichts weiter als ein Muster der Selbstsabotage, dessen Ursprung nicht selten ein Kindheitstrauma oder zumindest eine tiefe kindliche Verletzung ist. Jeder, der stark unter seinem Essverhalten leidet, hat sich sehr wahrscheinlich in der Kindheit nicht ausreichend geliebt oder gesehen gefühlt. Das muss nicht bedeuten, dass du tatsächlich nicht geliebt wurdest, aber aufgrund deiner kindlichen Wahrnehmung und Interpretation des Verhaltens deiner Eltern hast du es zumindest so empfunden. Auf dieses Thema gehe ich, wie bereits erwähnt, sehr ausführlich in meinem Buch *Dein inneres Kind will satt werden* ein. Hier möchte ich nur anführen, dass jeder Mensch, der regelmäßig das Essen nutzt, um sich unbewusst selbst zu schaden, irgendwo einen Mangel an Liebe in der Kindheit erfahren hat. Und so wie die Abwesenheit von Licht Dunkelheit erzeugt, erzeugt die Abwesenheit von Liebe Angst. Lies den Satz gerne noch mal. Jedes Mal, wenn du keine Liebe gespürt hast, hast du Angst empfunden, und durch diese Angst hast du irgendwann begonnen, durch Essen zu betäuben und zu verdrängen.

So wie bei Sophie hat auch dir das Essen vorgemacht, die Liebe zu sein, die dir gefehlt hat. Dadurch haben sich falsche Verknüpfungen gebildet, die es jetzt gilt aufzulösen. Deine Disziplin und dein Verstand allein reichen nicht aus, um diese falschen Verschaltungen zu korrigieren. Wenn das intellektuelle Verständnis über die richtige Ernährung und Bewegung ausreichen würde, dann wärst du sehr wahrscheinlich schon vor Jahren an deinem Ziel angekommen. Im Gegenteil, dein Verstand verstärkt dein Verlangen nach Essen sogar noch, indem er dir fortlaufend Argumente liefert, warum du das Essen unbedingt brauchst, um glücklich zu sein, deinen Stress abzubauen, dich zu belohnen oder Langeweile zu überbrücken. Du wirst gegen die Stimme deines Egos nicht ankommen, denn eine höhere Macht (Angst) ist im Spiel. Deshalb musst du dich mit einer noch höheren Macht verbinden, und das ist die Macht der Liebe, auch wenn das für den ein oder anderen schnulzig klingen mag. Wenn du dich destruktiv dir selbst gegenüber verhältst, bedeutet das, dass du zumindest zeitweise deine Verbindung zur Liebe verlierst und nicht mehr mit dir selbst im Kontakt bist. Dein Essverhalten ist deine erlernte Antwort auf Angst. Anstatt mit Liebe auf Angst zu antworten, hast du dich unbewusst darauf konditioniert, mit einem destruktiven Verhalten auf diese Angst zu reagieren. Du antwortest also auf etwas Negatives (Angst) mit etwas Negativem (Überessen) und erhoffst dir dadurch ein positives Ergebnis (Glück). Diese Rechnung geht jedoch nicht auf, wie du mit deinem Verstand längst begriffen hast. Sonst hättest du dich nicht entschieden, dieses Buch zu lesen.

Wenn du allein gegen die Angst und dein damit verbundenes Essverhalten ankommen könntest, hättest du das längst getan. Denn dir fehlt es nicht an Wissen, Verstand, Willenskraft oder Disziplin. Wenn es dir überhaupt an etwas fehlt, dann fehlt es dir an Liebe, besonders wahrscheinlich an der Liebe zu dir selbst. Das ist die Macht, mit der du dich ab jetzt verbinden darfst, die größer ist als du selbst und die Kraft hat, dein Essverhalten zu heilen. Selbstliebe ist der Schlüssel zu nachhaltiger Veränderung. Selbstliebe bedeutet jedoch nicht, dass du alles an dir toll finden musst. Persönlich verstehe ich das Wort »Liebe« eher als Haltung denn als Gefühl. Wenn ich jemanden liebe, nehme ich eine liebevolle Haltung gegenüber dieser Person ein. Ich interessiere mich für ihre Gefühle, ihre Gedanken, und es ist mir wichtig, auf ihre Bedürfnisse einzugehen, um sicherzustellen, dass es ihr gut geht. Das Gleiche gilt für mich in Bezug auf Selbstliebe. Es bedeutet, dass ich mir selbst gegenüber interessiert bin, meine Gefühle und Gedanken reflektiere, meine Bedürfnisse erkenne und ihnen nachgehe, um sicherzustellen, dass es mir gut geht. Leider ist es gar nicht so einfach, seine Gedanken zu ändern und sich selbst zu lieben. Es erfordert die Erweiterung deines Bewusstseins und kontinuierliche Achtsamkeit, aber keine Angst, denn im Verlauf dieses Tages werde ich dir viele Werkzeuge zur Verfügung stellen, die dir bei regelmäßiger Anwendung helfen können, deinen Verstand neu zu programmieren bzw. ihn auf die Werkseinstellung Liebe zurückzusetzen.

Podcast-Empfehlung:

Den Podcast findest du unter dem Namen »Lifestyle Schlank« auf allen Podcast-Apps und auf meiner Webseite shinecoaching.de.

15 Selbstliebe ist der Schlüssel für deine Veränderung

DER WEG ZUR SELBSTLIEBE BEGINNT MIT DER VERÄNDERUNG DEINES INNEREN DIALOGS

Viele Menschen merken oft gar nicht, wie hart, kalt, unempathisch, herrisch und verletzend sie rund um die Uhr mit sich selbst sprechen:

- Stell dich nicht so an!
- Wie siehst du schon wieder aus?
- Du bist so hässlich, ich könnte kotzen.
- Das wirst du nie hinkriegen.
- Mit dir stimmt einfach etwas nicht.
- Du bist eine Last für alle um dich herum.
- Du bist so dumm, warum kapierst du das nicht?
- Warum kannst du nicht einmal etwas richtig machen?
- Ekelhaft, wie fett du bist.
- Du wirst dich nie ändern.
- Du bist es nicht wert, geliebt zu werden.
- Das Einzige, was du gut kannst, ist fressen.

Dies sind nur einige Beispiele für den inneren Dialog eines Menschen, der sich selbst nicht liebt. Vielleicht erscheint dir diese Art von Selbstgesprächen im ersten Moment übertrieben. Wie gerne würde ich sagen, dass dem so ist. Doch leider sind diese Aussagen nicht erfunden, sondern stammen direkt aus einer Umfrage meiner Klienten. Stell dir vor, du würdest eine Woche lang so mit einem kleinen Kind sprechen, wie du mit dir selbst sprichst. Tag für Tag, Stunde um Stunde würdest du es mit denselben harten Worten konfrontieren. Schon nach wenigen Minuten würde das Kind in Tränen ausbrechen. Nach spätestens einer Woche wäre es nicht nur emotional völlig erschöpft, sondern würde wahrscheinlich in eine tiefe Depression verfallen. Der ständige emotionale Stress und die fortwährende Ablehnung und Abwertung würden vermutlich zusätzlich zu psychosomatischen Symptomen führen – von Schlafstörungen und Bauchschmerzen bis hin zu Hauterkrankungen wie Neurodermitis. Auch wenn du kein Kind mehr bist, hilft dir dieser Vergleich hoffentlich, zu verstehen, welche tiefgreifenden Auswirkungen dein innerer Dialog auf dein Leben hat. Viele Menschen nehmen ihren inneren Dialog entweder gar nicht wahr oder unterschätzen seine Konsequenzen. Wir tun oft so, als wäre es nicht wichtig, wie wir mit uns selbst sprechen, denn es betrifft ja schließlich »nur« uns selbst. Nach dem Motto: Hört ja keiner, also ist es nicht so schlimm. Doch auch diese Einstellung zeigt uns einmal mehr deutlich, welchen geringen Stellenwert wir uns selbst beimessen. Doch es ist schlimm. Tatsächlich ist es wahrscheinlich das Schlimmste, was wir uns selbst antun können. Stell dir vor, du würdest jemanden sehen, der sich selbst ohne Unterbrechung sehr starke Ohrfeigen verpasst. Wie lange könntest du diesen Anblick ertragen? Im übertragenen Sinne tust du dir durch deinen inneren Dialog tagtäglich dasselbe an. Wenn du dir bewusst machst, wie hart und gemein du mit dir selbst ins Gericht gehst und welche verletzenden Dinge du dir kontinuierlich sagst, wirst du vielleicht verstehen, warum du abends erschöpfter bist, als du sein müsstest, und morgens Schwierigkeiten hast, aus dem Bett zu kommen. Denn wer möchte schon den ganzen Tag so behandelt werden? Wenn dir bewusst wird, wie schrecklich ungemütlich, unsicher und trostlos sich dein emotionales Zuhause durch die dort herrschende Kommunikation anfühlt, verstehst du vielleicht auch, warum du verzweifelt nach Trost, Geborgenheit, Betäubung oder Sicherheit im Essen suchst. Dein innerer Dialog bestimmt, wie du dich fühlst, wie du die Welt wahrnimmst, wie du mit Herausforderungen umgehst und welche Menschen du in dein Leben ziehst – also im Grunde, wie du dein Leben erlebst.

Dein innerer Dialog ist auch die Hauptursache für den chronischen Stress, den du täglich erlebst. Du glaubst vielleicht, dass es die Arbeit, die Kinder oder all die Verpflichtungen sind, die dir den Stress bereiten und deine Energie rauben. Tatsächlich sind es jedoch nicht die äußeren Umstände, sondern deine innere Stimme, die alles, was du tust, abwertend kommentiert. Wenn du viel zu tun hast und dir beispielsweise sagst: »Keine Panik auf der Titanic, das bekommst du locker hin«, würdest du dich mit der gleichen Menge an Aufgaben wahrscheinlich viel weniger gestresst fühlen, als wenn du dir sagst: »Das schaffst du sowieso nicht. Du bekommst nie etwas richtig hin, bist zu dumm, zu langsam, zu undiszipliniert und wirst wie immer versagen.« Oder nicht? Ein Mensch, der 24 Stunden am Tag niedergemacht wird, kann sich gar nicht anders als gestresst, ausgelaugt, überfordert, allein, müde und pessimistisch fühlen. Der chronische Stress, den dein negativer innerer Dialog verursacht, hat erhebliche Auswirkungen auf deine körperliche und psychische Gesundheit. Zu den möglichen Folgen zählen Schlafstörungen, ein geschwächtes Immunsystem, Verdauungsprobleme, Hauterkrankungen, Kopfschmerzen, Blähungen, Völlegefühl, Angstzustände, Depressionen sowie Übergewicht.

Doch nicht nur dein gesundheitlicher Zustand und wie du dich selbst wahrnimmst, wird von deinem inneren Dialog bestimmt, sondern auch, welches Verhalten du von anderen Menschen tolerierst. Wenn du dich selbst ständig abwertest, warum solltest du dann protestieren, wenn dein Partner sagt, »Du bist zu dick / zu dumm / zu laut / zu leise«? Diese abwertenden Aussagen treffen bei dir auf keinen Widerstand, weil sie mit dem übereinstimmen, was du dir ohnehin schon den ganzen Tag denkst. Du merkst vielleicht gar nicht, wie verletzend oder ungerecht diese Aussagen sind, weil sie sich für dich normal anfühlen. Dein innerer Dialog hat die Messlatte dafür, wie du behandelt werden möchtest, so tief gesetzt, dass du unfreundliches oder abwertendes Verhalten von anderen oft gar nicht mehr hinterfragst. Das führt dazu, dass du dich in Beziehungen oder im sozialen Umfeld oft passiv verhältst und negative oder respektlose Behandlung stillschweigend akzeptierst. Statt dich zu wehren, frisst du deine Wut im wahrsten Sinne des Wortes lieber in dich hinein. So erging es auch Sophie. Lange Zeit stellte sie das Verhalten ihres Mannes oder Chefs nicht infrage, weil die Art, wie sie von ihnen behandelt wurde, sich nicht von der Art unterschied, wie sie sich selbst behandelte. Erzählte sie sich doch täglich selbst, dass sie nicht liebenswert sei, ihre Bedürfnisse nicht wichtig seien und sie froh sein könne, dass es überhaupt jemand mit ihr aushielt. Sie erzählte sich sogar, dass es kein Wunder sei, dass ihr Mann sie betrog, weil sie so dick war. Unbewusst war sie also jahrelang davon überzeugt, dass sie keine bessere Behandlung verdient hatte.

Aus diesen Gründen ist es essenziell, deinen inneren Dialog zu verändern. Doch bevor dir das gelingt, musst du dir erst mal bewusst machen, wie du mit dir selbst sprichst. Da es deine eigene, vertraute Stimme ist, ist dir das möglicherweise nämlich noch gar nicht aufgefallen. Du kannst diesen inneren Dialog jedoch logischerweise nur dann verändern, wenn er dir zuerst bewusst wird. Und diese Bewusstwerdung kann ein sehr schmerzhafter Prozess sein. Wenn du wirklich anfängst, die Härte dieser inneren Stimme wahrzunehmen, und begreifst, was sie mit dir macht, wird dich das im ersten Moment wahrscheinlich schockieren und traurig machen. Hoffentlich! Denn es ist ja auch wirklich traurig. Natürlich wünsche ich dir nicht, dass du traurig bist, aber leider verändern wir Menschen uns meist erst dann, wenn der Leidensdruck steigt. Wir neigen dazu, unsere primäre Motivation nicht aus der Aussicht auf Glück und Freude zu ziehen, sondern aus dem Vermeiden von Schmerz. Dieses Motivationsmuster ist evolutionär bedingt. Denn Schmerz kann uns schaden oder im Extremfall sogar töten. Deshalb ist der Drang, Schmerz zu vermeiden, oft viel stärker als der Wunsch, Freude zu empfinden. Aus diesem Grund ist es in diesem Fall sogar etwas Positives, wenn dich die Art, wie du mit dir sprichst, zunächst schockiert und traurig macht. Denn das wird dir hoffentlich die nötige Motivation geben, deinen inneren Dialog zu verändern. Du kannst den Krieg gegen dich selbst und deinen Körper nicht gewinnen. Aber du kannst aufhören, dich selbst zu bekämpfen. Du bist der Mensch, mit dem du definitiv die meiste Zeit in deinem Leben verbringst. Wäre es da nicht schön, diese Zeit in Frieden und Liebe zu verbringen? Der Weg dorthin beginnt mit der Veränderung deines inneren Dialogs.

Podcast-Empfehlung:

Den Podcast findest du unter dem Namen »Lifestyle Schlank« auf allen Podcast-Apps und auf meiner Webseite shinecoaching.de.

247 Wie du dich von negativen Selbstgesprächen und emotionalem Essen befreist – Interview mit Teilnehmerin Simone

WUNDER-WORKBOOK TAG 6, TEIL 1: ERLEBE DAS WUNDER EINES LIEBEVOLLEN SELBSTDIALOGS

Schritt 1: Achte in den kommenden sieben Tagen bewusst auf deinen inneren Dialog. Notiere regelmäßig, wie du mit dir selbst sprichst. Wie kommentierst du deine Fähigkeiten, Leistungen oder deinen Körper? Schreibe die Gedanken möglichst genau auf, einschließlich des Kontextes, in dem sie aufkommen.

Schritt 2: Überlege dir mitfühlende und wertschätzende Alternativen, die du stattdessen zu dir sagen könntest. Zum Beispiel:

- »Ich bin so dumm« wird zu »Ich lerne und wachse mit jeder Herausforderung«
- »Ich bin so dick« wird zu »Mein Körper definiert nicht meinen Wert – ich bin wertvoll und liebenswert, so wie ich bin«

Schritt 3: Schreibe diese positiven Alternativen neben die negativen Gedanken, die du aufgeschrieben hast. Dies hilft dir, eine direkte Verbindung zwischen den alten und neuen Gedanken herzustellen.

Bisheriger innerer Dialog	Kontext	Wertschätzende Alternative

Schritt 4: Trainiere dich, deinen inneren Dialog fortlaufend achtsam zu reflektieren. Sobald du bemerkst, dass du wenig wertschätzend mit dir selbst sprichst, ersetze diese Worte sofort durch die neuen wertschätzenden Alternativen.

WUNDER-RITUAL #11: EIN WUNDERVOLLER SATZ ZUM EINSCHLAFEN

Wann: Direkt vor dem Einschlafen
Wie oft: Täglich

So wie sich die Zeit unmittelbar nach dem Erwachen besonders gut eignet, um dein Unterbewusstsein neu auszurichten, eignet sich auch die Zeit kurz vor dem Schlafengehen hervorragend, um positive Gedanken und Gefühle in deinem Unterbewusstsein zu verankern. Beende aus diesem Grund ab heute jeden Tag damit, dir selbst zu sagen, dass du dich lieb hast und gut bist, so wie du bist. Sobald du die Augen schließt und eine bequeme Position zum Einschlafen gefunden hast, sage dir den Satz: »Ich hab dich lieb, und du bist gut, genau so, wie du bist.« Sage dir diesen Satz auch dann, wenn er sich am Anfang vielleicht ungewohnt oder sogar falsch anfühlt. Du hast dich über Jahre darauf konditioniert, hart, streng und abwertend mit dir zu sprechen, und wie jede Veränderung wird sich auch diese neue Gewohnheit unbequem anfühlen. Denke jedoch daran, dass dein Unterbewusstsein nicht bewertet. Es nimmt einfach das auf, was du ihm jeden Tag über deinen Verstand mitteilst, und versteht es als Auftrag, genau das umzusetzen. Mit diesem Satz gibst du deinem Unterbewusstsein den Auftrag, eine neue, liebevolle und wertschätzende Haltung dir selbst gegenüber einzunehmen. Indem du diese Worte täglich wiederholst, programmierst du dich Tag für Tag weg von Selbstkritik hin zu Selbstliebe. Du beendest den Tag in Liebe und Akzeptanz zu dir selbst. Das wird dir nicht nur das Einschlafen erleichtern und deinen Schlaf verbessern, sondern dich auch morgens energiegeladener, ausgeglichener und fröhlicher in den Tag starten lassen.

KURZFRISTIGE LUSTBEFRIEDIGUNG IST KEINE ECHTE SELBSTLIEBE

Genauso wie strenge Diäten kein Ausdruck echter Selbstliebe sind, bedeutet Selbstliebe auch nicht, jedem Verlangen sofort nachzugeben. Oft erlebe ich, dass Klienten das »Gönnen« eines Schokoriegels oder einer fettigen Pizza mit Selbstliebe verwechseln. Doch nicht alles, was sich gut anfühlt, ist auch gut für uns – genauso wenig wie alles, was sich schlecht anfühlt, tatsächlich schlecht ist. Es gibt viele Dinge, die sich im ersten Moment gut anfühlen, aber langfristig schädlich sind. Ebenso gibt es Dinge, insbesondere Veränderungen jeglicher Art, die sich anfangs unangenehm anfühlen, aber langfristig zu unserem Wohl beitragen. Übermäßiges Essen ist kein Akt der Selbstliebe, sondern genau das Gegenteil. Ein Mensch, der sich selbst liebt, ist es sich selbst wert, in einem gesunden und fitten Körper zu leben, denn schließlich ist sein Körper das Zuhause seiner Seele.

Zu den größten Wünschen meiner Klienten gehört der Wunsch, sich intuitiv ernähren zu können. Viele haben es bereits versucht, Bücher darüber gelesen und Kurse besucht, es aber dennoch nicht geschafft, mit intuitiver Ernährung abzunehmen. Im Gegenteil, ein Großteil hat bei dem Versuch sogar zugenommen. Auch wenn ich mir wünschen würde, dass jeder Mensch sich intuitiv ernähren kann, zeigt meine langjährige Erfahrung, dass es nicht für jeden die passende Methode ist. Der Ansatz des Intuitiven Essens wurde ursprünglich für Menschen entwickelt, die einmal ein unbeschwertes und gesundes Essverhalten hatten, es aber durch Diäten und strikte Essensregeln verloren haben. Diesen Menschen kann der Ansatz helfen, ihre natürliche Fähigkeit, auf Hunger- und Sättigungssignale zu hören, wiederzuentdecken. Menschen, die jedoch in ihrer Kindheit nie ein normales Essverhalten erlernt haben – etwa weil die Eltern bereits übergewichtig waren und sie von klein auf an große Portionen oder ungesundes Essen gewöhnt wurden –, können nicht plötzlich intuitiv wissen, was richtig für sie ist. Ihre Intuition hat schlichtweg etwas anderes gelernt. Intuition baut auf wiederholten Erfahrungen und gelernten Mustern auf. Wenn diese Muster ungesund sind, wird die intuitive Reaktion auf Essen ebenfalls ungesund sein. Intuitives Essen funktioniert auch nicht für Menschen, die Essen seit ihrer Kindheit als Bewältigungsstrategie verwendet haben. Wenn du gelernt hast, deine Gefühle mit Essen zu kompensieren, wirst du extreme Schwierigkeiten haben, zu unterscheiden, ob dein Hunger körperlicher oder psychischer Natur ist. Es wird in solchen Situationen problematisch, weil emotionale Auslöser wie Stress, Einsamkeit, Langeweile, Wut oder Traurigkeit unmittelbar den Drang zum Essen auslösen. Sophies intuitive Reaktion auf Gefühle wie Ablehnung, Einsamkeit oder Unsicherheit wäre zum Beispiel, sich mit Schokolade unter der Bettdecke zu verkriechen. Intuitives Essen ist also nicht automatisch gleichbedeutend mit einem gesunden Essverhalten, sondern spiegelt wider, was deine Intuition im Laufe der Zeit gelernt hat.

Da Intuition auf gelernten Mustern und emotionalen Verknüpfungen beruht, wirst du intuitiv als normal empfinden, was du jahrelang verinnerlicht hast – wie zum Beispiel große Portionsgrößen oder die Vorstellung, dass Essen dir hilft, mit deinen Gefühlen umzugehen. Aber Achtung: Nur weil intuitives Essen bei dir nicht funktioniert, heißt das jedoch nicht, dass du nicht lernen kannst, ein entspannteres Verhältnis zum Essen und deinem Körper aufzubauen und dein Wunschgewicht zu erreichen. Es bedeutet lediglich, dass du dich nicht ausschließlich auf deine Intuition verlassen solltest. In diesem Fall kommt dir dein Verstand zugute, denn er kann dir aufgrund seines theoretischen Wissens sagen, was langfristig gesehen das Beste für dich ist. Ein Tipp, den ich meinen Klienten immer gebe, wenn sie mich fragen, wie sie wissen können, welche Entscheidung im Sinne der Selbstliebe die beste für sie ist, lautet: Oft ist die richtige Entscheidung diejenige, die sich zunächst falsch und unangenehm anfühlt. Denn wie wir gelernt haben, fürchten wir uns vor Veränderung, und jede Entscheidung, die nicht deinen gewohnten Mustern entspricht, wird sich anfangs unangenehm anfühlen – das bedeutet jedoch nicht, dass sie falsch ist. Schließlich möchtest du deine Gewohnheiten verändern, da diese ja ursprünglich dazu geführt haben, dass du dich unwohl in deinem Körper fühlst oder sogar unter gesundheitlichen Problemen leidest.

Also ist es meist richtig, anders als gewohnt zu reagieren. Denn um noch einmal Paul Watzlawick zu zitieren: »Wer immer wieder das Gleiche macht, wird auch immer wieder die gleichen Ergebnisse bekommen.« Selbstliebe bedeutet also, auch mal unbequeme Entscheidungen zu treffen. Ich bin mir sicher, dass du, wenn du Kinder hast oder dir vorstellst, welche zu haben, fürsorglich darauf achten würdest, dass sie sich gesund ernähren und ausreichend bewegen. Auch wenn es manchmal einfacher wäre, all ihren Wünschen nach Süßigkeiten nachzugeben, um Streit und Stress zu vermeiden. Trotzdem würdest du den Konflikt in Kauf nehmen – weil du weißt, dass es langfristig das Beste für sie ist. Warum? Weil du deine Kinder liebst. Genauso würdest du auch für dich sorgen, wenn du dich ausreichend lieben würdest. Sich selbst zu lieben, bedeutet, den Mut aufzubringen, die tiefer liegenden Bedürfnisse hinter dem Verlangen nach Essen zu ergründen und gesunde Wege zu finden, diese zu erfüllen. Ein Mensch, der sich selbst liebt, geht achtsam mit sich um und erkennt, was er wirklich braucht – sei es Ruhe, Unterstützung, die Fähigkeit, sich besser abzugrenzen, oder Zeit für emotionale Verarbeitung. Bei Selbstliebe geht es also nicht um kurzfristige

Lustbefriedigung, sondern um langfristige Fürsorge. Es geht darum, dein eigenes Wohlbefinden zu priorisieren und Entscheidungen zu treffen, die dir nachhaltig zugutekommen. Jede Entscheidung, die du in deinem Leben triffst, stellt eine Wertung oder Beurteilung deiner selbst dar. Die Entscheidung, zum Essen zu greifen, anstatt deine wahren Bedürfnisse zu erkennen und zu erfüllen, ist keine Entscheidung für, sondern gegen dich.

WUNDER-WORKBOOK TAG 6, TEIL 2: DAS WUNDER LANGFRISTIGER SELBSTFÜRSORGE ANSTELLE KURZFRISTIGER LUSTBEFRIEDIGUNG

Schritt 1: Denke über die letzten Tage nach und halte schriftlich fest, welche Entscheidungen sich kurzfristig gut angefühlt haben, aber langfristig nachteilig waren. Überlege dir zum Beispiel, wann du einen Snack gegessen hast, obwohl du keinen körperlichen Hunger hattest, oder eine geplante Aktivität ausgelassen hast, weil es bequemer war. Notiere alle Momente, die dir einfallen.

Schritt 2: Finde heraus, was sich hinter diesem Verlangen versteckt. Oft maskiert das starke Verlangen nach Essen ein tiefer liegendes Bedürfnis. Überlege dir, was du in den Situationen, die du in Schritt 1 aufgelistet hast, tatsächlich gebraucht hättest. War es eine Pause, eine Umarmung, Unterstützung, Schlaf, ein offenes Ohr, der Mut zur Abgrenzung, eine sinnstiftende Beschäftigung oder einfach ein Moment zum Durchatmen? Beantworte für jede Situation diese Frage: Was habe ich in diesen Momenten wirklich gebraucht?

____

____

____

____

____

____

WUNDER-RITUAL #12: DAS WUNDER DER KLEINEN SCHRITTE

Wann: Jeden Abend vor dem Einschlafen
Wie oft: Täglich

Erweitere deine Abendroutine um das Führen des folgenden Fortschrittstagebuchs. Nimm dir jeden Abend ein paar Minuten Zeit, um darüber nachzudenken, wie du mit deinen Bedürfnissen und Versuchungen umgegangen bist. Notiere, in welchen Momenten du der kurzfristigen Lust widerstanden hast und welche Strategien dir dabei geholfen haben. Nutze das Fortschrittstagebuch, um dir deinen Veränderungsprozess täglich bewusst zu machen. Feiere deine Erfolge und würdige, wie gut du dich den

Herausforderungen gestellt und sie gemeistert hast. Wenn es dir nicht gelungen ist, Versuchungen zu widerstehen, sei nachsichtig mit dir selbst. Vermeide es, dich selbst zu kritisieren oder pessimistisch in die Zukunft zu blicken. Veränderung braucht Zeit. Statt dich zu verurteilen, überlege dir, wie du idealerweise in der Situation reagiert hättest, und visualisiere dieses Verhalten möglichst detailliert. Dein Gehirn kann nicht zwischen Vorstellung und Realität unterscheiden. Das bedeutet, dass du durch mentales Training neue Gewohnheiten einüben kannst. Die mentalen Bilder, die du in deiner Vorstellung erschaffst, geben deinem Unterbewusstsein den Auftrag, dich in zukünftigen Situationen entsprechend zu verhalten.

FORTSCHRITTSTAGEBUCH

Versuchung	Herausforderung gemeistert? Ja/ Nein?	Strategien, die geholfen haben	Was hätte dir helfen können?

Podcast-Empfehlung:

Den Podcast findest du unter dem Namen »Lifestyle Schlank« auf allen Podcast-Apps und auf meiner Webseite shinecoaching.de.

179 Verstand vs. Intuition – Ist unser Bauchgefühl wirklich so verlässlich?

SELBSTLIEBE BEDEUTET, VOM RICHTIGEN SEIN INS TUN ZU KOMMEN

Erinnerst du dich, wie ich dir am ersten Tag gesagt habe, dass das *Wie* heute noch keine Rolle spielt? Um das zu manifestieren, was du dir wünschst, ist es zunächst wichtig, dass du dich auf das *Was* konzentrierst und dich von allen Gedanken befreist, die dich daran hindern, dieses *Was* für möglich zu halten. Erst wenn du deinem Unterbewusstsein klar und deutlich kommuniziert hast, was du dir wünschst und wer du sein möchtest, und dich von allen Ängsten, Selbstzweifeln und blockierenden Gedanken befreist, die zwischen dir und deinem neuen Ich stehen, kommt das *Wie* ins Spiel. Wer sich nachhaltig verändern möchte, muss den Unterschied zwischen Tun und Sein verstehen. Tun ist eine Funktion des Körpers, Sein ist eine Funktion der Seele. Wir haben uns bisher noch nicht mit dem Tun beschäftigt, weil es wichtig ist, sich zuerst zu entscheiden, wer wir sein wollen, und nicht, was wir tun möchten. Denn die Entscheidung, das eigene Sein zu verändern, führt automatisch zu einem veränderten Tun. Sobald du den Seinszustand eines schlanken Menschen angenommen hast, wird sich dein Verhalten automatisch dem eines schlanken Menschen anpassen. Das Tun muss also dem Sein entspringen, nicht umgekehrt.

In den letzten sechs Tagen hast du dir erlaubt, fleißig an einem neuen Seinszustand zu arbeiten. Du hast dir erlaubt, zu träumen, zu visualisieren, negative Glaubenssätze über das, was du bist und nicht bist, aufzulösen, und dir gestattet, dich so zu fühlen, als hättest du dein Ziel bereits erreicht. Außerdem hast du dir erlaubt, glücklich zu sein und dich selbst zu lieben. Du hast also energetisch und geistig bereits die Dimension eines neuen Seinszustands betreten. In der immateriellen Welt, fernab deiner fünf Sinne, bist du heute schon genau die Person, die du sein möchtest. Damit sich diese Person auch in der materiellen Welt zeigen kann, ist es wichtig, nun auch in dieser Dimension aktiv zu werden. Bisher haben wir uns also ausschließlich intensiv mit deiner inneren Welt beschäftigt. Jetzt schauen wir uns an, was du in deiner äußeren Welt tun kannst, um deinen Wunsch zu manifestieren. Wie bereits erwähnt, findet Veränderung immer auf drei Ebenen statt: der Veränderung der Ziele, der Veränderung der Vorgehensweise und der Veränderung der eigenen Gedanken und Identität. Anders als bei deinen bisherigen Abnehmversuchen haben wir uns diesmal zuerst auf die, meiner Meinung nach, wichtigste Ebene konzentriert: die Ebene der Veränderung deiner Identität. Denn deine Identität ist das, was du glaubst zu sein und deshalb bist. Anstatt im ersten Schritt dein Essverhalten in den Fokus zu stellen, haben wir uns zunächst mit der Veränderung der Gedanken beschäftigt, die für dein Essverhalten verantwortlich sind. Die zweite Ebene der Veränderung betrifft die Anpassung deiner Ziele, wie zum Beispiel das Erreichen eines bestimmten Gewichts, das Überwinden von Essanfällen und das Stoppen ständiger Gedankenkreise über das Thema Essen und Figur. Auch um diese Ebene haben wir uns bereits gekümmert, als du an Tag 1 deine Zukunftsvision entwickelt hast. Nun kommen wir zur dritten Ebene: der Veränderung der Vorgehensweise. Hierbei geht es darum, Verhaltensweisen so anzupassen, dass sie letztendlich zu den gesetzten Zielen führen. Veränderungen geschehen erst, wenn du beginnst, aktiv zu handeln. Die vielen Bücher und Ratgeber, die dir lediglich einreden, dass es ausreicht, sich etwas vorzustellen, sind leider nicht zielführend. Vorstellung und Visualisierung sind wichtige Komponenten, aber sie machen noch nicht den gesamten Prozess aus.

Stell dir vor, du möchtest ein Haus bauen. Bevor du die Steine aufeinandersetzt, ist es natürlich wichtig, dass du genau weißt, was für ein Haus du bauen möchtest. Du musst dir überlegen, wie es aussehen soll, wie viele Zimmer es haben soll und wie die Raumaufteilung aussieht. Du brauchst also deine Vorstellungskraft, bevor du mit dem tatsächlichen Bau beginnen kannst. In deiner Vorstellung muss das Haus bereits fertig sein, bevor der erste Spatenstich getan ist, denn nur so weißt du, welche und wie viele Steine du kaufen und wie du sie anordnen musst, um das Haus tatsächlich in der materiellen Welt zu bauen. Sobald dein innerer Plan steht, musst du jedoch anfangen, die Steine in der physischen Welt aufeinanderzulegen, sonst wird kein Haus entstehen. Ohne diesen Schritt – das aktive Handeln – bleibt alles nur eine Vorstellung. Das Haus wird nur dann Wirklichkeit, wenn du die notwendigen Maßnahmen ergreifst und die Planung in die Tat umsetzt. Leider ist das der Schritt, den viele Menschen am liebsten weglassen würden, weil unser Ego sich vor diesem am meisten fürchtet. Da du dich jedoch in den letzten Tagen intensiv mit der Veränderung deines Selbstbildes auseinandergesetzt hast und die Ausreden deines Egos, die dich vor Veränderungen zurückhalten wollen, enttarnt hast, steht der Umsetzung deines Ziels nun nichts mehr im Weg. Solange du dir dieses im Sinne der Selbstliebe so einfach wie möglich gestaltest.

In meinem zehnwöchigen Online-Coaching-Programm *Lifestyle Schlank* entwickeln die Teilnehmenden mit meiner Unterstützung ihren ganz eigenen, auf ihre Bedürfnisse abgestimmten Lifestyle-Plan. Dieser heißt Lifestyle-Plan, weil er einen neuen Lebensstil widerspiegeln soll und nicht eine kurzfristige, streng zeitlich begrenzte Diät. Das Motto des Lifestyle-Plans lautet: Mach es dir so leicht wie möglich. Niemand wird ein Leben lang auf alle Leckereien verzichten können – nicht einmal Adam und Eva ist das gelungen. Aber keine Angst, du wirst nicht aus dem Paradies verbannt, wenn du dir ab und zu etwas Ungesundes gönnst. Denn wo es keine strikten Regeln gibt, können auch keine gebrochen werden oder Sünden entstehen. Statt dir strenge Verbote aufzuerlegen, solltest du realistisch bleiben und die Dinge, die du gern isst, in einem gesunden Maß in deinen Alltag integrieren. Viele meiner Teilnehmerinnen glauben fälschlicherweise, dass nur ungesundes Essen dick macht und gesundes Essen immer kalorienarm ist. Gesunde Lebensmittel können jedoch genauso viele oder sogar mehr Kalorien enthalten als ungesunde. Eine Avocado zum Beispiel ist zwar nährstoffreich, hat aber in etwa so viele Kalorien wie ein Schokomuffin oder eine Portion Spaghetti Arrabiata. Damit will ich ungesunde Lebensmittel nicht propagieren, sondern nur darauf hinweisen, dass gesunde Ernährung nicht automatisch kalorienarm ist. Meiner Meinung nach ist es auch völlig in Ordnung, ab und zu ein Stück Kuchen oder ein Eis zu essen, solange dies in einem gesunden Maß geschieht. Das strikte Verbieten von Lebensmitteln führt meiner Erfahrung nach meist nur dazu, dass unser Verlangen danach stärker wird und wir diesem irgendwann uneingeschränkt nachgeben – was oft in einem Essanfall endet. Strenge Verbote, unrealistische Regeln und Schwarz-Weiß-Denken sind also alles andere als ein Akt der Selbstliebe. Wenn es dir gelingt, statt einem vorgefertigten Diätplan dir selbst einen Plan zu erstellen, der genau auf deine Vorlieben, deinen Alltag und deine

Bedürfnisse abgestimmt ist, wirst du erleben, dass Abnehmen kein Kampf sein muss. Der Großteil der Menschen, die mein Programm durchlaufen haben, berichten in ihren Erfahrungsberichten, dass Abnehmen noch nie so leicht war. Es geht also auch anders, und ich wünsche mir, dass du das ebenfalls für dich erkennst. Ein wahres Zeichen von Selbstliebe ist es, dir deinen Weg zum Ziel so einfach und so flexibel wie möglich zu gestalten.

WUNDER-WORKBOOK TAG 6, TEIL 3: DAS WUNDER EINES EINFACH UMSETZBAREN LIFESTYLE-PLANS

Erlaube dir nun, den ersten Schritt in der Dimension der materiellen Welt zu gehen, und erstelle einen auf dich und deine Bedürfnisse abgestimmten Lifestyle-Plan. Dieser Plan soll dir ermöglichen, abzunehmen und gleichzeitig einen langfristigen gesunden Lebensstil zu entwickeln. Überlege dir, welche einzelnen Gewohnheiten du benötigst, um dein Ziel zu erreichen. Indem du Gewohnheiten erschaffst, die auf die Manifestierung deines Ziels abgestimmt sind, sendest du ein klares Signal an dein Unterbewusstsein, was du wirklich möchtest. Hab keine Angst vor diesem Schritt. Anders als in der Vergangenheit wird dir die Umsetzung aufgrund der Vorarbeit, die du in den letzten Tagen geleistet hast, so leichtfallen wie nie zuvor. Sollten bei der Erstellung deines Plans Widerstände in dir aufkommen, denke einfach daran, dass es sich dabei um das kleine Rumpelstilzchen handelt, das Angst vor der Veränderung hat. Nimm den verzweifelten Versuch deines Egos, dich von der bevorstehenden Veränderung abzuhalten, achtsam wahr, aber lass unter keinen Umständen zu, dass es dich von deinem Weg abbringt. Sollten die Widerstände während der Erstellung deines Plans so groß sein, dass du kurz davor bist, das Handtuch zu werfen, dann wiederhole die Übungen der letzten sechs Tage, bevor du mit der Erstellung weitermachst.

Schritt 1: Erkenne das Wunder physiologischer Prinzipien

Bevor du deinen Lifestyle-Plan erstellst, ist es hilfreich, deinen Kalorienbedarf zu kennen. Dafür gibt es zahlreiche kostenlose Rechner im Internet. Auf Wunsch kann ich dir auch gern eine kostenlose Kalorienbedarfsformel zuschicken.

Link: https://shinecoaching.de/kbf

Achtung: Das Thema Kalorien ist für viele Menschen, die in der Vergangenheit damit schlechte Erfahrungen gemacht haben, ein großes Reizthema. Falls du zu diesen Menschen gehörst und schon bei dem Wort Kalorien dein Rumpelstilzchen sich vor Wut auf den Boden schmeißt und protestiert, dann beruhige es gleich wieder. Ich möchte hier NIEMANDEN dazu anhalten, akribisch Kalorien zu zählen. Wenn du bereits viel Erfahrung mit dem Thema Kalorien hast und deinen Kalorienbedarf kennst, kannst du diesen Schritt gern auslassen. Aus meiner Erfahrung weiß ich jedoch, dass es neben den Menschen, die sich bereits ausführlich mit dem Thema Kalorien auseinandergesetzt haben, genauso viele Menschen gibt, denen dieses Prinzip völlig fremd ist und deren bisherige Abnehmversuche eher auf Konzepten wie Low Carb, Intervallfasten, Kohlsuppendiät oder Shakes basieren. Für diese Menschen ist es oft sehr hilfreich zu wissen, wie viele Kalorien sie maximal zu sich nehmen können, wenn sie abnehmen möchten. Denn egal, für welche Ernährungsform sich jemand entscheidet, es ist einzig und allein die Kalorienmenge, die darüber bestimmt, ob man an Gewicht verliert oder nicht. Das ist, wie gesagt, ein Naturgesetz, das für jeden Menschen gilt.
Es spielt keine Rolle, wann du isst, in welchen Zeitabständen du isst oder wie die Kalorien zusammengesetzt sind – sei es aus Proteinen, Kohlenhydraten oder Fetten. Der entscheidende Punkt ist, dass du deinen Kalorienbedarf nicht überschreitest. Egal, ob sich jemand für FDH, Intervallfasten, Low Carb oder eine andere Ernährungsform entscheidet – abnehmen wird er nur, wenn er in einem Kaloriendefizit ist. Das heißt, wenn er weniger Kalorien zu sich nimmt, als er verbraucht. Isst du zum Beispiel die Hälfte von dem, was du sonst isst, ist die Wahrscheinlichkeit groß, dass du in einem Defizit bist. Wenn du Kohlenhydrate weglässt, streichst du eine große Menge Kalorien. Und wenn du acht Stunden am Tag nichts isst, in denen du normalerweise essen würdest, nimmst du in dieser Zeit weniger Kalorien zu dir als sonst. Das heißt, egal, welche Ernährungsform da draußen propagiert wird, sie funktioniert nur, wenn du in einem Kaloriendefizit bist. Das ist vielen Menschen nicht bewusst, weshalb ich es hier nochmals deutlich betonen möchte. Wenn Menschen bei einer Low-Carb-Diät nicht abnehmen, liegt es oft daran, dass sie glauben, dass sie so viel Fleisch, Käse oder Gemüse essen können, wie sie wollen, solange sie

die Kohlenhydrate weglassen. Das ist ein Irrtum, denn auch diese Lebensmittel enthalten Kalorien. Das gilt auch für Intervallfasten. Viele machen den Fehler, zwar 8 oder 16 Stunden nichts zu essen, aber dann während der Essenszeiten ihren Kalorienbedarf zu überschreiten. Und wenn Menschen mit FDH nicht abnehmen, dann reicht die halbe Portion von dem, was sie normalerweise essen, immer noch nicht aus, um in einem Kaloriendefizit zu sein.

Um es nochmals plakativ darzustellen: Innerhalb deines Kalorienbedarfs kannst du theoretisch essen, was du möchtest. Wenn dein Kalorienbedarf zum Beispiel bei 2.000 Kalorien pro Tag liegt, ist es egal, ob du diese Kalorien in Form von Süßigkeiten oder Gemüse zu dir nimmst. Theoretisch könntest du nur Schokolade essen und dennoch abnehmen, solange du im Defizit bleibst. Bitte verstehe dies nicht als Empfehlung! Natürlich ist es aus gesundheitlicher Sicht wichtig, sich ausgewogen und nährstoffreich zu ernähren. Dennoch stelle ich es absichtlich so drastisch dar, weil viele Menschen fälschlicherweise glauben, dass gesundes Essen automatisch kalorienarm ist – was nicht der Wahrheit entspricht.

Das Motto des Lifestyle-Plans lautet, deinen Plan so einfach wie möglich zu gestalten. Dazu gehört, dass du nicht auf alles verzichten musst, was dir lieb ist, sondern einen Weg findest, den du dauerhaft gehen kannst. Wenn du dich nicht ständig quälst, ist die Wahrscheinlichkeit viel höher, dass du deinen Plan langfristig verfolgst, und genau das wird dich am Ende ans Ziel bringen. Abnehmen wird dann leicht, wenn du es an dein Leben, deinen Alltag und deine Bedürfnisse anpasst und dich von all den »Wissenschaften« und »Religionen« befreist, die sich rund um das Thema entwickelt haben.

Podcast-Empfehlung:

Den Podcast findest du unter dem Namen »Lifestyle Schlank« auf allen Podcast-Apps und auf meiner Webseite shinecoaching.de.

09 Ich sage, du kannst und solltest essen, worauf du Lust hast …

Schritt 2: Finde heraus, was dir leichtfallen würde
Sobald du deinen Kalorienbedarf kennst, nimm dir die Zeit, deinen Tagesablauf und deine Bedürfnisse zu analysieren. Beantworte dabei die folgenden Fragen:

1. Auf was möchte ich auf keinen Fall verzichten?

In welchem Maß kann ich diese Dinge in meinen Lifestyle-Plan integrieren? (Beispiel: Jeden Tag einen Riegel Schokolade nach dem Mittagessen)

2. Auf was kann ich leicht verzichten?

Schließe diese Dinge aus deinem Lifestyle-Plan aus. (Beispiel: Auf das Frühstück, auf Süßgetränke, auf die Milch im Kaffee etc.)

3. Esse oder trinke ich mehrfach am Tag dieselben Dinge (z. B. Latte macchiato, Softdrinks, Nüsse, Äpfel)?

- Benötige ich diese sich wiederholenden Dinge in diesem Ausmaß?
- Welches Maß wäre angemessen?

4. Was ist zeitlich realistisch in meinem Alltag?

- Möchte ich vorkochen und gesunde Mahlzeiten im Voraus zubereiten, um Zeit zu sparen und gesunde Optionen griffbereit zu haben?
- Oder möchte ich meine gewohnten Mahlzeiten beibehalten und lediglich die Portionsgröße verkleinern?
- Möchte ich meine Mahlzeiten auf bestimmte Tageszeiten oder regelmäßige Essenszeiten beschränken?
- Oder traue ich mir zu, auf mein Hungergefühl zu vertrauen und lediglich dann zu essen, wenn ich wirklich körperlichen Hunger verspüre, und zu stoppen, wenn ich satt bin, unabhängig davon, wie viel noch übrig ist?
- Möchte ich regelmäßige Snacks in meinen Plan einbauen, um großen Hungergefühlen und der Gefahr, mich während der Mahlzeiten zu überessen, vorzubeugen?
- Möchte ich mir das unbewusste Zwischendurch-Snacken abgewöhnen und stattdessen die richtigen Mahlzeiten am Tag bewusst genießen?

- Oder möchte ich das Zwischendurch-Snacken beibehalten und dafür weniger bei den Hauptmahlzeiten zu mir nehmen?
- Möchte ich Kalorien tracken, weil mir das Sicherheit und Halt gibt?
- Oder möchte ich die Kalorien einfach nur grob überschlagen?

5. Welche Mahlzeiten sorgen für anhaltende Sättigung und Zufriedenheit?

Reflektiere, welche Mahlzeiten, die du regelmäßig zu dir nimmst, dich lange satt halten.

Berücksichtige diese Mahlzeiten bei der Planung deines Lifestyle-Plans.

6. Nach welchen Mahlzeiten fühle ich mich unwohl?

Reflektiere, welche Mahlzeiten dir zwar gut schmecken, aber regelmäßig ein unangenehmes Gefühl nach dem Verzehr hinterlassen.

Verzichte auf diese Mahlzeiten in deinem Lifestyle-Plan.

7. Welche Lebensmittel lösen häufig Essanfälle bei mir aus?

Viele Menschen kennen das Gefühl, bei bestimmten Lebensmitteln die Kontrolle zu verlieren, sodass es unmöglich scheint, diese in einem gesunden Maß zu konsumieren. Bei mir ist es zum Beispiel Brot – sobald ich anfange, kann ich einfach nicht aufhören, egal, wie viele Scheiben ich schon gegessen habe. Für andere sind es vielleicht Chips, Schokolade, Kuchen oder Nüsse. Reflektiere, ob es bei dir ebenfalls Lebensmittel gibt, bei denen es schwerfällt, sie in Maßen zu genießen.

- Verzichte auf diese Lebensmittel in deinem Lifestyle-Plan.
- Finde befriedigende Alternativen, die du in deinen Lifestyle-Plan integrierst.

Schritt 3: Erstelle deinen Lifestyle-Plan

Nachdem du diese Fragen beantwortet hast, ist es an der Zeit, kreativ zu werden. Stell dir vor, du wärst MacGyver (ein Held aus einer Fernsehserie aus den Achtzigern, eine Mischung aus Geheimagent und Abenteurer, der für alles eine Lösung hat) und dein Auftrag lautet, den einfachsten Abnehm-Plan aller Zeiten zu erstellen. Investiere etwas Zeit, um intensiv darüber nachzudenken, was sich am einfachsten in deinem Leben umsetzen lässt. Überlege dir, was dir wichtig ist und was nicht. Betrachte deinen Kalorienbedarf wie ein Bankkonto und das, was du isst, wie deine Ausgaben. Wenn dir Urlaub wichtiger ist als Markenkleidung, dann investierst du dein Geld in Urlaub. Wenn dir Schokolade wichtiger ist als Latte macchiato, dann gibst du deine Kalorien für Schokolade aus. Anstatt deine Zeit damit zu verbringen, Studien über die effektivsten Ernährungsmethoden und Sportarten, die am meisten Kalorien verbrennen, zu recherchieren, investiere sie lieber in dich und deine Kreativität.

Nimm dir nun ausreichend Zeit, um anhand deiner bisherigen Antworten und Überlegungen einen auf dich und deine Bedürfnisse angepassten Lifestyle-Plan zu erstellen.

Handlung	Ab wann / wie oft?	Bis wann / wie oft?	Grund für diese Handlung	Ziel erreicht

Handlung	Ab wann / wie oft?	Bis wann / wie oft?	Grund für diese Handlung
4 Mahlzeiten am Tag innerhalb des Kalorienbedarfs	*Ab jetzt täglich*	*Solange es sich gut und leicht anfühlt*	*Um unbewusste Zwischensnacks zu vermeiden*
Jeden Tag eine Süßigkeit nach Wahl	*Ab jetzt täglich*	*Offen*	*Um nicht das Gefühl zu haben, etwas zu verpassen, und zu lernen, bewusst zu genießen*
Tennisunterricht	*Ab jetzt wöchentlich*	*Bis ich so gut spielen kann, dass ich keinen wöchentlichen Unterricht mehr brauche*	*Um mir einen Traum zu erfüllen*
Kollektives Müllsammeln	*Ab jetzt wöchentlich*	*Solange ich Freude daran habe*	*Um der Welt etwas zurückzugeben und mich sozial zu vernetzen*
Grenzen setzen	*Ab jetzt mindestens 1 Mal am Tag*	*Für immer, und immer öfter*	*Um mir selbst Respekt und Wertschätzung entgegenzubringen und um meine Wut und Verletzungen nicht länger mit dem Essen herunterzuschlucken*
Bewerbungen schreiben	*Ab jetzt einmal pro Woche*	*Bis ich einen neuen Job gefunden habe*	*Um in einem Unternehmen zu arbeiten, das mich wertschätzt und in dem ich von Anfang an meine Grenzen aufzeige*
Morgenritual: positive Intention für den Tag, positive Affirmationen, »Ich bin«-Übung	*Ab heute täglich*	*Für immer*	*Um mein Mindset schon zu Beginn des Tages positiv auszurichten, bewusst zu manifestieren und energiegeladen durch den Tag zu gehen*
Abendritual: Selbstvergebung, Wundersatz zum Einschlafen, Dankbarkeit	*Ab heute täglich*	*Für immer*	*Um meine Liebe zu mir selbst zu stärken und mit positiven, stärkenden Gedanken einzuschlafen*

*So sah Sophies erster Lifestyle-Plan aus-

Schritt 4: Überprüfe deinen Plan
Wenn du mit der Erstellung deines Plans fertig bist, lies ihn dir noch einmal durch und spüre hinein, wie zufrieden du damit bist. Wenn es Punkte gibt, mit denen du noch nicht zufrieden bist, brainstorme weitere Alternativen. Wiederhole diesen Prozess, bis dir der Plan richtig gut gefällt und du dir vorstellen kannst, diesen Plan zu deinem neuen Lifestyle zu machen.

WUNDER-RITUAL #13: DAS WUNDER EINES NEUEN LIFESTYLES

Wann: Immer
Wie oft: Täglich

Sobald der Plan steht, setze ihn um! Nicht morgen früh, nicht am Montag, sondern fange gleich heute damit an. Warte nicht auf den perfekten Zeitpunkt, denn der richtige Zeitpunkt ist bereits da. Der jetzige Moment ist der einzige Moment, den es gibt. Alle Dinge passieren nur im Jetzt. Indem du jetzt startest, erzeugst du Momentum. Indem du den ersten Schritt machst, zeigst du dem Universum, dass du es ernst meinst, und öffnest den Weg für alles, was du dir wünschst. Der Moment, in dem du handelst, ist der Moment, der das Universum in Bewegung setzt. Aus diesem Grund solltest du heute, egal, wie spät es ist, wenn du diese Zeilen liest, und egal, wie laut dein Ego sich dagegen wehrt, jetzt ins Handeln kommen!

Und dann gib dir Zeit, dich an deinen neuen Lebensstil zu gewöhnen. Wie du weißt, sind wir Menschen Gewohnheitstiere, und wenn wir etwas anders machen als gewohnt, kann es anfangs unbequem oder etwas anstrengend erscheinen. Das Positive an unserer Natur ist jedoch, dass wir durch Wiederholung alles zur Gewohnheit machen können. Sobald etwas zur Routine wird, läuft es irgendwann ganz automatisch ab. Deshalb gib dir die Chance, auch wenn es sich eine Zeit lang schwierig und ungewohnt anfühlen sollte, deinen Lifestyle-Plan zu einer automatisierten Gewohnheit zu machen.

Achtung: Schütze dein Wunder vor äußeren Einflüssen

Erinnerst du dich, wie Jesus die geheilten Blinden beauftragte, mit niemandem über das Wunder zu sprechen, weil er, wie ich denke, verhindern wollte, dass Skepsis und Zweifel von außen die Wirkung des Wunders beeinträchtigen?

Genau das solltest du auch tun. Was Ernährung und Sport angeht, gibt es einfach zu viele dogmatische Meinungen da draußen, und jeder meint, es besser zu wissen. Egal, wer dir sagt, dass du Kohlenhydrate weglassen, den Proteingehalt erhöhen, nach 16 Uhr nichts mehr essen oder Sport treiben musst, um abzunehmen – lass dich nicht beirren. Wenn du dich mit deinem Lifestyle-Plan wohlfühlst, motiviert und gestärkt bist und Fortschritte machst, solltest du dich von nichts und niemandem aus dem Konzept bringen lassen. Solche Aussagen vergiften nur den Garten deines Unterbewusstseins und führen dazu, dass du aufhörst, an deinen eigenen Weg zu glauben, und stattdessen anderen Menschen und deren Erfahrungen Glauben schenkst. Ich gebe meinen Teilnehmenden immer einen Spruch mit auf den Weg, den ich auch dir heute gern mitgeben möchte: Was funktioniert, funktioniert! Und wenn dein Lifestyle-Plan für dich funktioniert, dann funktioniert er! Punkt. Fakt ist, dass es weder im Leben noch beim Abnehmen einen allgemeingültigen, richtigen Weg gibt. Es gibt kein Richtig oder Falsch, sondern nur das, was sich für dich selbst richtig oder falsch anfühlt.

Podcast-Empfehlung

Den Podcast findest du unter dem Namen »Lifestyle Schlank« auf allen Podcast-Apps und auf meiner Webseite shinecoaching.de.

241 Neun Kilogramm abnehmen in 10 Wochen mit Dankbarkeit und Selbstliebe – Interview mit Teilnehmerin Alina

WUNDER-RITUAL #14: DAS WUNDER DER KOMBINATION AUS ATMUNG, MUSIK UND BEWEGUNG

Wann: Wann immer du Energie und Motivation benötigst
Wie oft: So oft wie möglich, mindestens einmal die Woche

Unsere Atmung ist ein wahres Wunder und ein Schlüsselfaktor für unser Wohlbefinden. Auf körperlicher Ebene stimuliert die richtige Atmung deine inneren Organe, verbessert die Durchblutung und den Zellstoffwechsel, regt die Verdauung an und stärkt dein Immunsystem. Außerdem werden etwa 70 % der Giftstoffe deines Körpers über die Lunge entfernt. Doch nicht nur auf körperlicher Ebene wirkt die richtige Atmung Wunder. Auch dein seelisches Wohlbefinden wird stark durch den Atem beeinflusst. Die richtige Atemtechnik kann dir helfen, tiefer zu entspannen, gelassener zu werden und aktiv Stress abzubauen – und hilft dir somit auch, emotionalem Essen vorzubeugen. Die richtige Atmung sorgt außerdem dafür, dass du dich voller Energie fühlst – und genau diese Energie brauchst du jetzt, um deinen neuen Lifestyle-Plan mit Begeisterung und Tatendrang umzusetzen. Aus diesem Grund schenke ich dir ein Energy-Audio, in dem du deine Atmung mit Bewegung und positiven, motivierenden Affirmationen kombinierst. Dieses Energy-Audio wird deine Schwingung förmlich durch die Decke gehen lassen und deine Motivation auf ein völlig neues Level heben. Das kann ich so selbstbewusst behaupten, weil ich ein ähnliches Audio in meinem zehnwöchigen Online-Coaching-Programm nutze und regelmäßig Feedback von meinen Teilnehmenden erhalte, das genau diese Formulierungen enthält. Sei also gespannt und probiere es unbedingt aus!

Ziehe dir dafür nun deine Schuhe an und verlasse das Haus. Am besten machst du einen kleinen Spaziergang in der Natur, aber auch ein Spaziergang durch dein Wohngebiet oder die Innenstadt ist besser, als diese Übung in einem geschlossenen Raum durchzuführen.

Energy-Audio

Du findest das Energy-Audio im Bonusmaterial zum Buch – über diesen Link oder QR-Code.
https://shinecoaching.de/ww-bonus

Wiederhole das Audio immer dann, wenn du Motivation benötigst, und mindestens einmal die Woche.

WUNDERWOCHE TAG 7: ERLAUBE DIR, DANKBAR ZU SEIN

Wir werden uns am siebten und letzten Tag deiner Wunderwoche dem Thema Dankbarkeit widmen. Denn Dankbarkeit ist nicht nur der ultimative Manifestationsbooster, sondern es gibt auch einfach allen Grund, dafür dankbar zu sein.

DER MANIFESTATIONSBOOSTER DANKBARKEIT

Du erinnerst dich bestimmt, dass wir darüber gesprochen haben, dass die Energie, die von deinem Herzen ausgeht, um ein Vielfaches stärker ist als die Energie, die ausschließlich durch deine Gedanken erzeugt wird. Dankbarkeit ist ein Gefühl, das direkt aus deinem Herzen kommt und mit dem du dich jederzeit verbinden kannst, wenn negative Gedanken deine Stimmung beeinflussen. Denn es gibt zu jeder Zeit, selbst in den schwierigsten Momenten, Gründe, dankbar zu sein. Wir können immer nur ein Gefühl gleichzeitig intensiv erleben; wenn wir unseren Fokus auf Dankbarkeit richten, haben negative Gefühle wie Angst, Zweifel, Neid oder Hass keinen Raum mehr. Im Gegenteil, Dankbarkeit ist das Wundermittel schlechthin, um deine Schwingung zu erhöhen und dich auf eine Frequenz zu bringen, auf der du noch mehr Dinge empfangen kannst, für die du dankbar sein kannst. Denn erinnere dich daran: Laut dem Gesetz der Resonanz zieht Gleiches Gleiches an. Das Gesetz der Resonanz besagt außerdem, dass deine äußere Welt der Spiegel deiner inneren Welt ist. Dies erklärt, warum Dankbarkeit im Manifestationsprozess Wunder bewirken kann. Wenn du von innen heraus dankbar bist, wirst du im Außen noch mehr Dinge wahrnehmen, für die du dankbar sein kannst. Dankbarkeit besitzt die Kraft, deine Perspektive zu verändern. Wenn du deinen Fokus auf das richtest, wofür du dankbar bist, anstatt auf das, was dir noch fehlt, verändert sich deine Wahrnehmung der Welt. Dr. Wayne Dyer hat diese Wahrheit treffend formuliert: »When you change the way you look at things, the things you look at change.« (Übersetzt: »Wenn du die Art und Weise, wie du die Dinge betrachtest, veränderst, verändern sich die Dinge, die du betrachtest.«)

Anders als wir oft denken, ist das Leben nämlich nicht einfach so, wie es ist, sondern so, wie wir es wahrnehmen. Wahrnehmung ist immer subjektiv. Wir alle sehen die Welt durch eine Art Brille, die filtert, was wir sehen und was nicht. Du kannst dich bewusst dazu entscheiden, heute die Brille der Dankbarkeit aufzusetzen und das Leben aus der Perspektive der Fülle statt des Mangels zu betrachten. Durch das Gesetz der Polarität weißt du, dass immer beides gleichzeitig existiert: Mangel und Fülle, Gut und Böse, Oben und Unten, Rechts und Links. Doch du kannst nicht alles gleichzeitig wahrnehmen, sondern immer nur in eine Richtung blicken. Die Entscheidung, in welche Richtung du schaust, liegt ganz bei dir. Du solltest dir dabei jedoch bewusst sein, dass das, was du siehst, das ist, was für dich Realität ist. Stell dir diese Entscheidung so vor, als würdest du im Kino an der Kasse stehen und wählen können, ob du dir einen Horrorfilm ansiehst und das Kino verängstigt und deprimiert verlässt, oder ob du dich für eine Dokumentation über die Wunder der Natur entscheidest, die dich mit Staunen, guter Laune und positiver Energie erfüllt. Du kannst das Praktizieren von Dankbarkeit auch mit der rosaroten Brille vergleichen, die du trägst, wenn du frisch verliebt bist. In der Verliebtheitsphase neigen wir Menschen dazu, ausschließlich die positiven Seiten unseres Gegenübers wahrzunehmen und die negativen auszublenden. Die Evolution hat das so eingerichtet, weil die positiven Emotionen in dieser Phase die Ängste und Zweifel, die beim Eingehen einer Partnerschaft zwangsläufig auftreten, überdecken. Das wiederum ermöglicht es uns, eine emotionale Bindung zu unserem Gegenüber aufzubauen. Würden wir diese rosarote Brille nicht eine Zeit lang tragen, wären wir wahrscheinlich so von unseren Ängsten und Zweifeln geplagt, dass wir ein Leben lang allein blieben. Außerdem senkt der durch die positiven Emotionen erzeugte »Rauschzustand« unser Stresslevel und stärkt unser allgemeines Wohlbefinden. Das macht uns weniger anfällig für Konflikte und ermöglicht es uns, zu Beginn einer Beziehung möglichst viele gemeinsame positive Erfahrungen zu sammeln, die die Bindung weiter verstärken.

Dankbarkeit ist die rosarote Brille, die dir erlaubt, dich in dein Leben zu verlieben. Sie hilft dir, deine Ängste und Zweifel beiseitezuschieben und darauf zu vertrauen, dass das Leben es gut mit dir meint. Das Vertrauen, das durch das Praktizieren von Dankbarkeit entsteht, ermöglicht dir, ähnlich wie bei den frisch verliebten Paaren, möglichst viele neue positive Erfahrungen zu sammeln, die wiederum dein Vertrauen in das Leben und deine eigenen Fähigkeiten noch weiter verstärken. Erfahrungen, die ohne das Praktizieren von Dankbarkeit sehr wahrscheinlich durch deine Ängste und Zweifel verhindert worden wären. Ich kann mir gut vorstellen, dass dein Ego bei den Worten rosarote Brille, Vertrauen, neue Erfahrungen, Fülle usw. mal wieder Rumpelstilzchen spielt. Vielleicht flüstert es dir ins Ohr, dass du diesem »Quatsch« nicht glauben sollst. Dass das Leid auf dieser Welt und in deinem Leben eine Tatsache und dass Wegschauen keine Lösung sei, sondern nur Verdrängung. Falls das der Fall ist, darfst du deinem Ego liebevoll erklären, dass es seinen Job – dein Überleben zu sichern – nicht verlieren wird. Den Fokus auf die Fülle in deinem Leben zu richten, bedeutet nicht, die Probleme zu verdrängen oder zu hoffen, dass sie sich von selbst lösen. Es hat auch nichts mit toxischer Positivität zu tun. Dankbarkeit zu praktizieren, schaltet weder unseren Überlebensinstinkt aus noch blockiert sie uns dabei, Lösungen für Probleme zu finden. Im Gegenteil. Unser Überlebensinstinkt ist, wie der Name schon sagt, ein evolutionärer Instinkt und kann deshalb gar nicht ausgeschaltet werden. Unser Gehirn ist von Geburt an darauf programmiert, Gefahren stärker wahrzunehmen als das, was gut läuft. Die »Werkseinstellung« unseres Gehirns kannst du dir wie einen Metalldetektor vorstellen, der bei Gefahren anschlägt und bei positiven Aspekten einfach nicht reagiert. Das, was gut läuft, gefährdet unser Überleben nicht und erhält deshalb oft keine besondere Aufmerksamkeit.

Aus diesem Grund fällt dir im Alltag auch nicht regelmäßig auf, dass der Bus jeden Tag pünktlich kommt, der Spiegel an deiner Wand gerade hängt oder deine Kleidung nach dem Waschen sauber ist. Erst wenn der Bus an einem Tag zu spät kommt, der Spiegel plötzlich schief hängt oder ein Fleck nach dem Waschen noch sichtbar ist, nimmt dein Gehirn diese Dinge plötzlich wahr und signalisiert Gefahr. Dein Überlebensinstinkt ist ein sehr alter Mechanismus aus einer Zeit, als Gefahren tatsächlich an jeder Ecke lauerten. Deshalb assoziiert er alle Unregelmäßigkeiten oder Unvorhersehbares sofort mit Gefahr. In Wirklichkeit gefährdet jedoch weder ein verspäteter Bus noch ein schiefer Spiegel oder ein Fleck auf einem Kleidungsstück dein Überleben. Auch negative Kritik oder ein unvorhersehbarer Rückfall in alte Verhaltensmuster gefährden nicht dein Überleben, und doch fühlt es sich oft so an. Vielleicht hast du auch schon einmal erlebt, dass du viele Komplimente für etwas erhalten hast, das du gemacht oder getragen hast. Doch eine einzige kritische Bemerkung ließ nicht nur die Freude über die Komplimente verfliegen, sondern sorgte dafür, dass dein restlicher Tag von Selbstzweifeln überschattet war. Vielleicht hast du auch schon einmal zehn Kilogramm abgenommen und dann wieder ein Kilo zugenommen. Plötzlich schienen die bereits verlorenen neun Kilogramm im wahrsten Sinne des Wortes überhaupt nicht mehr ins Gewicht zu fallen. Diese Unverhältnismäßigkeit unserer Gefühle ist tief in uns verankert, weil unser Gehirn darauf programmiert ist, sozialen Ausschluss oder Misserfolg als potenzielle Bedrohungen wahrzunehmen. Unser Überlebensinstinkt, der ursprünglich dazu gedacht war, unser Überleben zu sichern, interpretiert auch in der heutigen Zeit noch alltägliche Unregelmäßigkeiten und Herausforderungen als lebensbedrohlich. Dies führt bei uns Menschen zu viel Stress und unnötigen Sorgen. Beim Praktizieren von Dankbarkeit geht es also nicht darum, echte Probleme zu ignorieren oder zu verdrängen, sondern darum, deinem Gehirn ein Update zu verpassen, sodass es lernt, alltägliche Herausforderungen nicht mehr als existenzielle Bedrohungen wahrzunehmen und sich stattdessen auf deine Ressourcen zu fokussieren.

Wenn du dich auf die Dinge konzentrierst, die gut laufen, auf die Erfolge, die du bereits erzielt hast, und auf deine Stärken, sorgt das dafür, dass negative Erfahrungen oder Kommentare sich weniger bedrohlich anfühlen. Du kannst gelassener mit alltäglichen Herausforderungen umgehen und vertraust darauf, dass sich – wie in der Vergangenheit auch – für aktuelle Probleme Lösungen finden lassen. In diesem gelassenen und vertrauensvollen Zustand bist du außerdem um einiges kreativer als im Überlebensmodus. Während der Überlebensmodus dein Gehirn darauf fokussiert, sofortige Lösungen für aktuelle Bedrohungen zu finden und die langfristige Perspektive außer Acht lässt, ermöglicht dir ein entspannter Zustand, offen für neue und unkonventionelle Ideen zu bleiben. Stress oder Angst verengen deinen Blickwinkel und blockieren deine Fähigkeit, innovative Lösungen zu finden, die langfristig gut für dich und dein Wohlbefinden sind. Stattdessen führen diese Emotionen dazu, dass du beispielsweise zum Essen greifst, um eine vermeintlich sofortige Lösung zu finden. Das regelmäßige Praktizieren von Dankbarkeit hat also nichts mit toxischer Positivität, Naivität, Verdrängung oder der Hoffnung zu tun, dass sich Lösungen von selbst finden. Im Gegenteil, es unterstützt dich dabei, die positiven Aspekte des Lebens, deine Stärken und Ressourcen deutlicher zu erkennen. Es senkt dein allgemeines Stresslevel und deine Ängste und erleichtert dir das Meistern von Herausforderungen. Zu guter Letzt lässt Dankbarkeit auch dein Ego nicht arbeitslos zurück, sondern zeigt sich dankbar für seine Einsatzbereitschaft in Situationen, die wirklich dein Überleben gefährden.

DIE ZWEI FORMEN VON DANKBARKEIT

Es gibt natürlich unendlich viele Gründe, dankbar zu sein, aber zwei unterschiedliche Arten, wie du diese praktizieren kannst. Die erste Form der Dankbarkeit ist dir wahrscheinlich schon bekannt: Es ist das Praktizieren von Dankbarkeit für die Dinge, die du durch deine Sinne bereits wahrnehmen kannst. Diese Form der Dankbarkeit bezieht sich also auf die 0,00001 % manifestierte Materie um dich herum. Täglich kannst du deinen Fokus darauf richten, was bereits in deinem Leben an Fülle vorhanden ist. Du kannst zum Beispiel dankbar sein für deine Gesundheit, deine Kinder, deine Enkelkinder, dein Zuhause, die Wunder der Natur, deinen Job, deine Freunde, dein Haustier oder dafür, dass du in einem wohlhabenden Land wie Deutschland aufwachsen durftest. Du kannst aber auch dankbar sein für die kleinen Freuden des Alltags, wie eine Tasse Kaffee am Morgen, deine weiche Bettwäsche, die schönen Blumen auf dem Esstisch oder das Lächeln eines Fremden.

Die zweite Form der Dankbarkeit, die dir möglicherweise noch nicht bekannt ist, bezieht sich auf die 99,99999 % Energie, die dich umgibt. Das bedeutet, Dankbarkeit für all das zu empfinden, was du bereits in deiner Vorstellungskraft erschaffen hast, auch wenn du es im Moment noch nicht mit deinen Sinnen wahrnehmen kannst. Es geht darum, dankbar für die Zukunft zu sein, die durch den aktiven Manifestationsprozess der letzten sechs Tage bereits auf dem Weg zu dir ist. Da du nach den letzten sechs Tagen des fleißigen Manifestierens sicher sein kannst, dass es nur noch eine Frage der Zeit ist, bis sich diese Dinge auch in deiner Außenwelt zeigen, solltest du dich heute bereits in Dankbarkeit für diese Dinge üben.

Stell dir vor, dein Partner schenkt dir an deinem Geburtstag, der in diesem Jahr auf einen Montag fällt, einen Gutschein für ein Wellness-Wochenende am darauffolgenden Wochenende. Ich bin mir sicher, dass du deinem Partner bereits bei der Übergabe des Geschenks dankbar wärst, auch wenn das gemeinsame Wochenende noch vor euch liegt. Und genauso darfst du heute schon dankbar sein für alles, was du in den letzten sechs Tagen manifestiert hast.

WUNDER-RITUAL #15: DAS WUNDER, DIE BEREITS VORHANDENE FÜLLE IN DEINEM LEBEN ZU ERKENNEN

Wann: Vor dem Einschlafen
Wie oft: Täglich

Erweitere dein Tagebuch um eine Dankbarkeitsroutine, die dir hilft, den Tag mit einem positiven Gefühl abzuschließen. Anstatt dich vor dem Einschlafen auf das zu konzentrieren, was du heute nicht geschafft hast, wer dich geärgert hat oder was du falsch gemacht hast, würdige bewusst die Aspekte, die gut gelaufen sind und die du gut gemacht hast. Nimm dir jeden Abend vor dem Schlafengehen einen Moment, um bewusst auf die Dinge zu schauen, für die du dankbar bist. Das wird dir nicht nur helfen, den Tag mit einem Gefühl der Zufriedenheit abzuschließen, sondern auch, Stress abzubauen und deinen Geist zu beruhigen, was das Ein- und Durchschlafen begünstigt. Zudem beeinflusst das Praktizieren von Dankbarkeit deine Träume und die Verarbeitung der Ereignisse und Emotionen des Tages positiv, was dazu führt, dass du am nächsten Morgen bereits fröhlich und energiegeladen aufwachst.

Beantworte folgende Fragen jeden Abend vor dem Einschlafen:

1. Was war heute besonders schön oder bedeutend für mich?
2. Welche kleinen Dinge haben mir Freude bereitet, die ich vielleicht sonst übersehen hätte?
3. Was habe ich heute gut gemacht?
4. Worauf bin ich heute stolz?
5. Für was bin ich meinem Körper heute dankbar?

Wenn du diese Form der Dankbarkeit noch vertiefen möchtest und kein Fan vom Schreiben bist, kannst du dir gerne auch meine Daily Shine Dankbarkeits-App anschauen. Mein Ziel mit dieser App ist es, dir das Praktizieren von Dankbarkeit so einfach wie möglich zu gestalten. Die App bietet Dankbarkeitsfragen im Audioformat, sodass du Dankbarkeit praktizieren kannst, während du dir die Zähne putzt, Kaffee kochst oder zur Arbeit fährst. Zusätzlich findest du in der App eine Vielzahl von Affirmationen, Meditationen, Power Talks, Energy Walks, Achtsamkeits- und Atemübungen, somatischen Übungen sowie Seminare zu Themen wie emotionales Essen, Binge Eating, EFT-Klopftechnik, Manifestieren und vieles mehr.

Die App findest du auf https://shinecoaching.de/ oder den QR-Code

BONUS-WUNDERMITTEL: DANKBARKEIT FÜR MEHR GENUSS BEIM ESSEN

Oft nehmen wir das Essen als selbstverständlich hin, hetzen durch den Tag und konsumieren unsere Mahlzeiten, ohne dem Essen wirklich Beachtung zu schenken. Manchmal empfinden wir sogar negative Gefühle beim Essen, wie etwa ein schlechtes Gewissen oder Scham. Dankbarkeit kann hier wahre Wunder bewirken und dein Genusserlebnis auf eine ganz neue Stufe heben. Nicht umsonst ist es in vielen Ländern dieser Welt eine jahrtausendealte Tradition, vor dem Essen Dankesgebete zu sprechen. Leider wird diese Tradition angesichts des rasanten Lebenstempos im 21. Jahrhundert von den meisten Menschen nicht mehr wirklich verfolgt. Oft nehmen wir uns, wenn überhaupt, nur selten die Zeit, uns dankbar zu zeigen – zum Beispiel dafür, dass wir nicht hungern müssen. Wir vergessen auch, über all die Menschen nachzudenken, die dazu beigetragen haben, dass wir jetzt etwas zu essen haben, und ihnen dafür zu danken. Auch der Natur gegenüber zeigen wir uns nur selten dankbar, obwohl sie uns den Boden, die Nährstoffe und das Wasser zur Verfügung stellt, ohne die wir nichts zu essen hätten. Wenn du das nächste Mal etwas isst, nimm dir doch einen Moment, um dem Leben zu danken, dafür, dass du nicht hungern musst, und der Natur sowie all den Menschen, die dazu beigetragen haben, dass du dieses leckere Essen genießen darfst.

Versuche außerdem, beim Essen in Zukunft wirklich achtsam zu sein und alle Sinne einzubeziehen. Rieche bewusst die Aromen, die von deinem Teller aufsteigen, und lass die Düfte deinen Geist beruhigen. Schmecke die unterschiedlichen Nuancen und die Komplexität der Gewürze. Achte auch auf die Texturen – spüre, wie sich die Speisen in deinem Mund anfühlen, ob sie knusprig, zart oder cremig sind. Indem du diese Details wahrnimmst, wirst du das Essen auf eine ganz neue Weise erleben und den Moment des Genusses intensiver wahrnehmen. Das achtsame Essen drückt nicht nur deine Dankbarkeit und Wertschätzung dem Essen gegenüber aus, sondern hat auch weitere Vorteile. Wenn du dankbar bist und das Essen bewusst zu dir nimmst, kannst du nicht gleichzeitig Schuld- oder Schamgefühle haben. Denn, wie du weißt, können wir immer nur ein Gefühl zur gleichen Zeit erleben. Außerdem sorgt es dafür, dass du den Geschmack des Essens intensiver wahrnimmst, was dazu führt, dass du weniger zu essen brauchst, um dich satt und zufrieden zu fühlen. Denn anders, als wenn du etwas einfach unbewusst verschlingst, wirst du auch psychisch und emotional gesättigt. Achtsames Essen unterstützt dich also zusätzlich auf deinem Weg zu deinem Wunschgewicht. Bevor du heute etwas isst oder trinkst, probiere es einfach mal aus: Nimm dir Zeit, das Essen mit allen Sinnen zu genießen, und halte immer wieder inne, um in Gedanken oder laut »Danke« zu sagen. Diese einfache Praxis wird dir nicht nur helfen, mehr Genuss zu erleben, sondern auch deine Beziehung zum Essen und zu deinem Körper grundlegend zu transformieren.

WUNDER-RITUAL #16: BEDANKE DICH FÜR DIE WUNDERVOLLEN WUNDER, DIE DAS LEBEN NOCH FÜR DICH BEREITHÄLT

Wann: Vor dem Einschlafen
Wie oft: Täglich

Nimm dir außerdem ab heute jeden Abend Zeit, um in einem kleinen Büchlein ausführlich aufzuschreiben, wofür du dem Leben dankbar bist, als wäre es bereits Realität. Konzentriere dich dabei auf deinen Wunsch, dein Wohlfühlgewicht erreicht zu haben, es halten zu können, ein gesundes Essverhalten zu leben und dich vom emotionalen Essen befreit zu haben. Nutze diese Zeit, um dir deine zukünftigen Erfolge und Erfahrungen lebhaft vorzustellen und die positiven Gefühle zu spüren, die damit einhergehen.

Achte dabei auf Folgendes:

- Schreibe in der Gegenwartsform: Formuliere deine Dankbarkeit so, als ob das, was du dir wünschst, bereits eingetreten ist. Statt »Ich werde glücklich sein, wenn …«, schreibe »Ich bin dankbar, dass …«.
- Sei konkret und detailliert: Beschreibe deine Wünsche so genau wie möglich. Male dir die Szenen in deinem Kopf aus und schreibe, wie du dich fühlst, was du siehst, hörst und erlebst. Je detaillierter du bist, desto stärker wirkt die Manifestation.
- Fühle die Dankbarkeit: Während du schreibst, nimm dir einen Moment Zeit, um die Dankbarkeit wirklich zu spüren. Lass diese Gefühle dein Herz und deinen Geist erfüllen.

Ein Beispiel aus Sophies Dankbarkeitstagebuch:

Ich bin so dankbar, dass ich gelernt habe, meine Grenzen zu setzen, meine Bedürfnisse zu äußern und für mich selbst einzustehen, wodurch auf wundersame Weise mein Bedürfnis, mich mit Schokolade in meinem Zimmer zu verstecken, verschwunden ist.

Ich bin so dankbar, dass ich mich endlich nicht mehr einsam, ungewollt und allein fühle, sondern von Menschen umgeben bin, die mir stets das Gefühl geben, von Bedeutung zu sein.

Ich bin so dankbar, dass ich mit dem Tennisspielen angefangen habe, denn es bereitet mir große Freude, immer besser zu werden. Ich habe so viel Spaß mit meinem lustigen Tennislehrer, der mich motiviert und mich immer wieder zum Lachen bringt.

Ich bin so dankbar, dass ich mittlerweile so gut im Tennis bin, dass ich mich auch mit anderen Frauen zum Spielen treffe und mit ihnen sogar gemeinsam auf Reisen gehe.

Ich bin so dankbar, dass es mir so leichtfällt, vier Mahlzeiten am Tag zu essen und dass das Essen darüber hinaus total an Bedeutung in meinem Leben verloren hat.

Ich bin dankbar, dass ich gelernt habe, Süßigkeiten in Maßen zu genießen, ohne mich auch nur ansatzweise dafür schuldig zu fühlen. Im Gegenteil, ich bin stolz darauf, dass ich so normal mit Essen umgehen kann.

Ich bin so dankbar, dass ich einen neuen Job gefunden habe, in dem mich mein Chef und Kollegen wertschätzen und in dem weitgehend Ordnung und Struktur herrschen, die mir Sicherheit geben.

Ich bin dankbar, dass ich gelernt habe, auch im Beruf gesunde Grenzen zu setzen, und die Erfahrung machen durfte, dass das mit offenen Armen begrüßt wird.

Ich bin so dankbar, dass ich mein Wohlfühlgewicht erreicht habe und es mühelos halten kann. Es fühlt sich wunderbar an, in meinem Körper zu Hause zu sein und mit Leichtigkeit und Energie durch den Tag zu gehen.

Ich bin dankbar, dass ich die Kraft aufgebracht habe, mich von meinem Mann zu trennen und mich für eine neue Liebe geöffnet habe.

Ich bin dankbar, eine Partnerschaft auf Augenhöhe zu führen, in der ich mich gesehen, geliebt, geschätzt, verstanden und sicher fühle.

WUNDER-RITUAL #17: DAS WUNDER EINES BEWUSSTEN GEDANKEN-DETOX

Wann: Immer, wenn sich deine Gedanken zwanghaft um Essen oder deine Figur drehen
Wie oft: Nach Bedarf

Neben dem Wunsch, ein bestimmtes Gewicht zu erreichen, ist der größte Wunsch der meisten meiner Klienten, dass das ständige Gedankenkreisen um Essen und die Figur endlich aufhört. Viele berichten, dass sich ihre Gedanken wirklich 24/7 um nichts anderes drehen als darum:

- Was darf ich heute noch essen?
- Soll ich dieses Stück Schokolade noch essen?
- Werde ich später auch wirklich satt?
- Esse ich zu viele Kohlenhydrate?
- Sollte ich nach 18 Uhr noch essen?
- Was ziehe ich an, damit man meinen Bauch nicht sieht?
- Warum zeigt die Waage immer noch nicht weniger an?
- Wie viele Kalorien hat dies oder jenes?
- Habe ich heute zu viel gegessen, oder zu wenig?
- Wie viele Schritte muss ich laufen, um mein Essverhalten wieder auszugleichen?

Um nur einige Beispiele zu nennen.

Schon der erste Gedanke nach dem Aufstehen dreht sich oft um die Frage:

Was kann und darf ich heute essen? Diese Überlegungen durchziehen den gesamten Tag und beeinflussen nahezu jede Entscheidung bis hin zur kompletten Tagesplanung. Diese Gedankenspirale zeigt sich auch in Momenten, in denen Essen eigentlich keine Rolle spielen müsste: beim Blick in den Spiegel, bei der Planung eines Treffens mit Freunden oder während des Einkaufs. Selbst in vermeintlich entspannten Situationen, wie an einem gemütlichen Abend auf der Couch, meldet sich die innere Stimme. Sie bewertet und kritisiert das Essverhalten, stellt infrage, ob das gegessene Stück Schokolade »erlaubt« war, und überlegt gleichzeitig, was als Nächstes gegessen werden könnte. Abends vor dem Einschlafen folgt schließlich häufig eine Reflexion darüber, ob der Tag – in Bezug auf die Ernährung – »erfolgreich« war oder nicht.

Dieses ständige Gedankenkarussell hat zwei schwerwiegende Folgen. Zum einen führt die permanente Beschäftigung mit Essen dazu, dass tatsächlich häufiger zum Essen gegriffen wird – was auch wenig verwunderlich ist. Denn wie wir wissen, folgt unsere Energie immer der Aufmerksamkeit. Je mehr wir an Essen denken, desto mehr zieht es uns in seinen Bann. Zum anderen fühlen sich viele Menschen von diesen immerwährenden Gedanken verfolgt und eingesperrt. Es entsteht das Gefühl, in einem mentalen Hamsterrad gefangen zu sein, aus dem es keinen Ausweg zu geben scheint. Diese ständige gedankliche Beschäftigung ist nicht nur zermürbend, sondern beeinträchtigt auch erheblich die Lebensqualität. Sie nimmt den Betroffenen die Freiheit, sich auf bedeutungsvollere, erfüllendere oder freudvollere Dinge des Lebens zu konzentrieren, und hindert sie daran, im Moment zu leben und die Dinge wirklich zu genießen. Wenn es dir auch oft so geht, dann ist dieses Wunder-Ritual dein Gegenmittel.

Wie du weißt, denken wir Menschen den ganzen Tag ununterbrochen. Sich also einfach vorzunehmen, nicht an Essen oder die Figur zu denken, wird nicht funktionieren. Im Gegenteil, es wird nur dazu führen, dass du noch mehr an Essen denkst. (Denke jetzt bloß nicht an Schokoladenkuchen!) Stattdessen sollten wir lernen, diese zwanghaften Gedankenmuster zu durchbrechen und sie auf positive, wohltuende Gedanken umzulenken – wie zum Beispiel dankbare Gedanken. Da dies jedoch oft nicht so einfach gelingt, möchte ich dir heute ein Ritual vorstellen, das ich selbst regelmäßig nutze, wenn sich meine Gedanken im Kreis drehen oder ich einfach einen klaren Kopf benötige.

Schritt 1: STOPP sagen

Sage laut oder, wenn es nicht anders geht, leise zu dir selbst: **STOPP!** Das ist dein Signal, das Gedankenkreisen bewusst zu unterbrechen.

Schritt 2: Die Umgebung wechseln

- Im besten Fall ziehe dir die Schuhe an und verlasse für mindestens **5 Minuten** das Haus.
- Wenn das nicht möglich ist, weil du zum Beispiel bei der Arbeit bist, verlasse zumindest für **3–5 Minuten** den Raum, in dem du dich gerade aufhältst.
- Kannst du den Raum nicht verlassen, fahre direkt mit **Schritt 3** fort.

Schritt 3: Wahrnehmen wie ein Kind

Betrachte deine Umgebung mit den Augen eines Kindes.

- Achte auf jedes Detail und benenne alles, was du siehst, ohne es zu bewerten oder mit Erfahrungen zu verknüpfen.
- Bleibe ganz simpel: ein Baum, ein Schild, ein Auto, ein Flugzeug, eine Tasse, ein Stift, ein Computer usw.

Schritt 4: Gedanken in die Gegenwart bringen

Wenn du dich dabei ertappst, dass sich Gedanken um ein Objekt einschleichen (z. B. beim Anblick eines Flugzeugs denkst du an deinen letzten Urlaub oder an Flugangst), bringe deine Aufmerksamkeit zurück in die Gegenwart. Konzentriere dich weiter darauf, die Objekte in deiner Umgebung neutral zu benennen.

Schritt 5: 5 Minuten fokussieren

Versuche, für 5 Minuten nichts anderes zu tun, als die Objekte um dich herum beim Namen zu nennen. Diese Übung unterbricht dein zwanghaftes Gedankenmuster, weil du dich aktiv auf etwas anderes konzentrierst. Denke immer daran: Wir können nur einen Gedanken gleichzeitig denken.

Schritt 6: Mit Dankbarkeit abschließen

Nachdem die 5 Minuten vorbei sind, richte deine Gedanken auf etwas Positives:

- Denke an drei Dinge, drei Menschen und drei Erlebnisse, für die du dankbar bist.
- Diese Übung stärkt dein Wohlbefinden und hilft dir, den Fokus bewusst zu verschieben.

Die Übung unterbricht dein eingefahrenes Gedankenmuster, indem sie deine Aufmerksamkeit auf den gegenwärtigen Moment lenkt und dir eine wohltuende Pause von den zwanghaften Gedanken verschafft, die oft um die Zukunft oder Vergangenheit kreisen. Du wirst spüren, wie befreiend es ist, einfach im Hier und Jetzt zu sein. Der Abschluss mit Dankbarkeit lenkt deinen Fokus bewusst auf das Positive in deinem Leben, erhöht deine Schwingung und erleichtert es dir, weiterhin konstruktive Gedanken zu denken.

Podcast-Empfehlung:

Den Podcast findest du unter dem Namen »Lifestyle Schlank« auf allen Podcast-Apps und auf meiner Webseite shinecoaching.de.

149 Die Wirkung von Dankbarkeit wissenschaftlich erklärt – Experteninterview mit @dominikspenst

EIN WUNDERVOLLES LEBEN VOLL NEUER MÖGLICHKEITEN

»Was hinter uns liegt und was vor uns liegt, sind nur Kleinigkeiten im Vergleich zu dem, was in uns liegt. Und wenn wir das, was in uns liegt, nach außen in die Welt tragen, geschehen Wunder.«

(HENRY STANLEY HASKINS)

Nun ist der Moment gekommen, in dem auch ich dir meine Dankbarkeit aussprechen möchte. Ich bin von ganzem Herzen dankbar dafür, dass du dich unter all den Büchern auf dem Markt für meines entschieden und mir damit einen großen Vertrauensvorschuss geschenkt hast. Dein Vertrauen macht dich zu einem wesentlichen Teil meiner eigenen Manifestation, denn ohne dich wäre ich weder Coach noch Autorin und könnte nicht das tun, was mich von Herzen erfüllt. Es fällt mir schwer, in Worte zu fassen, wie dankbar ich bin, dass mein Wissen, meine Erfahrungen und meine Worte dich auf deinem Weg begleiten durften. Ich hoffe von ganzem Herzen, dass ich dir helfen konnte, dich selbst in einem neuen Licht zu sehen, gnädiger mit dir zu sein und dir zu erlauben, das Leben deiner Träume zu führen und in dem Körper zu leben, den du dir wünschst und verdienst. Und ich hoffe, dass du dir in diesem Moment, während du diese Zeilen liest – was bedeutet, dass du die Wunderwoche erfolgreich abgeschlossen hast –, dir die Zeit nimmst, dir selbst zu danken. Dafür, dass du dir die Zeit geschenkt hast, dieses Buch nicht nur zu lesen, sondern auch aktiv damit zu arbeiten. Dafür, dass du den Mut hattest, dich mit dir selbst, deinen Gedanken und deren Einfluss auf dein Leben auseinanderzusetzen. Und dafür, dass du bereit bist, die Verantwortung für die Samen zu übernehmen, die du in den Garten deines Unterbewusstseins pflanzt. Mein ganz persönlicher Wunsch ist es, dass dieses Buch der Lichtschalter für dich war, der dir geholfen hat, die Wunder, die dein Leben für dich bereithält, wieder zu sehen. Dass es dir helfen konnte, nicht nur zu verstehen, dass deine Gedanken dein ganz persönlicher Zauberstab sind, sondern dass du dies bereits am eigenen Leib erfahren hast – oder es ganz bald erleben wirst. Ich manifestiere jeden Tag für dich, dass dieses Buch dir geholfen hat, die Magie und den Zauber hinter dem Konzept des Manifestierens zu entdecken, und von nun an nie mehr aus den Augen verlierst. Dass du die Wunder-Rituale, die ich dir vorgestellt habe, täglich anwendest. Und dass ich eines Tages eine Mail oder Nachricht bei Instagram von dir erhalte – so wie ich sie von Sophie erhalten habe:

Betreff: Das glaubst du nicht …

Liebe Julia,
ich schreibe dir heute mal wieder, weil ich einfach das Bedürfnis habe, dir das zu erzählen, weil ich es selbst kaum glauben kann und du Zeugin dafür bist, dass ich das wirklich selbst manifestiert habe. Ich bin einfach so geflasht. Ich habe dir in den letzten Jahren immer wieder von den Wundern erzählt, die nach deinem Kurs in meinem Leben passiert sind. Du weißt bereits, dass ich mein Wunschgewicht erreicht habe und mittlerweile einen total entspannten Umgang mit dem Essen habe. Das war bereits ein Wunder, das ich nie für möglich gehalten habe. Mittlerweile flasht mich das aber gar nicht mehr so, weil es sich einfach schon so normal anfühlt und ich mir ehrlicherweise gar nicht mehr vorstellen kann, dass es jemals anders gewesen ist. Auch wenn ich es mit dem Verstand weiß und mich noch gut daran erinnern kann, kann ich mich gefühls-

technisch gar nicht mehr in diese Zeit versetzen und nachvollziehen, wie sehr ich damals das Essen gebraucht habe. Dafür bin ich dir auf ewig dankbar.

Du weißt auch, dass ich gelernt habe, besser für meine Bedürfnisse einzustehen und dass das zur Konsequenz hatte, dass ich mich sowohl von meinem Mann als auch von meinem damaligen Job getrennt habe. Mittlerweile arbeite ich in einem Unternehmen, in dem mich mein Chef und meine Kollegen voller Respekt und Anerkennung behandeln. Ich bin dort sehr glücklich, aber ich habe schon eine neue Idee – darauf komme ich aber später noch zurück. Du weißt auch, dass ich mich damals getraut habe, Tennisstunden zu nehmen, und ich glaube, ich hatte dir auch schon erzählt, dass mein Tennislehrer mega motivierend und lustig ist. Bis heute habe ich keine der wöchentlichen Tennisstunden ausgelassen, außer einmal, als ich mit Corona im Bett lag. Tennis hat nicht nur meine körperliche Fitness verbessert und mir bei der Abnahme geholfen, sondern – so wie ich es damals manifestiert habe – mir auch neue Freundschaften gebracht. Ich nehme nicht nur Tennisstunden, sondern verabrede mich mittlerweile auch mit anderen Frauen aus dem Verein, um gemeinsam Tennis zu spielen.

Und jetzt kommt's: Und ich finde das einfach so krass, weil du weißt, dass ich das nicht erfinde, sondern dass das wirklich wahr ist. Ich hab ja damals aufgeschrieben, dass ich mir auch wünsche, mit Frauen, die ich beim Tennis kennengelernt habe, zu verreisen – auf meine Lieblingsinsel Teneriffa, um dort Tennis zu spielen und gemeinsam Urlaub zu machen. Na ja, eine Sache hat nicht ganz geklappt beim Manifestieren: Wir sind nicht nach Teneriffa geflogen, sondern nach Lanzarote, und es waren nicht nur wir Frauen, sondern mein Tennislehrer und noch weitere Männer aus dem Verein waren auch dabei. Aber keine Sorge, diese »Fehlmanifestation« habe ich sehr gerne in Kauf genommen. Denn, und jetzt kommt's wirklich: In diesem Urlaub bin ich mit meinem Tennislehrer zusammengekommen!!! Ja, wirklich! Nach drei Jahren, in denen wir einfach nur Lehrer und Schülerin waren, die sich zwar gut verstanden haben, aber wo nie mehr war. Nie hätte ich gedacht, dass er mehr für mich empfinden könnte. NIE! Er ist so ein gut aussehender, intelligenter, sportlicher, lustiger Mann. Niemals hätte ich damit gerechnet, dass er auf jemanden wie mich stehen könnte. Jaaaaa, ich weiß: Glaubenssatz! Wie gut, dass ich nie aufgehört habe, an diesen zu arbeiten, und das Resultat ist nun, dass ich, seitdem wir uns im Urlaub nähergekommen sind, mit ihm wirklich eine wundervolle Beziehung auf Augenhöhe führe. Ich fühle mich weder minderwertig noch habe ich das Gefühl, dass er zu gut für mich ist. Im Gegenteil – er gibt mir das Gefühl, dass er gar nicht glauben kann, womit er eine Frau wie mich verdient hat. Ist das nicht krass?

Und wie du immer so schön sagst, alles kommt zur richtigen Zeit. In den ersten drei Jahren nach deinem Programm war ich so mit mir selbst beschäftigt. Ich habe mich darauf fokussiert, mich selbst besser zu verstehen, emotionales Essen aufzulösen, für meine Bedürfnisse einzustehen, einen neuen Job zu finden und mich von meinem Mann zu trennen. Und ich muss sagen, so schwierig und anstrengend die Trennung auch war – und obwohl ich mich natürlich auch danach oft allein gefühlt habe –, bin ich die letzten drei Jahre sehr gut mit mir selbst zurechtgekommen. Ich habe mich sozusagen drei Jahre lang selbst gedatet, und das war auch wirklich schön und wahrscheinlich auch nötig. Trotzdem bin ich jetzt soooo übertrieben happy, wieder in einer Beziehung zu sein. Ich fühle mich jetzt wirklich 100 % angekommen in meinem neuen Leben, mit meinem neuen Ich, meinem neuen Körper.

Und ich kann das alles wirklich immer noch nicht wirklich ganz greifen. Für mich gab es in meinem Kopf einfach nie die Möglichkeit, so ein Leben zu führen. Wirklich nicht mal die Vorstellung hat existiert, weil sie viel zu absurd erschien. Und jetzt ist das tatsächlich mein Leben. Und ich weiß, dass es natürlich auch in diesem Leben Aufs und Abs geben wird, aber ich bin mir sicher, dass ich damit gut umgehen kann, weil ich von innen heraus stabil bin – etwas, das ich früher nicht war. Es ist wirklich verrückt, aber alles, was ich damals während des Programms manifestiert habe, ist Realität geworden – und zum Teil noch viel besser, als ich es mir je erträumt habe. Mein Leben hat sich so sehr verändert, und es fühlt sich an, als wäre ich in einem Traum, der wahr geworden ist. Es fühlt sich nicht nur so an, es ist so! Ich hätte nie gedacht, dass ich einmal so glücklich und erfüllt sein würde – und jetzt bin ich es. Ich bin so dankbar, dass ich den Weg gegangen bin, den ich gegangen bin. Dass ich mir die Zeit genommen habe, mich auf mich selbst zu konzentrieren, an meinen Träumen zu arbeiten und mich für mich selbst zu öffnen. Ich wollte dir das unbedingt mitteilen, nicht nur weil ich das Bedürfnis nach einem Zeugen habe, der weiß, dass ich hier kein Märchen erzähle, sondern weil ich mich auch bedanken möchte. Dafür, dass du immer an mich geglaubt und mir beigebracht hast, wie wichtig es ist, an mich selbst zu glauben, und daran, dass ich mein Leben wirklich verändern kann. Danke, danke, danke, Julia, dass du mich auf diesem Weg begleitet hast! Du hast wirklich einen riesigen Unterschied in meinem Leben gemacht, und dafür bin ich dir von Herzen für immer dankbar.

Und nachdem ich nun das Wichtigste gesagt habe, möchte ich dir noch von einer Idee von mir erzählen. Obwohl ich beruflich glücklich bin, habe ich ja bei dir gelernt, groß zu träumen. Und da ich nun am eigenen Leib erfahren habe, was das bewirkt, habe ich mir erlaubt, davon zu träumen, so wie du andere Menschen auf ihrem Weg zu sich selbst zu begleiten. Deshalb werde ich mich für deine Ausbildung zum Coach für emotionales Essen bewerben. Und da ich bereits manifestiert habe, dass du meine Bewerbung annimmst, hast du jetzt leider auch gar keine andere Wahl mehr.

Ich freue mich jetzt schon soooo riesig darauf.

Sorry für die lange Mail, aber das musste einfach alles raus, und du sagst ja auch immer, dass du dich über solche Nachrichten freust. Deshalb hoffe ich auch, dass ich dir damit eine Freude machen konnte.

Bis ganz bald in der ersten Live-Session zur Ausbildung
In Liebe und ewiger Dankbarkeit,
Deine Sophie

Sophie hat recht, ich freue mich wirklich immer so sehr über solche Nachrichten, weil sie mich selbst inspirieren, auch an weitere Wunder in meinem Leben zu glauben. Ich bin fest davon überzeugt, dass auf jeden Menschen, der »Heilung« gefunden hat, mindestens ein Mensch kommt, der sich davon inspiriert fühlt.

Und ich hoffe, dass Sophies Geschichte nicht nur mich inspiriert hat, sondern auch dich dazu ermutigt, groß zu träumen, deine sabotierenden Gedanken hinter dir zu lassen und der Mensch zu werden, der du sein willst. Ich wünsche dir, dass du dir erlaubst, glücklich zu sein, dich selbst zu lieben, und dieses Leben voller Dankbarkeit genießen kannst.

It's your time to shine,
Deine
Julia

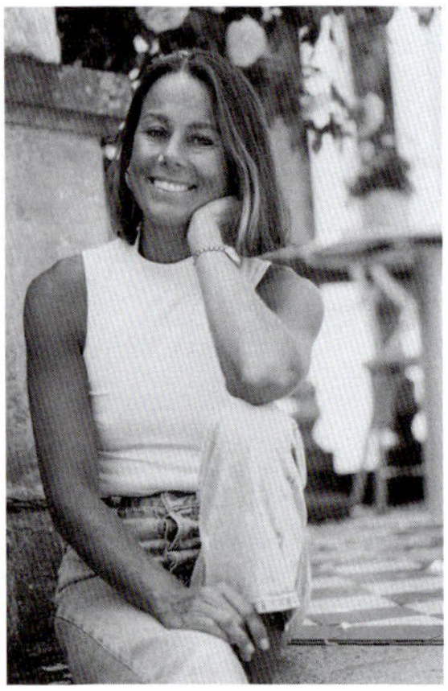

ÜBER DIE AUTORIN

Julia Sahm ist Life-Coach, Heilpraktikerin für Psychotherapie, Bestsellerautorin, Podcasterin und Gründerin eines Ausbildungsinstituts für Coaches im Bereich Emotionales Essen. Ihre Mission ist es, die Diätindustrie zu revolutionieren, indem sie nicht nur das Symptom Übergewicht bekämpft, sondern an dessen Ursachen ansetzt.

Mit ihrem zehnwöchigen Online-Coaching-Programm *Lifestyle Schlank* hat sie bereits Zehntausenden von Menschen geholfen, sich von emotionalem Essen zu befreien und ein liebevolleres Verhältnis zu ihrem Körper, ihrem Essverhalten und vor allem zu sich selbst aufzubauen. *Zusätzlich bietet sie eine sechsmonatige Ausbildung zum Coach für Emotionales Essen an, in der sie Fachkräfte ausbildet, die sie bei ihrer Mission, die Diätindustrie zu revolutionieren, unterstützen.*

Mehr Informationen über Julias Sahms Arbeit findest du hier:

Website: https://shinecoaching.de/

Instagram: @julia_shinecoaching

Podcast Lifestyle Schlank auf Spotify: https://open.spotify.com/show/0u0wjoCE8FnveAyitT0oAK?si=wYm0xHq0TY2Vu-MIOz9jGfA

Kostenfreier Wunderworkshop: Wie du in 5 Schritten dein Wunschgewicht manifestierst und dein Unterbewusstsein auf Abnehmen programmierst https://shinecoaching.de/nur-fuer-dich/wunder-workshop/

Kostenfreier Workshop: Das Kind in dir muss satt werden – Wie du dich in 4 Schritten durch innere-Kind-Heilung von emotionalem Essen befreist: https://shinecoaching.de/webinar-kindheilungemotionales-essen/

DANKSAGUNG

Meinen Dank an dich als Leser habe ich ja bereits ausgesprochen. Nun möchte ich die Gelegenheit nutzen, weiteren Unterstützern und Unterstützerinnen zu danken, die dieses Buch möglich gemacht haben.

Dieses Buch ist mittlerweile mein viertes, und heute bin ich als Autorin und Coach bekannt. Doch als mich noch niemand kannte und ich »nur« davon träumte, eines Tages eine erfolgreiche Autorin zu sein, gab mir der Stiebner Verlag die Chance, diesen Traum Wirklichkeit werden zu lassen – weil sie an mich und meinen Ansatz geglaubt haben. Das ist alles andere als selbstverständlich, denn viele Verlage setzen heute fast ausschließlich auf bekannte Autor:innen oder Influencer:innen mit großer Reichweite. Für diese Chance bin ich dem Stiebner Verlag für immer unendlich dankbar und freue mich, dass wir mittlerweile in vertrauensvoller Zusammenarbeit vier Bücher veröffentlicht haben.

Aber auch hinter den Kulissen von Shinecoaching gibt es fleißige Helfer:innen, die mir das Schreiben dieses Buches ermöglicht haben, indem sie mir den Rücken freigehalten haben, sodass ich mich voll und ganz darauf konzentrieren konnte. Deshalb möchte ich meinem gesamten Team für seine Unterstützung danken.

Mein besonderer Dank gilt meiner persönlichen Assistentin Julia, die mich seit den Anfängen meiner Selbstständigkeit unermüdlich unterstützt. Sie hat an mich geglaubt und mir vertraut, als ich noch ganz am Anfang stand und niemand absehen konnte, wohin unsere gemeinsame Reise führen würde. Danke, Julia – ohne dich und deine Unterstützung wäre weder Shinecoaching noch meine Laufbahn als Autorin so erfolgreich geworden.

Mein besonderer Dank gilt auch all meinen Teilnehmern, deren Vertrauen und Offenheit es mir erst ermöglicht haben, die wertvollen Erfahrungen zu sammeln, die in dieses Buch eingeflossen sind.

Abschließend möchte ich auch allen großen Vordenkerinnen und Vordenkern danken, die mich mit ihren Erkenntnissen und ihrer Weisheit auf meinem Weg inspiriert haben.

DEINE WUNDERWOCHE IM ÜBERBLICK

Tag	Aktivität	Wann	Wie oft
	Wunder-Workbook Tag 1: Gestalte deine wundervolle Zukunftsvision	—	*Einmal*
	Wunder-Ritual #1: Starte den Tag mit einer wundervollen Intention	*Morgens direkt nach dem Aufstehen*	*Täglich*
	Wunder-Ritual #2: Das Wunder eines regulierten Nervensystems	*Immer dann, wenn emotionaler Hunger aufkommt*	*So oft wie nötig*
	Wunder-Workbook Tag 2: Verwandle deine sabotierenden Gedanken in kraftvolle Wundergedanken	—	*Einmal*
	Wunder-Ritual #3: Tägliche Wundersätze	*5-mal über den Tag verteilt*	*Täglich*
	Wunder-Ritual #4: Das Wunder der Emotionalen Freiheit (EFT)	*Immer, wenn du an deiner Fähigkeit, dein Ziel zu erreichen, zweifelst*	*So oft wie nötig*
	Wunder-Workbook Tag 3: Erstelle dein persönliches Wunderboard	—	*Einmal*
	Wunder-Ritual #5: Visualisiere deine wundervolle Zukunft	*Immer, wenn du Motivation benötigst*	*Mindestens einmal pro Woche*
	Wunder-Ritual #6: Wunder-Manifestationssong – ich strahle hell wie ein Star	*Immer, wenn du Motivation benötigst*	*Mindestens einmal täglich*
	Wunder-Workbook Tag 4: Erlebe das Wunder des Loslassens deines falschen Selbst	—	*Einmal*
	Wunder-Ritual #7: Ich bin – erwecke das Wunder deines wahren Selbst	*Morgens direkt nach dem Aufstehen*	*Täglich*
	Wunder-Ritual Alternative: Das Wunder der Neuroplastizität	*Morgens direkt nach dem Aufstehen*	*Täglich*
	Wunder-Ritual #8: Ein weiteres Wunder für dein Nervensystem	*Immer dann, wenn emotionaler Hunger aufkommt.*	*So oft wie nötig*
	Wunder-Workbook Tag 5, Teil 1: Erlebe das Wunder der Selbstvergebung	—	*Einmal*
	Wunder-Ritual #9: Das Wunder der täglichen Selbstvergebung	*Jeden Abend vor dem Einschlafen*	*Täglich*

Tag	Aktivität	Wann	Wie oft
	Bonus-Wundermittel: Das Wunder der Vergebung gegenüber anderen	*Nach Bedarf*	*Nach Bedarf*
	Wunder-Workbook Tag 5, Teil 2: Das Wunder der Fähigkeit, gesunde Grenzen zu setzen	—	*Einmal*
	Wunder-Ritual #10: Das Wunder der Reflexion	*Am Ende jeder Woche, Uhrzeit flexibel*	*Einmal pro Woche*
Tag 6	*Wunder-Workbook Tag 6, Teil 1: Erlebe das Wunder eines liebevollen Selbstdialogs*	—	*Einmal*
	Wunder-Ritual #11: Ein wundervoller Satz zum Einschlafen	*Direkt vor dem Einschlafen*	*Täglich*
	Wunder-Workbook Tag 6, Teil 2: Das Wunder langfristiger Selbstfürsorge anstelle kurzfristiger Lustbefriedigung	—	*Einmal*
	Wunder-Ritual #12: Das Wunder der kleinen Schritte	*Jeden Abend vor dem Einschlafen*	*Täglich*
	Wunder-Workbook Tag 6, Teil 3: Das Wunder eines einfach umsetzbaren Lifestyle-Plans	—	*Einmal*
	Wunder-Ritual #13: Das Wunder eines neuen Lifestyles	*Immer*	*Täglich*
	Wunder-Ritual #14: Das Wunder der Kombination aus Atmung, Musik und Bewegung	*Wann immer du Energie und Motivation benötigst*	*So oft wie möglich, mindestens einmal die Woche*
	Wunder-Ritual #15: Das Wunder, die bereits vorhandene Fülle in deinem Leben zu erkennen	*Vor dem Einschlafen*	*Täglich*
	Bonus-Wundermittel: Dankbarkeit für mehr Genuss beim Essen	*Bei Bedarf*	*Bei Bedarf*
	Wunder-Ritual #16: Bedanke dich für die wundervollen Wunder, die das Leben noch für dich bereithält	*Vor dem Einschlafen*	*Täglich*
	Wunder-Ritual #17: Das Wunder eines bewussten Gedanken-Detox	*Immer, wenn sich deine Gedanken zwanghaft um Essen oder deine Figur drehen*	*Nach Bedarf*

ÜBERSICHT PODCAST EMPFEHLUNGEN

Folge # 125: Wie du dein Unterbewusstsein auf Abnehmen programmierst
Folge # 131: Wie du alles bekommst, was du dir wünschst
Folge # 255: Emotionales Essen als Symptom für dein verletztes Inneres Kind
Folge # 82: Warum Veränderung so schwerfällt und dennoch so wichtig ist
Folge # 67: Wie du herausfindest, wer du wirklich bist
Folge # 05: Ändere dein Inneres und dein Äußeres ändert sich von allein
Folge # 43: Wie Manifestieren beim Abnehmen hilft
Folge # 10: Stehst du dir beim Abnehmen oft selbst im Weg? Hier erfährst du, wieso ...
Folge # 01: Du bist nicht undiszipliniert
Folge # 282: Abnehmen für hoffnungslose Fälle: Was du tun solltest, wenn du schon alles probiert hast
Folge # 259: Abnehmen ab 40: Was du ab jetzt anders machen solltest
Folge # 58: Warum wir aufhören sollten, uns zu vergleichen
Folge # 86: Vier Schritte, mit denen du deine Lebensqualität erhöhst
Folge # 145: Wie du es schaffst, Abnehmen nicht mehr als Kampf zu empfinden
Folge # 215: Wie du dir das Leben deiner Träume manifestierst
Folge # 219: Teil 1: So findest du dein wahres Selbst und erfüllst dir deine Träume
Folge # 220: Teil 2: Mit diesen Übungen manifestierst du dein neues Selbst
Folge # 27: Wie Selbstvergebung beim Abnehmen hilft
Folge # 28: Selbstvergebung Hypnose
Folge # 30: Warum Vergebung glücklich macht und beim Abnehmen hilft
Folge # 112: Wie du lernst, gesunde Grenzen zu setzen
Folge # 15: Selbstliebe ist der Schlüssel für deine Veränderung
Folge # 247: Wie du dich von negativen Selbstgesprächen und emotionalem Essen befreist – Interview mit Teilnehmerin Simone
Folge # 179: Verstand vs. Intuition – Ist unser Bauchgefühl wirklich so verlässlich?
Folge # 09: Ich sage, du kannst und solltest essen, auf was du Lust hast
Folge # 241: 9 Kilogramm abnehmen in 10 Wochen mit Dankbarkeit und Selbstliebe – Interview mit Teilnehmerin Alina
Folge # 176: Hilfe, ich verfalle in alte Muster
Folge # 149: Die Wirkung von Dankbarkeit wissenschaftlich erklärt – Experteninterview mit @dominikspenst

Quellen

1 Schwartz, J. M. *The Mind and the Brain: Neuroplasticity and the Power of Mental Force*. HarperCollins (2002).

2 Dehaene, S., Naccache, L., Le Clec'H, G., Koechlin, E., Mueller, M., Dehaene-Lambertz, G., Van de Moortele, P. F., & Le Bihan, D. Imaging unconscious semantic priming. Nature, 395(6702), 597–600 (1998).
LeDoux, J. E. *The Emotional Brain: The Mysterious Underpinnings of Emotional Life*. Simon & Schuster (1996).
Schacter, D. L. *Implicit memory: History and current status.* Journal of Experimental Psychology: Learning, Memory, and Cognition, 13(3), 501–518 (1987).

3 Loftus, E. F., & Palmer, J. C. *Reconstruction of Automobile Destruction: An Example of the Interaction Between Language and Memory*. Journal of Verbal Learning and Verbal Behavior, 13(5), 585–589 (1974).

4 Stangl, W. Egozentrismus – Online Lexikon für Psychologie & Pädagogik. https://lexikon.stangl.eu/6/egozentrismus-egozentrizitaet (2022).

5 Grawe, Klaus. *Psychologische Therapie: Grundlagen und Praxis.* Hogrefe Verlag (2004).

6 M. Weinstock et al.. *Prenatal Stress Effects on Functional Development of the Offspring* (1988)

7 Kurt W. Dawson and Geraldine Fischer, eds. *Human Behavior and the Developing Brain.* The Guildford Press (1994).

8 B. Lipton, *Intelligente Zellen – Wie Erfahrungen unsere Gene steuern.* KOHA Verlag (2016).

9 Tolle, Eckhart. *Jetzt! Die Kraft der Gegenwart.* Arkana (2024)

10 Lyubomirsky, S., Sheldon, K. M., & Schkade, D. *Pursuing happiness: The architecture of sustainable change*. Review of General Psychology, 9(2), 111–131 (2005).
Deci, E. L., & Ryan, R. M. *The ›what' and ›why‹ of goal pursuits: Human needs and the self-determination of behavior*. Psychological Inquiry, 11(4), 227–268 (2000).

11 Gould, D., Dieffenbach, K., & Moffett, A. *Psychological characteristics and their development in Olympic champions.* Journal of Applied Sport Psychology, 14(3), 172–204 (2002).
Orlick, T., & Partington, J. *Mental links to excellence: A study of Olympic athletes*. Journal of Sport & Exercise Psychology, 10(3), 283–296 (1988).
Smith, R. E., & Smoll, F. L. *Sport psychology for youth coaches: Developing champions in sports and life*. Rowman & Littlefield Publishers (2012).
Csikszentmihalyi, M. . *Flow: The Psychology of Optimal Experience*. Harper & Row (1990)

12 Deci, E. L., & Ryan, R. M. *Intrinsic Motivation and Self-Determination in Human Behavior*. Plenum Press (1985).

13 Lyubomirsky, S. *The How of Happiness: A Scientific Approach to Getting the Life You Want*. Penguin Press. (2007).

14 Mann, T., Tomiyama, A. J., Westling, E., Lew, A. M., Samuels, B., & Chatman, J. *Medicare's search for effective obesity treatments: Diets are not the answer*. UCLA Newsroom. Abgerufen am 20. August 2024, von https://newsroom.ucla.edu/releases/Dieting-Does-Not-Work-UCLA (2007).
15 Peterson, C., & Seligman, M. E. P. *Positive Psychology: The Science of Happiness and Human Strengths*. Oxford University Press (2004).
16 Susskind, L., & Friedman, A. *Quantum Mechanics: The Theoretical Minimum*. Basic Books (2014).
17 Kondepudi, Dilip, & Prigogine, Ilya. *Introduction to Modern Thermodynamics*. Wiley (2014).
18 Dispenza, Joe. *Breaking the Habit of Being Yourself: How to Lose Your Mind and Create a New One*. Hay House Inc. (2012).
19 Dispenza, J. *Du bist das Placebo: Bewusstsein wird Materie.* Koha Verlag (2014).
20 Dispenza, J. *Du bist das Placebo: Bewusstsein wird Materie.* Koha Verlag. (2014).
21 Häuser et al. *Nocebo phenomena in medicine: their relevance in clinical practice.* Deutsches Ärzteblatt International (2012)
Cohen et al. Psychological Stress and Susceptibility to the Common Cold. The New England Journal of Medicine (1991)
22 M. J. Essex et al., *Maternal Stress Beginning in Infancy May Sensitize Children to Later Stress Exposure: Effects on Cortisol and Behavior*. Biological Psychiatry 52(8) (2002).
23 M. Weinstock et al., *Prenatal Stress Effects on Functional Development of the Offspring* (1988)
24 M. J. Essex et al., *Maternal Stress Beginning in Infancy May Sensitize Children to Later Stress Exposure: Effects on Cortisol and Behavior*. Biological Psychiatry 52(8) (2002).
25 B. Perry and R. Pollard, *Homeostasis, Stress, Trauma and Adaptation: A Neurodevelopmental View of Childhood Trauma*. Child and Adolescent Clinics of North America 7(1) (1998).
26 Stahl, Stefanie. *Das Kind in dir muss Heimat finden: Der Schlüssel zur Lösung (fast) aller Probleme (German Edition) (S. 22).* Kailash (2015).
27 Pontzer, H., Yamada, Y., Sagayama, H., Ainslie, P. N., Andersen, L. F., Anderson, L. J., & Speakman, J. R. *Daily energy expenditure through the human life course*. Science, 373(6556), 808–812. https://doi.org/10.1126/science.abe5017 (2021).
28 McCraty, R., & Childre, D. *Science of the Heart: Exploring the Role of the Heart in Human Performance*. HeartMath Institute (2015).
29 Dijkstra, N., Bosch, S. E., & van Gerven, M. A. J. *Shared neural mechanisms of visual perception and imagery*. Trends in Cognitive Sciences, 23(5), 423–434. https://doi.org/10.1016/j.tics.2019.02.004 (2019).
30 England, M. *How to Make the Law of Attraction Work for You: A Simple Guide to Creating the Reality You Want*. AuthorHouse (2009).
31 Dispenza, J. *Becoming Supernatural: How Common People Are Doing the Uncommon*. Hay House (2017).

32 Lodish, H., Berk, A., Kaiser, C. A., Krieger, M., Scott, M. P., Bretscher, A., Ploegh, H., & Matsudaira, P. *Molecular Cell Biology* (6th ed.). W.H. Freeman and Company (2008).

33 Porges, Stephen W. *The Pocket Guide to the Polyvagal Theory: The Transformative Power of Feeling Safe* (2017).

34 Benedetti, Fabrizio, et al.. *Mechanisms of placebo and placebo-related effects across diseases and treatments.* Annual Review of Pharmacology and Toxicology 48 (2008).

35 Koelsch, S. *Brain and Music: From Brain to Music*. Wiley-Blackwell. (2012).

36 Ellen Langer. *Die Uhr zurückdrehen? Gesund alt werden durch die heilsame Wirkung der Aufmerksamkeit.* Junfermann (2011).

37 Doidge, N. *The Brain's Way of Healing: Remarkable Discoveries and Recoveries from the Frontiers of Neuroplasticity*. Viking (2015).

38 Robbins, Anthony. *Grenzenlose Energie – Das Power-Prinzip: Wie Sie Ihre persönlichen Schwächen in positive Energie verwandeln*. Goldmann (2016).

E-Mail: verlag@stiebner.com
Text: Julia Sahm
Illustration: Adobe Stock/Oli
Cover: Weiss Werkstatt München
Layout & Satz: Laura Becker
Lektorat: Ramona Pingel
Projektmanagement: Stefanie Klapetek
Gedruckt bei Graspo Printing House, Tschechien

ISBN 978-3-7679-1316-5

Bibliografische Information der Deutschen Nationalbibliothek:
Die Deutsche Nationalbibliothek verzeichnet diese Publikation in der Deutschen Nationalbibliografie; detaillierte bibliografische Daten sind im Internet über http://dnb.dnb.de abrufbar.

www.stiebner.com